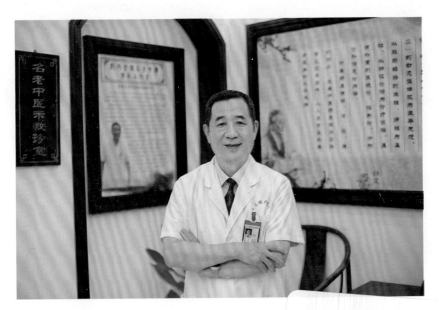

▲ 刘巧教授

U0206481

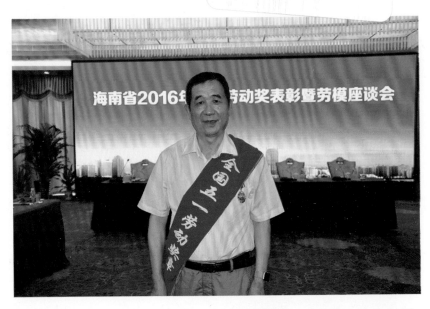

▲ 刘巧教授获"全国五一劳动奖章"

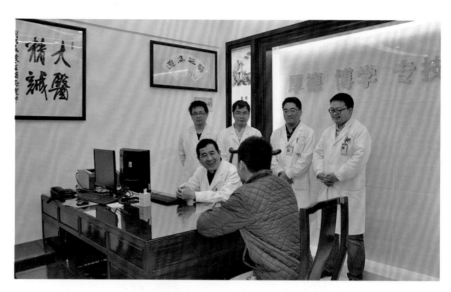

▲ 刘巧教授在名老中医传承工作室坐诊

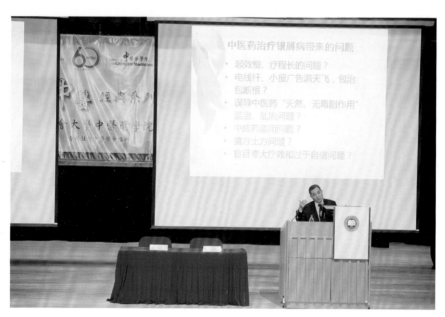

▲ 刘巧教授在香港浸会大学讲学

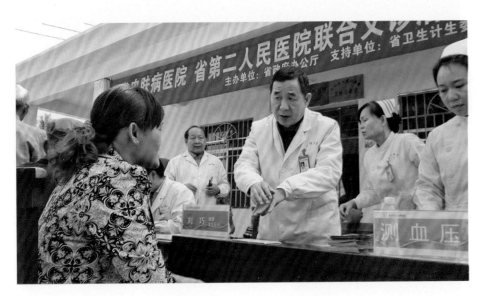

▲ 刘巧教授深入市县乡镇进行义诊

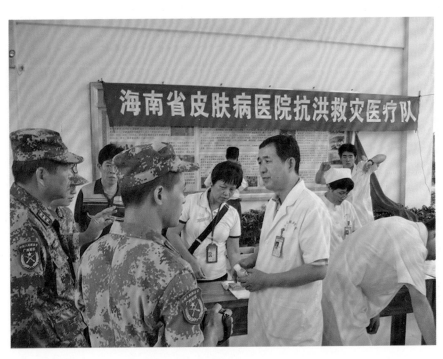

▲ 刘巧教授给抗洪救灾官兵义诊

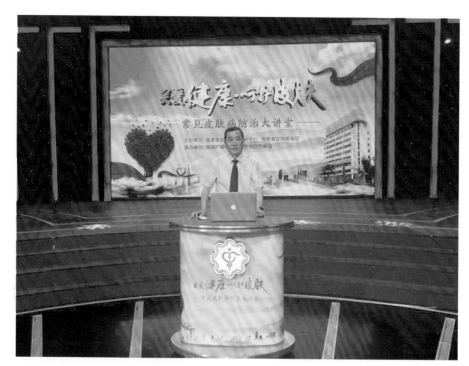

▲ 刘巧教授在海南电视台进行健康教育讲座

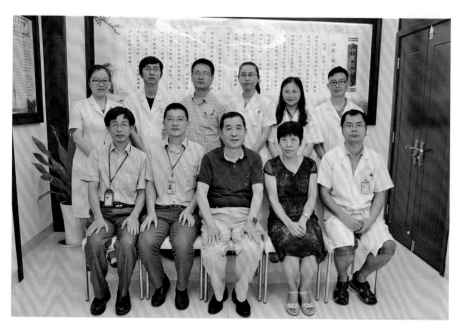

▲ 刘巧名医工作室医务人员集体合影

当代中医皮肤科临床家丛书（第三辑）

刘巧

主审 刘巧

主编 张明 赵晓广

中国医药科技出版社

内 容 提 要

　　本书系当代中医皮肤科名老中医刘巧教授临床经验之作。全书分医家小传、学术思想、方药心悟、特色疗法、临床验案撷英、医话与文选、传承与创新、年谱等 8 个部分。全书不仅介绍了刘巧教授独特的辨证思路、用药心得；还叙述了他学医、行医及从民医到名医的全过程。广大中医临床工作者、中医院校师生和中医爱好者，或将从中获得裨益。

图书在版编目（CIP）数据

　　当代中医皮肤科临床家丛书．第 3 辑．刘巧／张明，赵晓广主编．—北京：中国医药科技出版社，2016.11

　　ISBN 978 - 7 - 5067 - 8735 - 2

　　Ⅰ.①当…　Ⅱ.①张…②赵…　Ⅲ.①皮肤病 - 中医治疗法　Ⅳ.①R275

　　中国版本图书馆 CIP 数据核字（2016）第 241670 号

美术编辑　陈君杞
版式设计　麦和文化

出版　中国医药科技出版社
地址　北京市海淀区文慧园北路甲 22 号
邮编　100082
电话　发行：010 - 62227427　邮购：010 - 62236938
网址　www. cmstp. com
规格　710×1000mm $^1/_{16}$
印张　20
字数　299 千字
版次　2016 年 11 月第 1 版
印次　2017 年 12 月第 2 次印刷
印刷　三河市荣展印务有限公司
经销　全国各地新华书店
书号　ISBN 978 - 7 - 5067 - 8735 - 2
定价　**41. 00 元**

本书编委会

主　审　刘　巧

主　编　张　明　赵晓广

副主编　吴伟伟　秦　爽

编　委　（按姓氏笔画排序）

王莹莹　叶峻宏　皮军波

杨　洁　李　园　李　丹

邱善裕　张　蓓　陆捷洁

郑　蕾

丛书前言

近年来，在国家中医药管理局、中华中医药学会的正确领导下，在老一辈中医皮肤科专家的关心和支持下，在所有中医皮肤科人的共同努力下，中医皮肤科事业取得了瞩目的成绩，涌现出了一大批中医皮肤科中青年骨干、专家。这些专家具有丰富的临床经验，独特的学术思想，较高科研水平，已成为中医皮肤科事业发展的中流砥柱。

应广大读者的要求，在中国医药科技出版社的大力支持下，中华中医药学会皮肤科分会近期组织相关人员编写了《当代中医皮肤科临床家丛书》第三辑，本辑专家以中青年为主，编写形式、内容与第一、二辑大致相同，但部分有所创新，旨在呈现当代中医皮肤科事业继承与发展的趋势，但由于诸多原因，仍有一大批中医皮肤科中青年专家未能出现在本辑，不失为本辑憾事。

在中华中医药学会的关心指导和中国医药科技出版社的大力支持下，本辑入选教授及团队通过辛勤努力，终于使《当代中医皮肤科临床家丛书（第三辑）》得以顺利出版，在此表示衷心的感谢！由于时间仓促，本辑可能存在不少问题，敬请同道指正。

杨志波
2016 年 11 月于长沙

禤　序

我与海南省皮肤病医院刘巧教授有着深厚的师生之情，他于 1986 年来我院进修学习，短短半年的学习他已经对我们的诊疗经验、学术思想运用自如甚至大有创新，看到如今有着如此成就的他，我非常欣慰，心情愉悦地阅读了由其门人张明、赵晓广等编纂的《当代中医皮肤科临床家丛书（第三辑）·刘巧》初稿，该书有其独特之处。

1. 敢为人所不为，慈悲济世

刘巧教授天资聪慧，少有所成，敢为人之所不敢为，放弃名利，只身离开家乡踏上海南，经过一番拼搏，填补了海南中医治疗皮肤病领域的空白。不止步于现有成就，确立新目标，创建专科学科，壮大皮肤病医院，实现了省内皮肤病患者不再出岛求医的愿望。刘教授心存善念，以解除患者病痛为己任，仁心仁术，深得患者尊敬与好评。

2. 慧眼识毒，创新不止

中医治病，以和为贵，毒邪在皮肤病中尤为常见，尤其岭南湿热之地，我常用解毒驱邪法以恢复机体的阴阳平衡状态，而刘教授并不止步我所认识的毒邪，他创立毒邪发病学说，认为毒邪蕴藏在普通食物、药物、动物、植物及自然界六气中，体质不耐，禀赋不足，毒邪入侵，聚集皮肤腠理而发病，其发病特点有猛烈性、顽固性、火热性、传染性、依附性、特异性，治疗常用解毒法、排毒法、抗毒法、以毒解毒法，根据毒邪发病学说，研制出清湿毒胶囊、清热毒胶囊、清血毒胶囊、枇杷清痤胶囊等多个制剂，并获得多个国家发明专利。

3. 勤耕不辍，潜心研究

刘巧教授通过进修学习、跟师求教，学术交流，理论研究，临床实践，锲而不舍的钻研，提出美容的整体观，研制出多种美容验方，创立多种特色疗法，并出版多部美容相关专著。

后生可畏，焉知来者之不如也！我通读全书，对他淡泊名利、慈悲济世、刻苦求学、矢志中医、造福人类的坚定信念甚感欣慰，无比喜悦，中医皮肤科后继有人，故欣然为序。

禤国维

2016.8.22.

前　言

　　皮肤是人体最大的一个器官，随着环境、社会等因素的影响，皮肤疾病越来越多，人们对防治皮肤病越来越重视。中医治疗皮肤病历史悠久，源远流长，古人及近代前辈都积累了宝贵经验。但中医皮肤病大多散在记录于中医外科学中，随着国家对中医学发展的重视和投入，经过中医皮肤科几代人的不懈努力，近年来中医皮肤科得到长足的发展，中医治疗皮肤病的临床疗效得到显著提高，中医皮肤科的学术地位也不断提高，中医皮肤科逐渐形成了具有独立的独特理论的学科。

　　我16岁进入中医学院学习中医，毕业后就从事中医皮肤科的临床、教学、科研工作，从大学到医院，与禤国维国医大师和名医陈彤云教授等许多国内知名中西医皮肤科专家教授结下深厚的师生桃李之情，与许多病友结下了医患之情，30多年来通过不断地进修学习和跟师求教，结合理论研究，临床实践，学术交流，长年累月，不断探索，对中医皮肤科的学术思想和临床经验有所积累。

　　30多年的临床实践，使我认识到皮肤病多见、常见，但也有很多疑难重症，一些皮肤病反复发作，难于根治，对人们的健康影响很大，一些患者身心健康都受到严重伤害。我们在研究中发现一些皮肤病的发病因素并不能只用六淫、情志、饮食不节和房劳损伤的基本病因来解释，可能存在毒邪发病等因素，因此逐渐形成了毒邪发病学说。"有诸于内，必形诸于外"，要从整体观来看待皮肤病，而整体观不只是把人体作为一个整体，更要考虑人与大自然的和谐，人与社会的和谐，所以在临床上要特别重视中医"三因制宜"理论，确确实实地辨证施治、审因论治。皮肤病的发生、发展与转归受多方面因素的影响，如时令气候、各地不同的地理环境（海南高温高湿）、体质因素、年龄、妇人孕经等，因而，在治疗上须依据疾病与气候、地理、患者三者之间的关系，制定相适宜的治疗方法，才能取得预期的治疗效果。皮肤科直观性强，外治疗法可直达病所，皮肤科外治特色疗法很多，临床应用疗效

1

显著，这方面要善于总结和挖掘。随着中医制剂的研发，中成药在临床得到广泛应用的同时，也出现不辨证滥用，误用中成药的现象，影响疗效，甚至引起不必要的不良反应，有必要进行规范和加以指导。

由以杨志波教授为首的中华中医药学会皮肤科分会与中国医药科技出版社共同策划的《当代中医皮肤科临床家丛书》已经出版了两辑，这次第三辑有幸入选，非常荣幸。本书由我的学术继承人张明、赵晓广及其他学生与同事吴伟伟、秦爽、皮军波、张蓓、叶峻宏、李丹、王莹莹、邱善裕、杨洁、郑蕾、李园和陆捷洁等共同执笔完成，通过他们在临床上跟师学习笔记和学习心得，将本人的一些理论见解、医案、讲义和临床经验进行了整理，编辑成书，以供大家借鉴参考。对学生们的付出深表谢意！特别还要感谢恩师禤国维国医大师为本书作序。

本人学识浅薄，经验有限，只是抱着一颗与大家共享一些对中医皮肤病诊疗经验的热忱之心，求得同道指正，敬请同仁和读者不吝赐教，将不胜感激！

刘 巧

2016 年 8 月 23 日

目 录

第六章　医话与文选 ／ 223

第一章 医家小传

刘巧，男，1962年2月出生，教授、主任中医师（二级正高）、博士生导师，中共党员，海南省政协委员。1978年16岁考取江西中医学院，毕业后留校在中医外科教研室暨附院皮肤科工作，1994年调入海南省中医院任皮肤科主任、医务科长，2002年调入海南省皮肤病医院暨海南省皮肤性病防治中心历任副院长、副主任、党委书记、院长（主任），2015年11月起担任名誉院长、2016年5月起任海南省皮肤病研究所所长。其中1993年31岁时破格晋升为副教授，1998年36岁时晋升为主任中医师。2015年被国务院批准为"享受国务院特殊津贴专家"，是海南省有突出贡献的优秀专家、海南省"515人才工程"第一层次人选、第五批全国名老中医传承工作指导老师。兼任中国医师协会皮肤科医师分会中西医亚专业委员会主任委员、中华中医药学会皮肤科分会副主任委员、世界中医药学会联合会皮肤科专业委员会副会长、中国民族医药学会皮肤科分会副会长、海南省中西医结合学会会长、海南省医学整形美容行业协会会长、海南省医学会皮肤性病学专业委员会主任委员、海南省医师协会皮肤科医师分会会长、中华医学会皮肤性病学分会委员兼银屑病学组中西医结合治疗专业组组长、中国中西医结合学会皮肤性病学专业委员会常委、中国整形美容协会常务理事兼皮肤美容分会常委和中医美容专业组组长、国家食品药品监督管理局新药审评咨询专家和化妆品审评专家、《中华皮肤科杂志》等8家杂志编委。拥有"刘巧全国名老中医传承工作室"；是国家中医药管理局"十二五"重点学科和重点专科项目建设单位学科带头人；出版个人专著5部、主编著作6部、副主编著作6部、发表论文70多篇、获国家发明专利6项；是"全国五一劳动奖章"、"海南省五一劳动奖章"、"马海德奖"和"海南省首届医师奖"获得者。

一、少年进入大学学中医，学术殿堂博采名家

1962年2月刘巧出生在江西省新余市渝水区一个普通家庭，渝水历史悠久，人才辈出，其父亲在新中国成立前投身革命队伍，加入解放军八一军校，新中国成立后转业长期从事中小学教育工作，其工作认真负责、生活艰苦朴素、

为人正直善良，经常帮助贫困家庭小孩完成学业，对刘巧从小严格要求，鼓励其好好学习，多做善事，长大做一个对国家、对社会有用之人。刘巧6岁多开始上小学，12岁进入新余水西中学，1978年高考恢复的第二年，刘巧拿到了江西中医学院录取通知书，成为该中学第一名也是当年唯一一名本科大学生。

16岁的刘巧于1978年来到江西中医学院中医系学习中医专业，江西中医学院历史溯源于1951年创办的江西药科学校和1953年创办的江西中医进修学校。1959年成立江西中医学院，2013年已更名为江西中医药大学。在中医学院学习的五年，刘巧系统地接受了大学本科中西医理论与实践教育，同时他酷爱中医四大经典和《医宗金鉴》，曾多次利用晚上等业余时间到名师王鱼门、伍炳彩、姚梅龄、邓必隆等教授家中求教，聆听了多位名师的教诲，也目睹了老师们的学风学识。在见习期间，还特别得到了新余名医曾明生主任赠予的当年江西中医进修学校的教材、由江西名医姚国美先生编写的《中医诊断学讲义》和《病理学讲义》，如获至宝，花了2个月的晚上全部抄写，对刘巧后来从医在中医基础理论方面打下了坚实基础。临毕业时，名医名师亲自题写了毕业赠言，名老中医姚荷生院长题"辨证论治是中医的特色"，名老中医张海峰教授题"我们应该运用自然科学解释证实辨证问题的科学性从而使其发扬光大"，名老中医万有生教授题"发皇古义、融会新知"，王鱼门老师题"要知学问难、在乎点滴勤"，姚梅龄老师题"愿君知常达变、拓而广之"。这些寄语对刘巧以后开展的临床与研究产生了深远的影响。

1983年12月刘巧毕业留校工作，在江西中医学院中医外科教研室和江西中医学院附属医院中医外科（皮肤科）工作，成为一名大学教师和医生，开始从事中医外科（皮肤科）工作，深得教研室主任、科室主任喻文球教授的指点，1985年参加全国统编函授教材《中医外科学》期间，结识了北京中医医院皮肤科陈彤云教授，有机会聆听到老前辈的谆谆教导，后一直保持联系，为刘巧指导论文写作和传授临床经验，1986年9月至1987年2月在广东省中医院进修皮肤科，师从梁剑辉和禤国维老师，后与禤国维教授结下深厚的师生之情，长期接受禤国维的指导并成为岭南皮肤病流派禤国维国医大师的第一代传承人之一，1987年3月至1987年6月在江西医学院二附院进修皮肤科求师西医皮肤科名医吴铁峰教授，1996年4月《中西医美容与保健》（独著）荣获中国科学技术协会、原国家新闻出版总署、原广播电影电视部、中国科普作家协会颁发的"第三届全国优秀科普作品"三等奖。因为教学和临床工作成绩突出，1987 年教师节被江西中医学院授予"优秀教师"，1987 年江西中医学院学生民意测评，被学生评为全校最受欢迎的"十佳教师"之一，1990 年"五四"青年节被江西中医学院授予"优秀青年教师"，1990 年江西中医学院附属医院授予"先进工作者"，1993 年破格晋升为副教授。

二、"巧"手释匠心　医者天涯情

1994 年 10 月刘巧调入海南省中医院工作，从此有了医者天涯情。以下是《海南日报》2016 年 6 月 16 日刊登的报道（记者马珂）"省皮肤病医院刘巧全国名老中医药专家传承工作室成立三年：巧手释匠心　医者天涯情"。

（一）做民医，一线坐诊为患者解决痛苦

一位医者，一颗匠心。

22 年前怀揣济世情，单包走天涯。22 年后，华发染鬓角，初心终不改。

"我喜欢别人叫我刘医生，因为做一名好医生是我一生的追求。"他叫刘巧，海南省皮肤病医院名誉院长、海南省皮肤病研究所所长。

任时光荏苒，世事变化，他沉浸在钟爱的医学事业中，执着着那份诊疗中的精雕细琢，不曾迷惑与彷徨，用一双巧手诠释医者匠心。

采访刘巧不止一次，或许因为主攻中医，或许是性格使然，他总是那般沉静与温和，语速不快也不慢。

其实，约刘巧采访，并不是件容易的事情，因为他的大部分时间都必须保证要留给患者。

"不能帮患者解除病痛，又怎能称为医生！"在海南从医 22 年，刘巧从未离开一线，没有离开过他爱的和爱他的患者。

1993 年，刚满 31 岁在江西中医药大学工作的刘巧被破格提为副教授。那时的他，因为专注皮肤病中医治疗的相关研究已经在江西乃至全国小有名气。

然而一封来自海南患者的信，改变了他的人生轨迹。

"那时候会在一些医学杂志和报刊发表皮肤病诊治的文章，留有地址，偶然的一天，我收到了一封来自海南皮肤病患者的信，信里诉说了他患病的痛苦，和海南皮肤病中医治疗的缺失。"刘巧至今记得那封信的内容。

"去海南！"刘巧现在也解释不清，当初那么快便做出的决定，"或许是因为年轻，真的想到最急需我的地方去做些事情！"

就这样，1994 年，刘巧放弃了众多被人看起来更有前途的选择，只身踏

上海南，填补了海南中医治疗皮肤病领域的空白，从此不再离开。

同年，在海口市和平北路上海南省中医院里，刘巧拥有了一间小小的诊室。

"房子是我自己打扫的，一桌一椅都是我亲自布置。也就是在我打扫的时候，迎来了到海南后的第一位患者。"

中医治疗皮肤病，见效了，病好了！就这样患者一传十，十传百，没过多久，刘巧的小诊室外，就坐满了候诊的患者。

"最多一天能看一百多个病人！"直到今天，刘巧拥有了带教研究生、出版著作、研究专利药品等众多需要做的事情，他现在坚持着一周四次出诊的频率，保持着每次不看完最后一个病人绝不下班的习惯。

"他真的是名好医生，7 年了，我没给他送过任何东西，他待我孙子就像亲人一样。"2009 年，3 岁多的江西男孩夏雨（化名）因为患有脓疱型银屑病，久治不愈，看着孙子受病痛折磨，夏雨奶奶慕名带孩子来到海南找刘巧。"刘巧医生给我们治病，20 多天，孩子好了不少。"夏雨奶奶告诉记者，由于孩子每年秋冬季节都会复发，所以干脆他们就留在了海南，夏雨也在海南读了书。

"有刘巧在，我们心里就踏实。"夏雨奶奶动情地说道。

说起自己的愿望，刘巧仍然离不开的是患者。

"刚来的时候，印象很深，很多疑难皮肤病患者想治好，却又没钱出省治疗，我刚来的那会甚至有的病人痛苦得跪下来求诊治。"刘巧说，刚上岛那会，有个小愿望，一天能看 100 个患者，解除患者的痛苦，自己走在街上也能有熟悉的面孔。

"愿望实现了！"刘巧笑着说，回想起来那时的愿望有些幼稚，却十分淳朴。

再后来，刘巧又给自己树立了新的目标，希望创建专科学科，壮大皮肤病医院，能有一天省内的皮肤病患者不用再出岛。

2002 年，海南省皮肤病医院正式成立，刘巧担任业务副院长。如今，省内皮肤病患者实现了皮肤病不再出岛求医。而且广东、新疆、宁夏、上海、北京、江西、香港甚至新加坡、哈萨克斯坦的病人慕名专程前来海南找刘巧诊治，同时还多次承担国家领导人的皮肤保健任务。

永远精雕细琢，永远不知疲惫，或许正因如此，已经 54 岁的刘巧虽然身为国务院特殊津贴专家、海南省有突出贡献优秀专家，但仍然在海南医疗队伍中保持着较高的日单次门诊量。

(二) 做明医，精雕细琢，三因制宜

长在脸上小小的痤疮，却隐藏着大学问。"同样是痤疮这种皮肤问题，治疗不能千篇一律。"刘巧对研究生们解释着。一种看似并不算大的疾病，刘巧却能追根溯源，找出发病的特征和本质，辨证求因、辨证论治。

"做一名明明白白的医生，对症下药，并非说说那么容易，一定要不断探索和实践，研究发病病谱、机制，不断认识疾病的本质。"说到治病，刘巧格外带劲。

"很多病，必须从细节个性化治疗，不同的地域、不同的时间、不同的人，治疗方式和方法均不相同，中医讲究三因制宜。"刘巧说，治病不能只图快效，更要调心身，减少不必要的身体损伤。

为了摸清海南皮肤病患者发病特点，刘巧一方面通过门诊工作，一方面利用业余时间走遍全省各地开展义诊活动，双管齐下积累病例、寻找共性。他发现，海南高温高湿，由此引起的各类湿疹、皮癣、荨麻疹较为常见，于是大胆提出"皮肤病毒邪发病理论"观点，并大力研制新的皮肤科药物和诊疗方法，采用药浴、激光、中药汽蒸、封脐疗法等中西医结合为患者诊疗，疗效显著。

一次，临高县某村在接受义诊体检时，查出了一家四口均患罕见皮肤病。刘巧得知消息后当即赶往临高，在原省卫生厅、省民政厅、海南省医疗救助基金的支持下，将4名患者接回医院免费治疗。他不以治愈患者为唯一目的，而是在诊疗过程中不断摸索，通过与中国医学科学院皮肤病研究所专家协作，从母子二人身上发现了"R156H基因突变导致中国一表皮松解性鱼鳞病家系出现严重的表型"，在国外医学杂志上发表了SCI文章。

不是匠人却有匠心，只有真的热爱，才会对诊疗如此精雕细琢。

刘巧对银屑病、白癜风、湿疹、痤疮、黄褐斑等疑难病有显著疗效，是国家中医药管理局"十一五"重点专科黄褐斑协作组牵头单位和牵头人，组织制定了临床路径和诊疗方案在全国颁布。

除了日常诊疗外，刘巧没有脱离学术研究。在海南的22年中，主持研究了许多研究课题，获得6项国家发明专利。参与国家重大科技专项1项。牵头组织多个全国性皮肤病诊疗指南和专家共识，为规范我国皮肤科的诊疗做出了贡献。期间还撰写25部医学著作。

熟悉刘巧的人都知道，他的时间除了在海南诊疗病人外，还经常出省进行学术交流。今年5月，还应香港浸会大学中医药学院邀请为香港的900多名注册中医师和市民演讲"银屑病的中医治疗"。

就在记者写稿的同时，刘巧在周末又奔赴厦门参加中华医学会全国皮肤科年会，主持两个专场，一个大会演讲。

刘巧在全国皮肤病学术界有重要的地位，在国家各个皮肤科学会建设和组织中发挥了重要作用，近年来，每年都在大型学术会议上担任大会主持、主席或者大会演讲。

他的"走出去"，也将海南皮肤病治疗水平带了出去。

（三）做名医，不忘初心厚德惠民

1998年被海南省人民政府批准为有突出贡献的优秀专家、2010年被确定为海南省"515人才工程"第一层次人选、2012年被评为"全国麻风防治工作先进个人"、2012年获"全国医药系统创先争优活动指导工作先进个人"、2012年获麻风防治行业最高奖"马海德奖"、2006年获海南省首届医师奖、2015年被国务院批准为"享受政府特殊津贴专家"、2015年获得"海南省五一劳动奖章"。

今年五一前夕，刘巧又登上了更大的领奖舞台，到人民大会堂，接受"全国五一劳动奖章"获得者颁奖。

即便刘巧保持每周四个半天坐诊的频率，尽最大的力量看更多患者，但预约挂号的患者仍然要提前二三个月才能预约到。甚至有国外的患者慕名而来。

不得不说，刘巧在行业内和患者心中已经是名副其实的名医。

"我还称不上名医，做一名真正的名医是我为之奋斗的目标。"各种荣誉光环下，刘巧最喜欢的还是别人称呼他作"刘医生"或者"刘教授"，而非"刘院长"。

"诊病救人，我是刘医生，带教传承，我是刘教授。我是一名普通的医生，做好自己的本分，将自己的专业服务于患者，让患者减轻病痛，是我所追求的。"刘巧说，他一切的成绩，都来源于患者。

刘巧明白，面对众多皮肤病患者，仅靠他一个人的力量是不可能满足所有患者就医需求。

"教育学生，传承技术，让更多的医生能够担当起用中医疗法为海南皮肤病患者解除痛苦的责任，是我现在主要要做的事情。"刘巧说道。

省皮肤病医院的二楼，有一间特殊的诊室，很有中医文化元素，这间诊室是海南皮肤病治疗被国家认可、传承中医的标志——"刘巧全国名老中医传承工作室"。工作室由国家财政部、国家中医药管理局下拨专项资金于2012年底建成。旨在通过全面采集刘巧教授的临床诊疗信息，收集其诊治的典型病历，研究其辨证特点，分析挖掘其取得疗效的共性规律。同时，大力推进其学术经验的继承和师承带徒工作，以工作室为教学平台，通过跟师学习、跟师出诊等方式，大力培养能够熟练运用中医药理论整体思维、辨证论治的优秀临床人才，为中医药的继承和发展增添后劲。"刘老师将他多年来所有的临床经验都毫无保留地传授给我们，而且不仅教我们做事，更教我们做人，从他身上，我们能够看到一位真正医者的风范。"刘巧带教的研究生秦爽说道。

刘巧教授知道将技术传承下去的重要性，如今的他身为博士生导师，已经带毕业硕士研究生3名，在读硕士研究生5名，已带博士研究生1名，传承带徒2名，同时主持国家级继续医学教育项目4项。

"刘巧人特别好"凡是接触过刘巧的人，都会给出这样质朴的评价，因为他们也许不知道刘巧在海南皮肤病治疗中所做的种种，但他们知道，刘巧永远是那般温和低调又不失热情。只要他坐诊，不管是不是早已过了饭点，一定要坚持将最后一个病人看完。

"他出诊时，中午两三点才吃饭，是正常的事情。"省皮肤病医院的护士告诉记者。

走进"刘巧全国名老中医工作室"，首先映入眼帘的就是那块写着"厚德、博学、专技"的六字牌匾。这是刘巧对自己的要求、对患者的承诺，也是他对"工匠精神"的独到见解。

免费救治临高患皮肤病的一家、带头为银屑病患儿捐款、带头为患红斑狼疮的研究生捐款、组织"飞鸽行动"每月利用一个周末到市县义诊、发起"先锋行动"每季度进社区义诊、亲自带队跑遍海南各市县送医送药、在抗洪救灾中亲自带领多批医疗队前往灾区进行防治宣传和救治……

刘巧说，他这一辈子注定离不开患者，注定与患者之间有种说不出的深情。

在工作室里，有一个柜子，里面收藏着各种锦旗。刘巧并没有挂出来，而是偶尔打开柜子，回忆每面锦旗背后的那段天涯医患情。

第二章 学术思想

一、创立毒邪发病学说，皮肤病从毒论治

（一）毒邪发病学说的提出

刘巧教授师从国医大师广东省中医院禤国维老中医，是禤老的第一代弟子，其学术思想继承了禤老的学术思想并有所发展。禤老是中医岭南皮肤病流派的开创者，刘巧教授结合在海南高温高湿环境特点，继承和发扬了禤老学术思想。

皮肤病虽然发在体表，有形可见，但临床治疗大多顽固难愈，久治不效。究其原因，主要是发病因素复杂，某些致病因素不能概括在六淫之中，存在毒邪发病的因素。因此，刘巧教授另立皮肤病"毒邪发病"学说，在临床上应用解毒、攻毒的治疗法则，对皮肤病的治疗可取得更大的疗效。刘巧教授在 20 世纪 90 年代初即提出毒邪发病理论，其论文"论皮肤病的毒邪发病学说"被评为海南省科学技术协会 1995～1998 年海南省自然科学优秀论文三等奖。

关于毒的含义：毒的本义是指毒草《说文解字》释："毒，厚也，害人之草。"指药物之毒性（副作用）、偏性、峻烈之性，《简明中医辞典》解释毒："病因：如毒气。病证：多指热肿胀或滋水浸淫之症。如热毒、湿毒等。指毒物的毒性。"2005 年《中医大辞典（第二版）》毒："指毒物、毒害、疫毒。"

总结起来，毒在中医学中主要包括以下 5 个方面内容。

1. 药毒或毒物 泛指药物或药物的毒性、偏性和峻烈之性。如《素问·五常政大论》"大毒治病，十去其六，常毒治病，十去其七，能毒者，以厚药；不能毒者，以薄药"，《素问·脏气法时论》"毒药攻邪，五谷为养，五果为助"，《周礼·天官·医师》"聚毒药，以共医事"。1989 年版《辞海》解释为毒物，是指"对机体发生化学或物理化学的作用，因而损害机体，引起功能障碍、疾病甚至死亡的物质"。

2. 病因 毒邪是一种病因，《简明中医辞典》解释毒："①病因：如毒

气。②病证。"2005 年《中医大辞典（第二版）》释毒："指毒物、毒害、疫毒。①病因之一。疮疡发病中，常见的病因有火毒、热毒；虫兽咬伤而感受邪毒的如蛇毒、狂犬毒、疫畜毒；先天禀赋不耐接触某物而受害者如漆毒、沥青毒等。②病证名。"《素问·生气通天论》"虽有大风苛毒，弗之能害"。《素问·五常政大论》"少阳在泉，寒毒不生，阳明在泉，湿毒不生……太阳在泉，热毒不生……太阴在泉，燥毒不生"。

3. 病证　毒邪也是一种病证，《简明中医辞典》解释毒"①病因：如毒气。②病证。"2005 年《中医大辞典（第二版）》释毒："指毒物、毒害、疫毒。①病因之一。疮疡发病中，常见的病因有火毒、热毒；虫兽咬伤而感受邪毒的如蛇毒、狂犬毒、疫畜毒；先天禀赋不耐接触某物而受害者如漆毒、沥青毒等。②病证名。"《素问·生气通天论》"虽有大风苛毒，弗之能害"。《素问·五常政大论》"少阳在泉，寒毒不生，阳明在泉，湿毒不生……太阳在泉，热毒不生……太阴在泉，燥毒不生"。临床上常见病证：热毒证、火毒证、风毒证、湿毒证、血毒证、痰毒证、瘀毒证、虫毒证。

（4）病名　如丹毒、无名肿毒、面发毒（《疡科经验集》）、沙虱毒（《肘后备急方》）、脚丫毒、中药毒、酒毒、杨梅疮毒、疔毒等。《金匮要略》"百合狐惑阴阳毒病脉证治第三"中"阳毒之为病，面赤斑如锦文，咽喉痛，唾脓血""阴毒之为病，面目青，身痛如被杖，咽喉痛"。

（5）治法　如拔毒、解毒、攻毒等。

毒邪可包括六方面含义：1. 指与毒有关的致病因素，不管外感还是内生，都称为毒邪；2. 指致病性质强烈的外感邪气：邪气亢极，可以成毒，如火热之邪可成热毒，寒极可成寒毒；邪气长期蕴结不解，可以化而为毒，如湿热之邪长期不解，可成湿热毒；3. 专指温病的病因：将毒邪归属为温邪，认为毒是具有传染性并能引起流行、侵袭力强、易引起危重证候和局部特殊体征的致病物质，是达到一定程度的特殊温邪；4. 将致病微生物称为毒邪：如乙肝病毒、艾滋病病毒、SARS 病毒等致病微生物，在现代中医文献中常被称为毒邪；5. 指邪气与体内病理产物结合所产生的新致病因素：邪气与痰浊、瘀血相搏，蕴结不解，产生新的致病物质—毒邪；6. 毒邪具有病因和病机的双重含义。

所以关于毒邪的概念刘巧教授认为，引起皮肤病发病的"毒邪"，不是一般概念上所称的中毒，也不是一般所说的食用或接触了某些剧毒物质（包括药物、化学制剂、有毒食物等）所致的毒性反应。而是蕴藏在普通食物、药物、动物、植物及自然界的六气之中，这些"毒邪"作用于人体，大部分人不发病，只有部分人因体质不耐，先天禀赋不足，毒邪侵入人体，积聚于皮肤腠理，而致气血凝聚、营卫失和、经络阻塞外发而成皮肤病。如《诸病源候论》说："漆有毒，人有禀性畏漆者，但见漆便中其毒。"又曰："若火烧漆，其毒气则厉，着人急重，亦有性自耐者，终日烧煮，竟不为害也。"这说明由毒引起的皮肤病，只有人体在某种状态下，接触某种物质，才会发病，所谓"人有禀性畏漆，但见漆便中其毒"。如果人体在正常情况下，即使接触某种致病物质，亦不发病，所谓"亦有性自耐者，终日烧煮，竟不为害也"。

（二）毒邪发病的概念

毒邪可分为外毒和内毒。外毒是从外感受的特殊致病因素，凡来源于身体之外的有害于身体健康的物质，均归于外毒范畴。如中医学中的外感六淫、疫疠之气、杂气等；西医学中的病原微生物如细菌、病毒等，大气污染、农药、化肥对食品的污染，化学药品、化妆品的毒副作用，阳光曝晒、噪声、电磁波、超声波等。

外毒主要有邪化为毒或邪蕴为毒的趋向特点。前者指六淫过甚转化为毒邪，如《素问·五常政大论》王冰注："夫毒者，皆五行标盛暴烈之气所为也"；后者指外邪内侵，久而不除，往往蕴积成毒，如湿蕴日久变成湿毒、湿热交蒸而成毒等。此类病邪或因甚而变，或因积而成，都是在原有病邪的基础上化生而又保存了原有病邪的特点。有一些特殊的致病物质亦属外毒的范畴，如气毒、水毒、药毒、食毒、虫兽毒、漆毒等。

内毒指由内而生之毒，是人体受某种致病因素作用后在疾病发生发展过程中所形成的病理产物，是由脏腑功能和气血运行紊乱，机体内生理或病理产物不能及时排出体外，蕴积于体内而化生。内毒既是原有疾病的生理或病理产物，又是新的致病因素，不但能加重原有病情，又能产生新的病证。临床上常见五志过极化火成毒（热毒、火毒）、痰浊郁久而成痰毒、瘀血蕴蓄日久而成瘀毒、湿浊蕴积而成湿毒等。

毒邪发病的概念就是毒邪既是一种从外感受的特殊致病因素，如食物毒、药物毒、化妆品毒、虫兽毒、漆毒等，又是人体受某种致病因素作用后在疾病过程中所形成的病理产物，如热毒、血毒、风毒、湿毒等，这些病理产物形成之后，又能直接或间接作用于人体某一脏腑组织和皮肤从而发生各种皮

肤病证。喻嘉言认为：病久不解，可蕴结成毒。尤在泾《金匮要略心典》载"毒，邪气蕴结不解之谓"。可见，不管外毒还是内毒，侵入人体，积聚于脏腑或皮肤腠理，久蕴不解，均可发为皮肤病。

（三）毒邪发病引起皮肤病的特点

1. 发病前有内服某些药物或食物史，或有某种物质的接触史，或有毒虫叮咬史，或有不洁性交史。

2. 可潜伏一段时间而发病，具有特异性。

3. 可局限也可泛发，往往来势较急，具有猛烈性。

4. 常反复发作，顽固难愈，病期冗长，病位较深，具有顽固性。

5. 皮损以红斑、水疱、风团、糜烂等损害为特征，可伴瘙痒或疼痛或灼热等，具有火热性。

6. 部分具有传染性，如梅毒、淋病、麻风等。

7. 毒邪极少单独致病者，外来者，常依附六淫；内生者，常附着于痰浊、瘀血、积滞、水湿等病理产物。具有依附性。

临床上毒邪往往同时具备特异性、猛烈性、顽固性、火热性、传染性、依附性6个特性中的3个以上的特性。

以银屑病为例，银屑病不同于一般的火热之邪，表现出一派火热之像，如发热，舌红，脉数，苔黄，大便秘结，小便短赤等等。个人体会，寻常型银屑病除了皮损，表现浸润性红斑及丘疹，还表现出具有毒邪的一些特点，即血分蕴毒。一是本病极其顽固，不像一般外感热病或者过敏反应，使用一般的辛凉清解药物后病情往往很快好转，对于银屑病来说，其皮损消退非常慢。它的表皮细胞增生非常迅速，像肿瘤一样，皮屑反复大量出现，缠绵难愈。二是来势较快，有时一次外感，或者轻度外伤，某些部位的炎症均可诱发该病，皮损迅速发遍全身，尤其是脓疱型银屑病和点滴型银屑病，更是来势凶猛。三是本病多数是皮肤受累，无论多么剧烈，只是皮肤受累，其他脏器不受累，具有特异性。四是本病多兼夹火热之邪，无论是红斑丘疹还是脓疱，从皮损辨证上来说多是火热之邪，无论这种热是实热还是某些医家认识的因寒邪郁闭引起的郁热，表面上看都是热邪。银屑病符合毒邪致病的四个特点，说明银屑病的病因里面确有毒邪的存在。从治疗反应来看也从另一方面说明毒邪的存在，单纯清热凉血治疗银屑病有一定效果，但使用疗效不高，加上清血毒胶囊后，疗效明显提高，说明毒邪在银屑病中确实存在。清血毒胶囊专为解毒而设。是刘巧教授专门为寻常型银屑病精心研制的经验方，已经获得国家发明专利。清血毒胶囊是刘巧教授 1992 年在海南省中医院皮肤科工作后所拟的治疗银屑病的专药，2002 年刘巧教授调入新成立的海南省皮肤病医院，继续使用该药，经过多年临床使用和观察，证明该药疗效可靠，安全性高。该药已获海南省食品药品监督管理局批准为院内制剂生产（批准文号：琼药制字 Z20100020），2012 年获国家发明专利（专利号 ZL. 2011 1 0257612. 5）。

清血毒胶囊药物组成：蜈蚣，紫草，生地黄，土茯苓，羚羊角，全蝎等。本方以羚羊角为君药，羚羊角咸寒，归心肝二经，具有清热解毒、平肝息风、清肝明目的功效，临床用于温病高热神昏、热毒发斑，该药清热泻火解毒之力较强，入血分清热解毒，恰合"血热蕴毒"之病机。全蝎辛平，有毒，归肝经，作用息风止痉、攻毒散结、通络止痛，用于痉挛抽搐、疮疡肿毒、以毒攻毒。蜈蚣咸辛温有毒，归肝经，息风止痉、攻毒散结、通络止痛，该药走窜性猛，行表达里，用于痉挛抽搐、疮疡肿毒。土茯苓甘淡性平，具有除湿解毒、通利关节，用于湿热疮毒、痈肿梅毒、筋骨挛痛，该药对细胞免疫有抑制作用，临床用于红斑狼疮、白塞病、银屑病、关节炎等。紫草性甘寒，归心肝经，功能凉血活血、解毒透疹，该药能引起光敏感，故对银屑病、白癜风、玫瑰糠疹等使用紫外线有效的疾病均有效。生地黄甘苦寒，归心肝肺经，功能养阴生津、清热凉血。生地黄具有免疫调节和提高激素水平等多方面的药理作用，是治疗风湿病、免疫病、抑制关节炎和血管炎的主要中药。全方合用，功能清热凉血解毒，尤其以解毒功效最为突出。

（四）毒邪发病的治疗

刘巧教授对于毒邪发病的治疗采用解毒、排毒、抗毒和以毒攻毒之法。

1. 解毒法

直接驱邪：目的是使毒少依附，易于分解。热毒用黄连解毒汤，含黄芩、黄柏、黄连等，可清热泻火解毒，适用于痈疡疔毒；血毒用犀角地黄汤，含犀角、生地、丹皮等药，可凉血解毒，用治一切热入血分、皮肤红斑等病；风毒用荆防方加减；湿毒用加辛散芳香化浊药；瘀毒加桃仁、红花或三棱、莪术等。

解毒药：选用有针对性的解毒药物，如"酒毒"选用葛花；"癌毒"选用山慈菇、漏芦、石打穿等；"蛇毒"可用半边莲、半枝莲、白花蛇舌草等；

"梅毒"可用土茯苓；鱼蟹之毒可用苏叶、生姜、橄榄；毒蕈中毒可用甘草、泽泻、绿豆等。

定位解毒：针对药物归经和升降之性选方、选药。上部：轻清上浮解毒，有银翘散、五味消毒饮、荆防方、凉血五花汤；中部：清肝泻火解毒，有龙胆泻肝汤；下部：清热利湿解毒，有二妙散、凉血五根汤；肺毒：金银花、连翘、野菊花、鱼腥草；肝毒：龙胆草、蚤休、板蓝根、土茯苓、山慈菇；心毒：紫花地丁、黄连；脾胃毒：败酱草、蒲公英、白头翁、白花蛇舌草；肾毒：黄柏。

2. 排毒法

《温病条辨》云"凡逐邪者，随其所在，就近而逐之"；《医方考》载："风热在皮肤者，得之由汗而泄，风热之在巅顶者，得之由鼻而泄，风热之在肠胃者，得之由后而泄，风热之在决渎者，得之由溺而泄。"刘巧教授将排毒之法形象地比喻为"海，陆，空，拼刺刀"。

"海"就是利尿、利水渗湿，代表方：五苓散、五皮饮、萆薢渗湿汤。"空"就是解表发汗，如银翘散，辛凉解表，用于麻疹及急性荨麻疹初期表现为风热表证；升麻葛根汤解肌透疹，可用于麻疹透发不畅。"陆"就是泻下通大便，代表方剂有大小承气汤、麻仁丸、温脾汤、十枣汤。"拼刺刀"包括手术切开引流、局部用药透脓等。

3. 抗毒法

《素问·生气通天论》言"阴平阳秘，精神乃治"、"是以圣人陈阴阳……气血皆从。如是则内外调和，邪不能害"。毒邪侵袭，损阴伤阳，抗毒法就是通过养阴、温阳、补气等法扶助正气、抑制毒邪。

养阴抗毒："热毒"炽盛者，伍用养阴药，以减轻热毒对阴分的损伤，并利于"热毒"的消减。在治疗某些非感染性疾病，运用清热解毒、益气养阴之剂。

温阳抗毒：如治疗硬皮病，常用肉桂、鹿角胶、麻黄等性温热之药，以温阳散寒；治疗雷诺病，多用附子、干姜、当归等药以求温经养血通脉。

补气抗毒：如治疗病毒性皮肤病和"艾滋病毒"，伍用黄芪、太子参等扶助正气之品，以增强机体抗毒的能力，并抑制毒邪的滋长，避免过早步入虚损之途等。

4. 以毒攻毒法

以毒攻毒法有广义和狭义之分。广义是指一切特殊和常规手段的治疗，针对"毒"的病机治疗暴烈、传染、迁延之毒邪致病者。狭义是指用猛烈之药如毒药治疗猛烈之毒邪所致疾病。

以毒攻毒之法治疗中医外科疾病由来已久，《周礼·天宫》"凡疗疡，以五毒攻之"。近代著名皮肤病专家赵炳南先生应用"全虫方"祛风解毒攻毒，治疗慢性湿疹、神经性皮炎、结节性痒疹等属于风毒蕴结的顽固性瘙痒性皮肤病。现代医家治疗硬皮病、皮肌炎多用川乌、草乌、附子、细辛等辛热燥烈"有毒"之品。

皮肤科以毒攻毒法重在外用，以白癜风为例：古代常用治疗白癜风的有"毒"之品如有硫黄、雄黄、附子、轻粉、砒霜、白附子、皂荚、乌头、雌黄、密陀僧、草乌、黄丹、南星、天雄、巴豆、杏仁、樟脑、朱砂、水银、苍耳根茎、胡桃青皮、细辛、吴茱萸、石黄、踯躅花、白果、苍耳子、铅粉。以上有"毒"药物在外用复方中出现的频次为 182，占外用药总频次（317）的 57.41%。这说明古代治疗白癜风外用药中大部分为有"毒"之品。白癜风的发病与"毒"邪有关，故采用"以毒攻毒"之法。此外，古人认为"大风出虫"，《圣济总录》指出"虫皆风之所化"。以上这些药也往往具有杀虫功效，因此用有毒药物治疗白癜风就不难理解了。

从毒论治皮肤病应注意以下几个方面：

禤国维教授认为"解毒驱邪，以和为贵"：不管是解毒、排毒、抗毒还是以毒攻毒之法，其目的均是驱邪外出，恢复人体阴阳平衡。王玉玺教授认为："欲解其毒，先祛其邪"，然而解毒、排毒、以毒攻毒均属攻伐之举，当做到攻伐有由、攻伐有度、攻伐有节，以期毒邪得解而正气不伤、阴阳平和。

中病即止，勿伤正气：毒邪为病，缠绵难愈，热毒、风毒、寒毒等或用寒凉或用辛热燥烈之品，不管是内服还是外用，由于这类药物药性猛烈，用量过大或应用时间过长均可导致损伤人体正气，甚至发生中毒，危及患者生命，所以在临床应用"以毒攻毒"治疗皮肤病时应遵循"中病即止，勿伤正气"的原则。

解毒同时兼顾脾胃：脾胃为后天之本。临床皮肤病以热毒、火毒为病居多，常用到清热解毒药等寒凉之品，而这类药最容易伤及脾胃，造成胃部不适及肠道症状。所以从毒论治皮肤病应注意兼顾脾胃，对于素体脾胃不足的病人，应注意调理脾胃；对于脾胃功能正常的病人，也应注意寒凉之品不可久服多服。

（五）毒邪发病的临床应用

1. 适应病证

感染性皮肤病：脓疱疮、毛囊性脓疱疮、深脓疱疮、毛囊炎、糠秕孢子菌毛囊炎、轻度痤疮、痱子感染等皮肤病，丹毒、大头瘟、蜂窝组织炎、足癣继发感染、中重度痤疮及其他皮肤病继发感染等。

过敏性及红斑性皮肤病：接触性皮炎、过敏性接触性皮炎、剥脱性皮炎、药物性皮炎、湿疹、玫瑰糠疹、银屑病、多形性红斑等。

结节肿块性皮肤病：疖、痈、皮下脓肿、淋巴结炎、结节性痒疹、乳腺炎等。

血管炎性皮肤病：结节性红斑、变应性血管炎、过敏性紫癜、结节性多动脉炎、结节性脂膜炎等。

大疱类皮肤病：寻常性天疱疮、落叶性天疱疮、大疱类天疱疮等。

其他皮肤病：如白癜风、黄褐斑等色素性皮肤病，病毒性皮肤病、结核性皮肤病、日光性皮肤病等。

2. 辨证论治

刘巧教授将毒邪发病引起皮肤病辨证分为风毒型、湿毒型、热毒型、血毒型，分别采用祛风解毒、利湿解毒、清热解毒和凉血解毒的治法，具体如下。

风毒型：①临床表现：多发于人体上部，以头面部为主，皮损多为红斑、丘疹、风团，皮色鲜红或淡红，有的有鳞屑，自觉瘙痒或灼热感，或伴有发热、头痛、口苦、舌质淡、苔薄黄、脉滑数。②常见疾病：痤疮、脂溢性皮炎、急性荨麻疹、化妆品接触性皮炎、单纯疱疹。③治法：祛风解毒。④代表方：清风毒胶囊主要药物为：银花、蝉蜕、僵蚕、生石膏、知母、升麻、防风、荆芥、薄荷等。

湿毒型：①临床表现：多发于人体下部（包括生殖器）。发于下部皮肤者，皮损呈多形性，有红斑、丘疹、水疱、糜烂流滋、结痂等；发于生殖器者，多为性传播性疾病，表现尿急、尿痛、尿频、尿中流白浊，或睾丸肿痛、少腹胀痛等，可伴四肢乏力、关节酸痛、大便秘结、苔黄腻、脉沉数或滑数。②常见疾病：下肢湿疹、丹毒、丘疹型荨麻疹、足癣感染、脓疱疮、淋病、梅毒、尖锐湿疣、非淋菌性尿道炎。③治法：利湿解毒。④代表方：清湿毒胶囊（刘巧教授经验方，已由海南省皮肤病医院生产并申报国家专利），药物为：茵陈、全蝎、车前子、鱼腥草、土茯苓、苍术、黄柏、紫花地丁、地锦草等。

热毒型：①临床表现：毒邪正在卫分气分，病程较短，可泛发全身，多有食物或药物过敏史，皮损为红斑鲜艳或淡红，皮肤灼热，或肿胀，或化脓、伴发热恶寒、口渴饮冷、舌质淡红、脉弦数或洪数。②常见疾病：疔疮疖肿、银屑病稳定期、接触性皮炎、药物性皮炎、虫咬皮炎、带状疱疹、水痘、脓疱疮、玫瑰糠疹、荨麻疹、盘状红斑狼疮等。③治法：清热解毒。④代表方：清热毒胶囊（刘巧教授经验方，已由海南省皮肤病医院生产并申报国家专利），主要药物为：露蜂房、七叶一枝花、野菊花、紫花地丁、蒲公英、黄连、金银花、黄芩等。

血毒型：①临床表现：毒邪已入营血，病情较重，皮肤红斑、紫红，或有瘀斑、紫癜，可全身潮红和大片鳞屑，皮肤灼热，自觉瘙痒或疼痛或麻木，可伴口渴引饮、咽干唇燥、便干溲赤、舌质红绛或有芒刺、脉弦数或洪大。②常见疾病：银屑病进展期、红皮病、系统性红斑狼疮的急性发作、急性皮肌炎、天疱疮的急性期、重症药物性皮炎等。③治法：凉血解毒。④代表方：清血毒胶囊（刘巧教授经验方，已由海南省皮肤病医院生产并申报国家专利），主要药物为：羚羊角、全蝎、蜈蚣、紫草、生地、山栀、黄连、赤芍、丹皮、板蓝根等。

上述四型，均可根据皮损的具体表现情况，结合皮肤病外用药的使用原则，在内服药物的同时，使用解毒、攻毒的外用药。

除以上四型之外尚有瘀毒型，如白癜风、黄褐斑；"日光毒"型，如多形性日光疹、日光性皮炎；痰毒型，如寻常狼疮等结核性皮肤病。

3. 应用举例

黄褐斑：黄褐斑中医辨证分为肝郁血虚、脾虚湿热和肾阴不足，肝郁、湿滞、肾虚日久均可致"瘀"，瘀血蕴结日久则成"瘀毒"，瘀毒留恋，故而病程慢性，迁延难愈，所以临床应重视从"瘀毒"论治黄褐斑，在辨清病因病证的基础上，加入活血化瘀之品，同时结合中药倒模、面部按摩、针灸等外治方法活血通络，促进瘀毒排出。

白癜风：中医学认为白癜风是由肝肾不足，气血失调，血不荣肤而发。病程慢性，顽固难愈。刘巧教授认为白癜风久治难愈，其发病与毒邪因素有关，瘀毒久留可以导致气血不能到达局部皮肤，使局部皮肤失养，而成白斑。治疗上应重视调理气血，中药用当归、鸡血藤、自然铜、牛膝等养血活血及活血散瘀之药，配合针刺、艾灸、火针等外治法以通经活络，促进瘀毒消散。瘀毒得散则新血自来，皮肤得荣则白斑可愈。

病毒性皮肤病：病毒性皮肤病，如带状疱疹、单纯疱疹、水痘等，大多以丘疹、水疱为主要变现，多属肺胃湿热或肝胆湿热，临床可从"湿毒"论治，方用龙胆泻肝汤、萆薢渗湿汤等，中药用龙胆草、栀子、黄连、黄芩、黄柏、板蓝根、马齿苋、白花蛇舌草、泽泻、木通、车前子、萆薢、茵陈、苍术、瞿麦、萹蓄、赤小豆、金钱草、地肤子、冬瓜皮、灯心草、猪苓、滑石、薏苡仁等清热解毒及清热利湿药。根据现代药理学研究，清热解毒药具有杀菌、抗病毒和增强白细胞吞噬能力的作用。

结核性皮肤病：结核性皮肤病以结节、疣状增生多为特点，病程迁延，属"痰毒"，从"痰毒"论治结核性皮肤病，可方用内消瘰疬丸，中药常配伍夏枯草、贝母、海藻、昆布化痰软坚，陈皮理气化痰；辨证属气血不足者，采用补气抗毒法，可用人参养荣丸、补中益气汤加减等；辨证属阴虚火旺者，采用养阴抗毒法，于处方中加入沙参、石斛、知母、鳖甲等养阴清热之品。

日光性皮肤病：为"日光毒"所致，"日光毒"是一种特殊毒邪。多数"日光毒"所致皮肤病临床以红斑、丘疹、潮红为主要特点，与"血毒证"类似，治疗以凉血解毒为主，如可用凉血五花汤治疗多形性日光疹。"日光毒"的特殊性在于机体对其的敏感性，青蒿有效成分为青蒿素，有抗光敏作用，故也可用于光敏性皮炎。预防"日光毒"为患，首要在于防晒，中医可用芦荟提取物做成油膏制成防晒用品，可防止日光性皮炎。

（六）根据毒邪发病学说研发的院内制剂

刘巧教授重视毒邪发病学说的临床应用，除了辨证用方用药之外，还根据毒邪发病学说研发了多种内服和外用中成药院内制剂，广泛用于临床多种皮肤病的治疗，取得很好的效果。

内用制剂：

1. 枇杷清痤胶囊（批准文号：琼药制字 Z20100002）

组成：金银花、黄芩、枇杷叶、生槐花、生石膏、生地黄、知母等。

功能：祛风、清热、解毒。

适应证：痤疮、脂溢性皮炎，酒渣鼻等。

用法：口服，每日 3 次，每次 4 粒，每粒 0.3g。

2. 清湿毒胶囊（批准文号：琼药制字 Z20100001）

组成：茵陈、车前子、鱼腥草、土茯苓、苍术、黄柏、地锦草等。

功能：利湿解毒。

适应证：多用于发于人体下部（包括生殖器）的皮肤病。发于下部皮肤者，皮损呈多形性，有红斑、丘疹、水疱、糜烂流滋、结痂等；发于生殖器者，多为性传播性疾病，表现尿急、尿痛、尿频、尿中流白浊，或睾丸肿痛，少腹胀痛等。

用法：口服，每日 3 次，每次 4 粒，每粒 0.25g。

3. 清血毒胶囊（批准文号：琼药制字 Z20100020）

组成：羚羊角、全蝎、蜈蚣、紫草、生地黄、土茯苓等。

功能：凉血解毒。

适应证：适用于毒邪已入营血分，病情较重，皮肤红斑、紫红，或有瘀斑、紫癜，或全身潮红和大片鳞屑，皮肤灼热，自觉瘙痒或疼痛或麻木，如银屑病、红皮病、结节性红斑、荨麻疹、多形红斑、药物性皮炎等。

用法：口服，每日 3 次，每次 4 粒。每粒 0.25g。

外用制剂：

1. 如意金黄散

组成：黄连、生天南星、黄柏、姜黄、大黄等。

功能：散瘀解毒，消肿止痛。

适应证：疔疮疖肿、丹毒、结节性红斑，银屑病等。

用法：外用。红肿热痛未成脓者及夏月火令时用茶水同蜜调敷；微热微肿及大疮已成，欲作脓者用葱汁同蜜调敷；漫肿无头，皮色不变，湿痰流毒，附骨痈疽，鹤膝风等症，用葱酒煎调；丹毒、黄水疮，用蜜水调敷；烫火伤用麻油调敷。

2. 祛湿散

组成：大黄、黄芩、青黛等。

功能：清热解毒，收敛止痒。

适应证：有轻度渗出糜烂的急性或亚急性皮炎、湿疹类均可应用。

用法：外用，直接撒布或用植物油调敷于患处。

3. 寒冰止痒散（批准文号：琼药制字 Z20100003）

组成：寒水石、冰片等。

功能：清凉解毒、止痒除湿。

适应证：痱子、湿疹、皮炎、股癣的红斑丘疹期以及其他瘙痒性皮肤病；

用法：外用，直接撒布患处。

当代中医皮肤科临床家丛书（第三辑）

刘

巧

（七）毒邪发病研究现状与展望

1. 名家经验及认识

对于毒邪在银屑病中致病的认识，一般认为，毒邪即热毒之邪，如刘完素在《伤寒直格》中说："凡世俗所谓阳毒诸证，皆阳热亢极之证"。邪气亢盛即为毒。方玲玲认为银屑病的发病离不开热盛成毒或血热郁久化毒。虽常规分型有血热、血燥、血瘀及湿热蕴结等，但在治疗中每型均加入大量清热解毒药物，如山豆根、大青叶、板蓝根、金银花、连翘、白花蛇舌草、半枝莲等，这些药物不仅有抗炎作用，还有抑制肿瘤细胞增生的作用，而银屑病表皮角质形成细胞有类似于肿瘤细胞过度增生的特点。

朱仁康提出银屑病乃"血热毒邪外壅肌肤而发病"，认为血分有热为银屑病的主因，分型有六种，每型均兼用解毒药物。金起凤教授认为血热毒盛为银屑病致病之本，临床观察发现，病人多为阳盛体质、皮损表现为斑色鲜红、伴有舌红苔黄脉数等特征，属血分热盛之证，部分多由感染引起，包括扁桃体炎、咽炎、中耳炎、鼻窦炎、疖等引起，自拟消银解毒汤，主要由大量的清热凉血解毒药物组成。四川钟以泽老中医治疗银屑病，认为银屑病毒邪为患是病机核心，欣赏清代尤在泾的"毒者，邪气蕴蓄不解之谓"，对于银屑病进行期遵从古训"无热固不化毒，热壅则毒亦不化"，治疗选用泻火解毒的名方黄连解毒汤，加白花蛇舌草、土茯苓等药解毒，随证加味。黄莺教授提出银屑病任何证型都离不开火毒，银屑病的治疗全程要注意清热解毒，治疗银屑病进行期，自拟消银方：大青叶10g、土茯苓30g、苦参10g、漏芦根10g、白花蛇舌草30g、薏苡仁30g、青蒿15g、玄参20g等。刘巧教授对于银屑病自拟清血毒胶囊，药用羚羊角、全蝎、蜈蚣、紫草、生地黄、土茯苓等。以及清热毒胶囊，药用重楼、黄芩、土茯苓、金银花、青黛、露蜂房等，治疗寻常型银屑病属血毒型和热毒型疗效显著。

王玉玺教授总结多年临床经验，总结出"毒邪"是银屑病致病关键因素，从"毒"论治银屑病，归纳共有九种毒邪，包括风毒、寒毒、燥毒、热毒、火毒、湿毒、血毒、痰毒、瘀毒，针对其兼夹的外来六淫毒邪，以及依附的痰、瘀、积等内生毒邪分别施治。是论述银屑病毒邪致病最为全面的医家。王教授认为中医病因学中"毒"的概念，往往把气盛而危害严重的病邪也称之为毒，毒邪是比六淫病邪损害性更强的致病因素，基于这个认识，他对九种毒邪的治疗，采用"欲解其毒，先祛其邪"的办法。"分而治之"，先去邪，后解毒，祛邪之后，则毒必单，其势必孤。同时自制蜈蚣败毒饮，为解毒之主方，主治寻常型银屑病进行期，疗效显著。

大多数医家均强调毒邪在银屑病中发病不是单独致病的，多数医家强调"血分蕴毒"这个概念，解毒同时不忘凉血。除了解毒法与凉血，润燥及活血化瘀等传统治法联合运用外，新近还出现联合一些特殊治法，这些治法也代表一些新的学术思想，但均离不开毒邪理论的基础。

河北李佃贵教授首次提出银屑病"浊毒"理论，分析了浊毒的六点特征，认为寻常型银屑病具有浊毒的特点，因为人体内病理产物不能及时排出，致浊邪蕴积于体内，阻滞脉络，缠绵胶着而酿毒邪。常选用三仁汤和藿朴夏苓汤芳香化浊，五苓散淡渗利湿，黄连解毒汤泻火解毒，甚至加用全蝎、蜈蚣解毒。

随着络病学说的兴起及研究的不断深入，北京宋坪教授发现许多患者有冬重夏轻的特点，很多患者皮损处不易出汗，而如果出汗则提示患者病情开始好转。宋坪教授提出银屑病"玄府闭郁，热毒蕴结"是斑块型银屑病发病的核心病机，提出开玄解毒的治疗方法。方用麻杏石甘汤加清热解毒药物如羚羊角、紫草、土茯苓、白花蛇舌草等，治疗斑块状银屑病，获得满意疗效。

荣显会认为许多银屑病患者病情冬春季节加重，夏季减轻。《内经》："冬伤于寒，春必病温"，提示可以用中医的"伏邪"理论可以运用到银屑病这种疾病中，把温病学说的卫气营血理论运用于本病的治疗，使用透疹解毒法治疗感染相关性寻常型银屑病，银屑病先出疹，后成斑，对于这种情况，对于银屑病可治以透疹解毒之法，透营转气、凉血解毒。给予自拟透疹解毒散，药物组成：桔梗、连翘、牛蒡子、金银花、大黄、土茯苓、槐花、生地黄、玄参、赤芍、水牛角、青黛、甘草等。尤其对于一些由病毒或细菌引起的包括点滴型银屑病，部分复发性斑块状银屑病等，疗效显著。

现代研究表明糠秕孢子菌感染可能是触发头皮银屑病发生的重要原因，以抗真菌药口服治疗头皮银屑病，取得满意疗效。明代陈实功《外科正宗·卷之四·顽癣第七十六》所说："顽癣，乃风、热、湿、虫四者为患……"郭健受西医学糠秕孢子菌感染及一些老中医治疗银屑病使用驱虫剂取效的事实，认为对于头颈部银屑病糠秕孢子菌感染可能与中医的"虫毒"有关，建议在一些银屑病治疗中可在原辨证论治基础上酌加一两味诸如侧柏叶、百部、贯众等的解毒杀虫疗癣药物，临床疗效满意。

2. 专方专药

不仅各位中医名家对毒邪在银屑病中发病有较多具体论述，在大量临床实践中，也有较多临床关于解毒的专方专药治疗银屑病的报道。

王梅采用清瘟败毒饮治疗寻常型银屑病，药用：黄连、黄芩、石膏、知母、山栀、竹叶、生地、丹皮、玄参、赤芍、连翘、生甘草。随症加减，治疗2~3个月后停药观察。对照组口服迪银片，每日2次，每次5片；外用糖皮质激素类软膏，每天2次。结果治疗组120例，总有效率为95%。对照组90例，总有效率为82%。两组比较有统计学意义（P<0.05）。

金蕾报道使用江西省中医院喻文球教授经验方土茯苓解毒消银汤治疗寻常型银屑病，治疗组：土茯苓解毒消银汤（地骨皮、生石膏、土茯苓、槐花、板蓝根、丹皮、紫草、生甘草、苦参、生地、银花、菝葜、防风、荆芥）每日1剂，对照组给予迪银片口服，每日2次，每次5片。两组均治疗四周。结果治疗组总有效率为92.6%，对照组总有效率为64%，两组比较有显著性差异（P<0.05）。

朱树宽报道使用大剂量紫草治疗银屑病，疗效显著，处方紫草四妙勇安汤：紫草120g，当归30g，生甘草30g，金银花90g，玄参60g，日1剂，并体会紫草治疗银屑病，唯有用到90~120g，其解毒化斑之力最捷。静止期用90g，进行期用120g。后来他还报道重用白头翁60~90g治疗银屑病的经验。

目前有很多现代医家从不同角度研究和论述了皮肤病的毒邪发病理论，但大多停留在临床观察上，因此毒邪发病的机制还需要更进一步的完善和研究。毒邪发病机制的研究应该与时俱进，跟上西医学发展的脚步，充分利用西医学研究成果和方法。未来对于毒邪发病的机制应力求从药理学、免疫学、分子生物学角度加以研究。

二、提出美容整体观

（一）对中医美容的认识

刘巧教授在20世纪90年代初就出版了《中西医美容与保健》和《自我美容指南》二部关于美容的专著。他认为"爱美之心，人皆有之"，爱美是人的天性。美丽的大自然，美的事物，优美的建筑，精美的艺术品等，都能让人心情舒畅，精神振奋，给人以美的享受。

一个文明进步的社会是美的社会，年轻人都希望容颜悦人，特别是女性希望美姿动人，魅力永存，老年人向往青春常在，健康长寿。然而要想真正地获得美，又并非一件容易的事情。有的人很想美，常常因不得要领而欲速则不达，甚至弄巧成拙，欲美反而更丑；有的人不知如何是美，或觉得自己美不起来，而忽视了对美的追求。美容是一门艺术，是一门专门的学问。

美容有着悠久的历史，早在古希腊就有"修容业"，通过某些方法来掩盖脸上的缺陷。古埃及人用香油和油质软膏涂抹皮肤以防暴晒和皮肤干燥，在眼睛的周围涂抹绿色、黑色或蓝色颜料以防飞虫入侵和遮蔽灼热的阳光，古印度人常用香料、油膏和颜料涂抹面部以求皮肤凉爽等。

中华民族爱美的历史，可以追溯到自从有文字以来就有了美容的记载。新石器中期，人们发现酒后面部潮红如抹胭脂，故把酒看作使人变美的媚药。商周时期的甲骨文中出现的"沐"字像一个人散发洗面，商朝纣王宠姜涂面容、染指甲用的是燕支（一种草药，取汁或捣烂），是最早的胭脂。

现在看到的长沙马王堆出土女尸（秦汉之前）是经过美容化妆的，头佩戴假发。出土的古医方《五十二病方》，收载了属于美容范畴的除疣灭瘢方法。

秦汉之际的《神农本草经》提出了美容药品的独特剂型——面脂，并记载具有美容作用的药物 32 种，说明当时的美容水平已有相当高度。

晋代的《肘后方》列有皮肤美容专篇，专论美容及损容性疾病的治疗，外用剂型有粉剂、膏剂、水剂、酒剂、面膜等。

唐代《千金方》专门描述了通过治疗皮肤病而达到美容目的的处方，共收美容处方 93 首，药物 179 种，其他还有许多关于须发保养等内容。

以后《普济方》《本草纲目》《医宗金鉴》等都有大量的美容内容，除记载药物外，还有按摩、导引、针灸等方法。

另外，元代的《御药院方》与明代的《鲁府禁方》不同程度地保存了古代的宫廷处方。前者为我国现存最早而且比较完整的宫廷处方集，大部分具有较高的文献价值与实用价值，在美容史上也不可忽视。

随着社会的进步和科学的发展，人类物质文化水平的逐步提高，美容越来越受到人们的重视。人们对美容的要求也越来越高，时至今日，美容已形成了一种丰富而独特的学问。它不但包括美容的基本方法、局部的美容技巧，而且还包括全身心的健康，生活中的美容等一系列知识。美容学还集医学、艺术、美学、心理学、生物学、物理学、化学等很多领域的内容，并随之而发展。

当代中医皮肤科临床家丛书（第三辑）

刘

巧

中医美容内容丰富，方法多样，使用安全，效果确切，并且从整体观念出发，强调美容中的"神、气、色"，通过全身调理和局部治疗相结合，使气血流动、经气通畅、脉络疏通，气血津液等营养物质能保证输送到外部器官，既能治病疗疾，又能健身长寿，使身体强健，达到持久的美容驻颜目的，但往往见效慢，设备简陋，办法原始。

医学美容能够紧密结合现代技术，从医学皮肤病学的角度，科学地阐明美容问题，其治疗方法见效快，周期短，疗效显著，深受患者欢迎，但往往副作用大，并发症和后遗症多，强调局部治疗作用，忽视全身的治疗。

中西医结合美容充分地发挥了中医美容与西医学美容的优点，取长补短，相辅相成，是用中西医结合的理论和方法，来研究如何塑造和保持容貌的健美，强健匀称的体型，产生嗅觉良好的体气，给人以健康的心理状态和良好的社会适应能力，使人能以最佳、最美的形态而存在。

中西医结合美容具有广泛的前景，在理论上必须不断研究和充实，在诊治方法上必须不断提高和更新。特别是要用现代科学技术，深入发掘中医学美容的财富，筛选古医方，提炼有效成分，开发具有中国特色的美容化妆品及美容药品，进入国际市场，如某些用中药结合现代油脂工艺制成的美容化妆品，很多都走上世界，深受国内外欢迎。美容手段要不断改正，研制出新的方法，对于针灸、按摩、气功导引等传统美容，要以更科学的态度进行研究和整理，使其走上世界。

通过中西医结合美容的实施，不但可以达到容貌健美，护肤泽皮的作用，还可以对影响美容的疾病进行治疗。最终目的达到美容长寿的作用。

20世纪80年代初，刘巧在广东省中医院进修期间就跟随尹玉贞教授学习倒模面膜术，后参加了湖北中医药大学（原湖北中医学院）举办的首届中医美容学习班，1988年就开展了中医美容工作，曾总结1988年7月至1989年2月采用自己开展的倒模面膜术治疗了面部黄褐斑105例经验发表于《北京中医杂志》1990年第2期，1990年11月26日中央电视台《新闻》曾以"刘巧讲师美容有方"为题进行了报道。1991年开始结合自己临床实践，编撰了《中西医美容与保健》《自我美容指南》等多本美容方面的书籍。刘教授精读古今医籍，潜心临床实践，多年的研究让刘教授对中医美容有了较深的理解。

（二）中医美容的整体观

整体观念是中医基础理论的一大特色，它强调注重人体自身的完整性以及人与自然社会环境之间的统一性和联系性，是中国古代哲学思想在中医学中的具体体现。刘巧教授在 20 世纪 80 年代就倡导中医美容的整体观念，他指出人的容貌、须发、爪甲只是人整体的一部分，只有人自身气血阴阳调和，脏腑功能正常，营养状况良好，才可能皮肤健美、头发秀丽，在美容实施过程中，不能单只注意局部皮肤的改善以及化妆的"标"，更重要的是要注意五脏功能正常、气血津液充盛这个"本"，做到标本兼顾，使人体内外环境保持协调统一，达到真正健康容美的目的。正如《普济方》所描述的："夫血气者人之神，又心者生之本，神之变，其华在面，其充在血脉。服药以驻颜色。当以益气血为先。倘不知此。徒区区于膏面染髭之术。去道远矣。"

中医主要论述了人体毛发、胡须、颜面、五官、皮肤以及形体与内在脏腑、经络、阴阳、气血、津液等的关系。中医认为人体是一个有机的整体，这个整体的各脏器组织有着不同的功能和作用，它们在生理上相互联系，病理上相互影响，皮肤只是身体的一个器官，它与各个脏腑、各条经络都有直接或间接的联系。《素问·上古天真论》详细阐述了人体在发育成长衰老过程中的变化："女子七岁，肾气盛，齿更发长，二七而天癸至，任脉通，太冲脉盛，月事以时下，故有子。三七肾气平均，故真牙生而长极。四七筋骨坚，发长极，身体盛壮。五七，阳明脉衰，面始焦，发始堕。六七，三阳脉衰于上，面皆焦，发始白。七七，任脉虚，太冲脉衰少，天癸竭，地道不通，故形坏而无子也。""丈夫八岁，肾气实，发长齿更，二八，肾气盛，天癸至，精气溢泻，阴阳和，故能有子。三八，肾气平均，筋骨劲强，故真牙生而长极。四八，筋骨隆盛，肌肉满壮。五八，肾气衰，发堕齿槁，六八，阳气衰竭于上，面焦，发鬓斑白，七八，肝气衰，筋不能动，天癸竭，精少，肾脏衰。八八，形体皆极，则齿发去。肾者主水，受五脏六腑之精而藏之，故五脏盛，乃能泻。今五脏皆衰，筋骨解堕，天癸尽矣。故发鬓白，身体重，行步不正，而无子耳"。由此可见，以皮肤和毛发作为外部标志，女子和男子分别在七八岁时开始进入发育旺盛期，20 岁前后发育成熟，30 岁正当"盛壮"，从 40 岁开始先后进入衰老期，初为面焦，发白，发堕。随着衰老的逐渐发展，到六七十岁时皮肤明显老化，枯萎，所谓"形坏""形体皆极"。说明皮肤、毛发的生理变化的自然性。但是，我们可以根据这个规律，进行养生护肤。有的人受内外环境的影响"未老先衰"，另一些人则善于养生护肤，直至古稀高龄仍然童颜鹤发，说明延年益寿，驻颜青春还是可以达到的。

刘巧教授认为中医对肤色的变化非常讲究，青、赤、黄、白、黑分别由肝、心、脾、肺、肾五脏所主，"青如翠羽、赤如鸡冠，黄如蟹腹，白如豕膏，黑如乌羽"为正常的肤色美。面色与内脏有着内在联系，面色的变化可以了解脏腑气血之盛衰以及邪气之所在。面部的各部位分属脏腑，面部的色泽与部位结合起来，更能进一步了解病情。

中医把皮肤的颜色分为常色和病色。常色是指人在正常生理状态时面部的色泽，表示人体精神气血津液的充盈与脏腑功能的正常。我国人正常面色应是红黄隐隐，明润含蓄。这就是有胃气，有神气的常色。所谓有胃气，即隐约微黄，含蓄不露。所谓有神气，即光明润泽。中医看待颜面非常着重有胃气和有神气。常色中又分主色和客色。主色属个性特征，其颜色终生不变，为先天性的。客色是人与自然相适应，由于生活条件的变动，皮肤的颜色也相应变化。如随四时、昼夜、阴晴等天时的变化，颜色也相应改变，春季稍青，夏季稍红，长夏偏黄，秋季稍白，冬季稍黑。昼则气行于阳，色当光辉而外映，夜则气行于阴，色当明润而内含。晴则气热，热则气淖泽，淖泽则黄赤，阴则气寒，寒则血凝涩，凝涩则青黑。这些尽管变化不十分明显，要细心观察，才能发现和领会，但都是客色。主色和客色都是生理现象。此外，如饮酒、运动、七情等一时的影响，或因职业、工作关系少见阳光，或久经日晒，以及风土、种族而有所变化，也不是病色，而是常色。

病色是指人体在疾病状态时的面部色泽，可以认为除上述常色之外，其他一切反常的色泽都属病色。尽管都属青、赤、黄、白、黑，但如"青如草兹，赤如衃血，黄如枳实，白如枯骨，黑如炲"等，都是主死的恶色。病色的出现，不论何色，或晦暗枯槁，或鲜明暴露，或虽明润含蓄，但不应时应位，或以某色独见，皆为病色。

青色：面色出现青色或青紫色，医学上称发绀，这种现象往往在口唇、鼻尖或耳垂部位明显，主要说明机体缺氧，多见于心与肺脏的病变。中医认为青色主寒证、痛证、瘀血和惊风。妇女面青，必肝强脾弱，少食多怒，或月经不调。面青颊赤，为寒热往来之少阳病；面青耳赤，多为肝火；青赤而晦暗，多为郁火；脾病见青色，多属难治。

赤色：皮肤变赤，称为红斑，出现红斑，多见于丹毒、传染性红斑、猩红热、红斑狼疮、血管瘤等。中医认为赤色主热证，赤甚属实热，微赤为虚热。满面通红，多为阳盛之外感发热，或脏腑实热；若两颧潮红娇嫩，则属阴虚火旺的虚热证。若久病重病患者，面色苍白，却时而泛红如化妆，嫩红带白，游移不定，多为虚阳浮越之"戴阳证"，此属真寒假热之危重证候。肺病见赤色，多属难治。

黄色：当肉眼就能发现脸面及眼巩膜变黄时，医学上称之为黄疸，皮肤变黄的主要原因是皮肤及巩膜里血浆胆红素含量高于 1.5～2.0mg/100ml 血清（正常人为 0.1～1.0mg/100ml 血清）。最常见的是黄疸型病毒性肝炎，其次，当血液中的红细胞破坏而发生溶血时，有严重心脏病、胰腺癌，或服用保泰松，对氨基水杨酸等可造成肝脏损害出现黄疸。但见到皮肤发黄，首先还是要想到肝胆系统的毛病或能引起肝胆系统病变的其他一些原因。中医认为黄色乃脾虚湿蕴之征象，脾失健运，则水湿内停，气血不充，故面色发黄。如面色淡黄，枯槁无光，称"萎黄"，常见于脾胃气虚，气血不足。面黄虚浮，称为"黄胖"，多是脾气虚衰，湿邪内阻所致。黄而鲜明如橘子色者属"阳黄"，为湿热熏蒸之故。黄而晦暗如烟熏者，属"阴黄"，为寒湿郁阻之故。黄而枯瘦为胃病虚热，黄而色淡为胃病虚寒。小儿面黄肿或青黄或乍黄乍白，腹大青筋，为疳积。

白色：面部失去血色，没有正常的红润而出现黄白色，医学上叫作苍白。苍白除在面部可看到外，也可表现在口唇、眼睑、指甲上，它是由各种原因造成的贫血的主要特征。皮肤本身色素脱失也可以有白色改变，这种白色改变多为局限于某一部位，呈圆形，不规则形、片状、点状，不比全身性疾病引起整个皮肤呈苍白。如白癜风患者，多出现片状或点状白斑，就是皮肤的黑色素缺乏所致。中医认为，白色为气血不荣之候，多为虚证、寒证，脱血或夺气。白虚浮或苍白，或晦滞，多为阳虚。突然苍白，伴冷汗淋漓，多为阳气暴脱。淡白或白，多为气虚。白而无华，或黄白如鸡皮者，为血虚或夺血。肝病见白色为难治之病。

黑色：皮肤黑色素增加时皮肤即可变黑，如果全身皮肤发黑，主要是慢性肾上腺皮质功能减退造成的，称为阿狄森氏病，不太多见。一般以面部变黑色者多见，主要有表现局限性黑色素斑片的黄褐斑，多见于妇女妊娠期或内分泌失调时，还有散发成点状的色素沉着雀斑，以及黑变病等，在慢性肝炎，肝硬化及肝癌的晚期，在无黄疸的情况下，脸色常呈晦暗的棕黑色，称为肝病面容。长期与沥青、煤焦油或石油产品接触者，在面部、颈部等暴露部位出现网状、片状或弥漫性黑色素沉着，称为焦油黑变病。中医认为黑色主肾虚、寒证、痛证、水饮和瘀血。颧与颜黑为肾病，面黑而干焦，多为肾精久耗，虚火灼阴。黑而浅淡者，为肾病水寒。凡黑而暗淡者，不论病之新久，总属阳气不振。眼眶周围发黑，是肾虚或有水饮，或为寒湿下注之带下

当代中医皮肤科临床家丛书（第三辑）

刘巧

病。面色黧黑而肌肤甲错，属瘀血。心病而额见黑色为逆证，预后不好。皮肤黄中显黑，黑而晦暗，称"黑疸"，多从黄疸转变而来，因为多由色欲伤肾而致，所以又称"女劳疸"。

刘巧教授尤其重视皮肤与内脏的相互关系，他认为皮肤既能保护机体，又可以将人们的健康变化状况迅速地反映出来，所以把皮肤比做人体健康的镜子，一点不错。

很多皮肤病都可以影响内脏功能。如：长期患银屑病、慢性湿疹、神经性皮炎和脱发的患者由于精神抑郁，思想紧张烦恼常可产生肝气不舒、心神失养、脾伤失运等一系列脏腑功能变化，阴阳气血失调的病变。还有一些系统性红斑狼疮、天疱疮患者，开始病发于皮肤，然后很快引起肾脏损害，还会造成心血管系统、呼吸系统、消化系统、神经系统等多系统的损害。

反之，内脏情况的变化也可以很快就从皮肤上表现出来。一个营养不良的人，肤色一定苍白无华。肝胆系统疾病的患者，皮肤常出现黄疸或面部出现黄褐斑。肠道有多发性息肉的患者在唇部常有色素斑点。内分泌失调的人常出现黄褐斑。肝硬化病人面部、胸部常有蜘蛛痣。肠道寄生虫、消化不良及便秘的人常易出现荨麻疹等过敏反应。

中医美容的主要理论基础就是藏象学说，藏象学说认为皮肤与五脏通过经络、气血津液等紧密地联系在一起，内脏功能的盛衰直接关系到面容的荣枯。

五脏是心、肺、脾、肝、肾的合称，其中心脏的生理功能起着主宰的作用。

心为神之居，血之主，脉之宗，在五行中属火，起着主宰生命活动的作用，被中医称为"君主之官"。全身的血都在脉中运行，依赖于心脏的搏动而输送到全身，内至脏腑，外达皮肉筋骨，如环无端，运行不息，发挥其濡养肌肤毛发和脏器的作用，面部的血脉分布极为丰富，心之"其华在面"，也就是说，心的生理功能是否正常，可以通过面部的色泽变化显露出来，如果心气旺盛，血脉充盈，则面部皮肤红润而有光泽；心气不足，则可见面色㿠白、晦滞；血虚则面色无华、毛发干枯、肌肤干燥、肢体麻木；血瘀则面色青紫；心血失之过多，则面色苍白如白纸。

同时，中医强调美容中的"神"，神是指整个人体生命活动的外在表现，如整个人体的形象以及面色、眼神、言语、应答、肢体活动、姿态等，无不包括在神的范围，中医美容除重视肤色美外，更强调的就是神，而神就是由心所主，所以心脏功能的好坏，直接影响到人的精神状态，对美容健美很关键。

肺为华盖，肺主气，司呼吸，主宣发肃降，通调水道，朝百脉而主治节，以辅助心脏调节气血的运行，肺上通喉咙，外合皮毛，开窍于鼻。

皮毛即是皮肤、汗腺、毫毛等组织，是一身之表，依赖于卫气和津液的温养和润泽，成为抵御外邪侵袭的屏障。肺与皮肤美容关系十分密切，因为肺主气，具有宣发卫气，输布津液于皮毛等生理功能，《素问·五脏生成篇》云"肺之合皮也，其荣毛也"。

中医学认为卫气和津液是美容不可缺少的两个因素。

卫气由水谷精气所化生，由肺所主，也就是卫气主要是由于肺气的宣发才能发挥作用，卫气能护卫肌表，防御外邪入侵，能温养脏腑、肌肉、皮毛等，能调节控制腠理的开合、汗液的排泄，以维持体温的相对恒定等。因此，面部需要卫气的温煦、充实、滋养，如果肺的生理功能正常，则卫气得以宣发，皮肤致密柔和，皮毛光泽，腠理肥实，抵御外邪侵袭的能力也较强。如果肺气虚，不能宣发卫气，则卫表不固，抵御外邪侵袭的能力就下降，可出现多汗和易于感冒。

津液具有滋润皮毛肌肤，滑利关节，滋润和保护眼、鼻、口等孔窍作用，充养和濡润骨髓、脊髓和脑髓等作用。而津液的这些作用，主要是通过肺对津液的输布和排泄作用来完成的，又称作"通调水道"。肺的宣发作用，将津液输布于全身体表，以发挥津液的营养和滋润作用，津液通过代谢化为汗液而排出体外。所以，肺脏功能正常，则津液得以输布，肌肤得以濡养，而细嫩有光泽，饱满而柔润。如果肺气虚，则津液不能输布，肌肤得不到津液的濡养而萎缩、干燥起皱。正如《黄帝内经》中所说"肺气弗营，则皮毛焦，皮毛焦则津液去，津液去……则皮枯毛折"。即是阐明肺与津液、津液与美容的关系。

脾主运化、升清和统摄血液，脾和胃同属于消化系统的主要脏器，机体的消化运动，主要依赖于脾胃的生理功能，脾开窍于口，其华在唇，在五行属土，主肌肉与四肢。

脾主运化是指脾具有把水谷（饮食物）化为精微，并将精微物质转输到全身的生理功能。精微物质就是指精、气、血、津液等，这些物质依赖于脾胃的消化吸收功能将饮食中的水谷精微化生而成。精、气、血、津液是构成人体的基本物质，是脏腑、经络等组织器官进行生理活动的物质基础，也是

当代中医皮肤科临床家丛书（第三辑）

刘

巧

肌肤濡养的必需物质。只有脾胃运化功能正常，不断地化生和运输精、气、血、津液，才能使脏腑、经络、四肢百骸，以及筋肉皮毛等组织得到充分的营养，而维持正常的生理活动，肌肤才能健美，反之，若脾的运化功能减退，即称作脾失健运，则机体的消化吸收功能即因之而失常，不能化生精、气、血、津液，所谓"气血生化乏源"，那么这些精微物质不足就不能营润肌肤，其人必精神萎靡、面色萎黄，或色如尘垢、枯暗不华。

脾主一身之肌肉，这是由于脾胃为气血生化之源，全身的肌肉，都需要依靠脾胃所运化的水谷精微来营养，才能使肌肉丰满发达，臻于健壮，所以要肌肉健壮饱满发达，必须先要脾胃功能正常。反之，如果脾胃功能失常，肌肉缺乏水谷营养物质的滋养，必致肌肉瘦削，软弱无力，甚至萎弱不用，皮肤过早出现皱纹，颜面晦暗，表面粗糙松弛没有弹性。

口唇具有鲜明的魅力，诗人常描写姑娘的口唇像"花瓣"，口唇往往也是美容的主要注意点，唇的颜色往往能反映人的健康状况，中医认为，脾其华在唇，口唇的色泽，与全身的气血是否充盈有关，由于脾为气血生化之源，所以口唇的色泽是否红润，不但是全身气血状况的反映，而且也是脾胃运化水谷精微的功能状态的反映，脾胃功能正常则口唇红润，脾失健运，则口唇苍白干燥。

另外，脾还能运化水湿，脾的运化水湿功能健旺，就能防止水液在体内发生不正常的停滞，也就能防止痰、饮等病理产物，反之脾的运化水湿功能减弱，则水湿停滞而产生痰、饮等病理产物，出现肥胖，水肿等症。

肝主疏泄和藏血，肝开窍于目，主筋，其华在爪。

肝主疏泄是指能调畅全身气机，推动血和津液的运行。肝的疏泄功能是否正常，对于气的升降出入之间的平衡协调，起着调节作用。肝的疏泄功能正常，则气机调畅，气血和调，经络通利，脏腑、皮肤等的活动也就正常和调。人才能心情舒畅，喜笑颜开，青春常在。如肝的疏泄功能异常则气机不畅，气机郁结，人的心情不舒，郁郁不乐，愁眉苦脸，久则过早出现皱纹或者肝失疏泄，肝气逆乱，出现头目胀痛，面红目赤等，全无美容可言。

血的贮藏和疏泄与肝关系密切，肝脏具有贮藏血液和调节血流量的作用，肝脏功能正常则血液供养丰富而面色红润，如果肝脏功能异常，藏血功能失养，则会引起血虚或出血，血虚则不能濡养肌肤，导致面色无华，肌肤干燥或肌肤出血，出现瘀点、瘀斑。血液得不到肝脏的疏泄，还会导致血行的障碍，形成血瘀或面青目黑或面部黄褐斑，面部黑变病等。

妇女的排卵和月经来潮、妊娠变化，男子的排精，均与肝的疏泄功能有关。所以内分泌紊乱引起的影响美容的疾病，中医多从肝治。

人的指甲也是美容的一个热点，指甲美容可以增加手的美感，透明光亮的指甲也可以给形体美增加光彩。中医认为"爪为筋之余"，爪甲乃是筋的延续。肝主筋，其华在爪，肝血的盛衰，可以影响爪甲的荣枯，肝血充足，则爪甲坚韧明亮，红润光泽。若肝血不足，则爪甲软薄，枯而没有光泽，甚至变形脆裂溃脱。

肾为先天之本，藏精，主生长，发育，生殖和水液代谢，肾主骨生髓，外荣于发，开窍于耳和二阴。

藏精，是肾的主要生理功能，精气是构成人体的基本物质，也是人体生长发育及各种功能活动的物质基础。它能化生肾气，温煦五脏使五脏功能正常，气血旺盛，机体的生、长、壮、老、死的自然规律，与肾中精气的盛衰密切相关，皮肤的生长，衰老的关键也主要在于肾气的盛衰。肾精充足，肾气旺盛是五脏功能正常，气血充盈，延年益寿，驻颜华容的根本保证。若先天不足，肾精亏损，肾气不充则五脏不能化生气血，出现面色黧黑未老先衰或出现黄褐斑、雀斑、黑变病等。

肾主水液，对于体内津液的输布和排泄，维持体内津液代谢的平衡，起着极为重要的调节作用。如果肾脏功能失调，肾不主水，则水湿泛滥，壅阻于皮肤，导致肌肤浮肿。

牙齿的美容也与肾有关，"齿为骨之余"，肾主骨，牙齿也由肾中精气所养，牙齿的生长与脱落，与肾中精气的盛衰密切相关。肾中精气充沛，则牙齿坚固秀美而不易枯落，肾中精气不足，则牙齿易于松动，甚至早期脱落。

毛发的生长，全赖于精和血。肾藏精，其华在发，发的生长与脱落、润泽与枯槁，不仅依赖于肾中精气之充养，而且也有赖于血液的濡养，故称"发为血之余"。精血充盈则头发长而有光泽，精血不足则头发枯萎，早脱早白。

总之，皮肤的美容与全身的健康和营养状况有十分密切的关联，五脏功能的正常与否，在延缓容颜衰老，使皮肤健美，头发秀丽等有着至关重要的作用。所以，我们在美容实施过程中，不单只是注意皮肤的改善及化妆的"标"，更重要的是注意保持五脏功能正常、气血津液充盛这个"本"，做到标本兼顾，使人体内外环境保持协调统一，达到真正健康貌美的目的。

当代中医皮肤科临床家丛书（第三辑）

刘

巧

（三）重视护肤品在皮肤科的应用

随着时代发展，人们对待生活质量要求越来越高，护肤、化妆已经成为多数人的生活习惯，医学护肤品也越来越得到皮肤科医生的重视，正确使用好医学护肤品，对皮肤病的防治起到了非常重要的作用。刘巧教授历来就非常重视护肤品在临床的运用，对美容护肤多年的深厚造诣让他受邀参与由李利教授主持的《中国皮肤清洁指南专家共识》，每年"5.25"护肤日周期，刘巧教授都会在全院进行一次美容护肤的专题讲座，还多次不辞辛劳为我院医学美容科顾客、特应性皮炎患儿家属群体进行关于医学护肤品使用的专题讲座，现将几类常见皮肤病护肤品使用的经验总结如下。

1. 干燥性皮肤

如干性皮肤、皮肤瘙痒症、鱼鳞病等，干性皮肤的特点是皮脂分泌少、皮肤干燥、缺少光泽、毛孔细小而不明显、并容易产生细小皱纹、对外界刺激比较敏感、皮肤易生红斑，可分为干性缺水和干性缺油两种。这类皮肤要选择使用性质温和的医用护肤品，要长期使用温和保湿剂改善皮肤干燥的情况，特别干燥的皮肤可适当增加保湿剂使用的次数。

2. 敏感性皮肤

敏感性皮肤是由多种原因共同作用的结果，是皮肤的一种亚健康状态，此类皮肤对外环境的耐受性降低，甚至气温的变化都会激惹皮肤出现不适症状。这类皮肤一般选择具有修复皮肤屏障作用的保湿剂，临床多采用具有舒敏保湿的功效的霜剂或者乳剂长期使用，以达到舒缓皮肤、修复皮肤屏障的功效。

3. 脂溢性皮肤

包括单纯的油性皮肤，还有痤疮、脂溢性皮炎、少数玫瑰痤疮等病人。此类病人一般要求选用控油泡沫洗面奶洁面，并让患者根据皮脂量的多少，调节洗面奶使用量和清洁频率，以皮肤不油腻、不干燥为度。有的患者因过度清洁出现"外油内干"现象或者有的痤疮患者黑头粉刺严重，加强补水保湿护理，可收到不错效果。

4. 色素性皮肤病

包括皮肤色素沉着、黄褐斑等，此类患者除常规的治疗外，日常要严格防晒，医学护肤一般选用含熊果苷、左旋维C的乳剂、霜剂，配合药物、光电的治疗可收到不错的疗效。

5. 日光性皮肤病

海南地处热带地区，紫外线强烈，常导致皮肤光老化，出现多形性日光疹、慢性光化性皮炎等日光性皮肤病。此类患者要注意皮肤的防晒，常规使用防晒霜（SPF 值 30 ＋、PA 值 ＋＋以上），注意 2~3 小时补擦防晒霜已达到防晒的效果。

6. 激光术后皮肤

海南常年紫外线强烈，激光术后患者极易出现皮肤色素沉着情况，激光术后使用胶原面膜、修复肽等医学护肤产品会明显减少术后副反应的发生，能促进患者修复，提高临床疗效。患者术后一周内可每天使用一次医用修复面膜。

刘巧教授认为，医学护肤品在皮肤科运用越来越广泛，对皮肤的正常护理及对皮肤病的辅助治疗都起到重要的作用。刘教授要求弟子们与时俱进，做一个好的皮肤科医师，现在也需要了解医学护肤品的类型、功效，要根据患者的情况选择适当的护肤品，与治疗药物互补互用，以达到更优的治疗效果。

（四）关于中医美容的几个问题

刘巧教授涉入中医美容领域数十年，多年的研究让他对中医美容有深刻的理解，现整理出其近年来关于中医美容几个问题的见解。

其一、关于美容处方的君臣佐使

刘巧教授以《外台秘要》中关于美容方面的名方为例，对处方的君、臣、佐、使之间的关系进行了解析。

1. 什么是君臣佐使

《素问·至真要大论》："主病之谓君，佐君之谓臣，应臣之谓使。"

君药：是针对主病或主症起主要作用的药物，其药力居方中之首，用量较大，在一方剂中，君药是首要的，是不可缺少的药物。臣药：有两种意义，一是辅助君药加强治疗主病或主证的药物，二是针对兼病或兼症起治疗作用的药物，它的药力小于君药。佐药：有三种意义，一是佐助药，即协助君、臣药以加强治疗作用，或直接治疗次要的兼证；二是佐制药，即用以消除或减缓君、臣药的毒性与烈性；三是反佐药，即根据病情需要，用与君药性味相反而又能在治疗中起相成作用的药物。佐药的药力小于臣药，一般用量较轻。使药：有二种意义，一是引经药，即能引方中诸药以达病所的药物；二是调和药，即具有调和诸药作用的药物。使药的药力较小，用量亦轻。

2.《外台秘要》美容方药的特色

依据宋本《外台》，《外台秘要方》卷三十二为："面部面脂药头膏发鬓衣香澡豆等三十四门"。有面部美容方 97 首，美眉发方 87 首，澡豆方 9 首，口脂方 3 首，美手方 3 首，香体熏衣方 10 首，另有其他美容制剂方法 11 首。其他各卷方药主治和用法中与三十二卷中所涉美容内容有关，并确有美容治疗和美容保健作用的方药有 34 首，其中美发方 9 首，香体方 4 首，美手方 7 首，去除面斑方 11 首，美容保健方 3 首。原文中指明对头面损容性相关疾病具有美容治疗作用如治疗白癜风（白风）方 14 首，香口方 9 首，香体除臭方 43 首，除疣方 19 首，除瘢痕方 17 首。共得美容方药 356 方，294 种药物。《外台秘要》美容方药特色鲜明。

①重视气血，整体用药。《外台》美容方药方中大量应用理血药、理气药、燥湿药、祛风药，在 356 方涉及的 294 种药物按其出现频率统计，应用较多的药物依次有白芷、白附子、茯苓、川芎、防风、细辛、白术、杏仁、蒿本等，这是《外台》美容方药重视气血思想的体现。

同时《外台》美容方注重整体用药，审因施治，将七情六淫等多种病因与相关病证有机联系起来，使中医美容治疗和美容保健相结合，强调辨证施治，采用内服外用相结合的方法达到美容的效果。

②剂型多样，内容丰富。《外台》美容方药剂型多样，《外台》方中收入内服中药的剂型有丸、散、膏、汤、酒等，外用中药包括面脂、面膜、面膏、口脂、唇脂、洗面药、洗头液、洗手膏、沐药、染发剂等。其中膏剂应用颇具特色，既有用动、植物油和药调成的调膏，又有以水或酒作为溶媒将生药中可溶成分加热、溶出、滤净、去渣。既有加热浓缩的熬膏，又有以动、植物油直接煎熬溶取药物可溶成分的油脂膏、蜡脂膏。还有捣研膏、醋膏、蜜膏等等。这些既丰富了中医美容方药剂型，又为现代中医美容学方药的开发研究提供了参考和思路。

③取药广泛，独特有效。大量应用天然药物如动物药、植物药是《外台》美容方用药特色之一，如猪、牛、羊、鹿、熊、白狗的脂髓、脑、乳、肉以及鸡子白、露蜂房、犀角、鹿角、乌蛇脯、蚌灰、角灰等皆可入药组方。《外台》还用了大量香药，如麝香、零陵香、丁香、青木香、沉香、藿香。还有花药，如《外台》所载澡豆方中有一方共应用木瓜、桃花、樱桃花、白蜀葵花、白莲花、红莲花、梨花、李花、旋覆花、蜀水花计 10 种花药，使其既有

香体功效，又有澡豆的清洁作用。还有以"桃花"酒渍后服用以美白肌肤的方法，也是这一特色的体现。

3. 处方解析举例

①荜豆香澡豆方

配方：荜豆一升，白附子、川芎、芍药、白术、栝楼、商陆根、桃仁（去皮）、冬瓜仁各三两。上九味，捣末，以洗面如常法，此方甚妙。

出处：唐·王焘《外台秘要》引《备急方》

方解：

君药：荜豆，性味甘平无毒，入脾胃经，内服功效和中下气，生津止渴，外用功效《本草纲目》云"研末涂痈肿、痘疮，作澡豆，去野黵，令人面光泽"。《本草品汇精要》言："荜豆，引蔓而生，花开青红色，作荚长寸余，其实有苍白二种，皆如梧桐子大小而圆，四五月熟，南人谓之寒豆，俭年亦可代粮，世人亦取以为酱，近多水浸磨之以乱蒸粉也。"豌豆研末色白质地细腻，富有黏性，在这里作为黏着剂使用，防止方中各种成分相互分离，增加制剂的稳定性和分散性，并可吸附黏着清除污垢，由于它具有较好的润泽肌肤，去黑增白作用，因此是配制澡豆的理想基质，唐朝的许多澡豆方中都用到它。

臣药：芍药，《本草求真》云"赤芍药与白芍药主治略同，但白则有敛阴益营之力，赤则只有散邪行血之意；白则能于土中泻木，赤则能于血中活滞"。这里多用白芍药，白芍药苦、酸、甘、微寒，归肝脾经，内服功能养血调经、平肝止痛、敛阴止汗，外用滋阴润肤，含有挥发油、脂肪油、树脂、糖、淀粉、黏液质、蛋白质和三萜类成分，可加强豌豆面的黏合性与黏着性，此外白芍药具抗菌、抗病毒作用。瓜蒌甘微苦，寒，归肺、胃、大肠经。瓜蒌在古代使用不分皮仁，以整个果实入药用，在张仲景方中，即称栝楼实，至南北朝时期，《雷公炮炙论》说"凡使皮、子、茎、根其效各别"。自此以后，除用全瓜蒌外，用其果皮，名瓜蒌皮；用其种子，名瓜蒌仁。全瓜蒌既能清热化痰、宽胸散结，又能润肠通便；瓜蒌皮则功偏清肺化痰、利气宽胸。而瓜蒌仁则功偏润肺化痰、润燥滑肠。瓜蒌仁富含油脂、甾醇、三萜及其苷，脂肪油含量为26%，外用清除污垢，滋润肌肤。《名医别录》"悦泽人面"。《日华子本草》谓之能治"手面皱"。

佐药：商陆内服有泻下利水、消肿散结作用，外用消肿散结解毒，商陆含有丰富的粉性物质，具有较高黏性，增强荜豆的去污功效，此外，商陆尚有抗菌杀虫作用。桃仁内服活血祛瘀、润肠通便、消痈排脓。桃仁甘润多脂，富有营养，外用滋润皮肤，斑晕不生。唐《食疗本草》载"每夜嚼一枚和蜜涂手良"。元《用药法象》"除皮肤血热瘙痒……行皮肤凝滞之血"。

冬瓜仁内服清热化痰、排脓消痈，主要成分为脂肪油，可作溶剂以溶解清除污垢中的油性成分，外用润肤增白，《神农本草经》"令人悦泽好颜色"，《日华子本草》"去皮肤风及黑皯，润肌肤"。川芎内服活血行气、祛风止痛，外用散风、活血、消肿、止痛，其对金黄色葡萄球菌有抗菌作用。白术内服补气健脾、燥湿利水、止汗，外用益气化湿，赋香之用。

使药：白附子为引经药，引药合面。明《本草经疏》"辛温善散，故能主面上病而行药势也。"

诸药合方应用，共奏清污去垢、滋养皮肤之功。

②常敷面脂方

疗人面无光润，黑皮皱。细辛、葳蕤、黄芪、白附子、薯蓣、辛夷、川芎、白芷各一分，瓜蒌、木兰皮各二分，猪脂二升，炼成。上十一味，切，以绵裹，用少酒渍一宿，纳脂膏，煎之七上七下，别出一斤，白芷煎色黄药成，去滓，搅凝。以敷面，任用之。亦主金疮止血，良。

方解：本方组织合理，用药适度，不仅可以用来美容，而且还能治疗外伤出血，独具匠心，不可多得。

方中以善于补气的黄芪与薯蓣相配，黄芪补气升阳，益卫固表，托疮生肌，合薯蓣补气生津；善于补阴的葳蕤与猪脂相配，葳蕤甘润可生津，养阴润燥，猪脂甘凉，补阴虚润燥解毒；善于润泽肌肤的瓜蒌与白芷相配，瓜蒌清除污垢，滋润肌肤，白芷润泽颜色；善于祛风的细辛与白附子相配，细辛祛风散寒通窍，善祛外风，白附子祛风止痉，解毒散结，善祛内风；善于治疗面疾的木兰皮与辛夷、川芎相配，木兰皮，《本经》"主身有大热在皮肤中，去面热赤疱酒渣，恶风癫疾，阴下痒湿，明耳目"，辛夷发散风寒，宣通鼻窍，川芎上行面部散风、活血、消肿、止痛。汇集补气、养阴、润肌、祛风、活血的药物于一方，协同发挥作用，可以提高疗效。

本方不但可以使脸面光泽起来，而且还能使皮肤变白，皱纹消除，是一种比较理想的美容护肤之品。

本方也收入《普济方》，猪脂用量作三分，可供参考。

③蔓荆子膏

疗头风白屑，痒，发落，生发主头肿旋闷。蔓荆子一升，生附子三十枚，羊踯躅花四两，葶苈子四两，零陵香二两，莲子草一握。上六味，切，以绵裹，用油二升，渍七日，每梳头常用之，若发稀及秃处，即以铁精一两，以此膏油于瓷器中研之，摩秃处，其发即生也。

功效：去屑、止痒、生发。

出处：《外台秘要》

方解：本方原出《广济方》，《太平圣惠方》在引用时的剂量为蔓荆子、附子各半斤，羊踯躅、葶苈子、莲子草各四两，零陵香二两，并标明葶苈子用甜的，油用麻油，加入的铁精作二两，可供参考。

君药：蔓荆子，其辛、苦、微寒，归膀胱、肝、胃经，内服疏散风热、清利头目，外用具有良好的"治贼风，长髭发"作用，它既能祛风止痒、润燥除屑，又能生发乌发；现代药理研究本品含有挥发油，主要成分为茨酸、蒎烯，并含蔓荆子黄素、脂肪油、生物碱和维生素 A。蔓荆子黄素有抗菌、抗病毒作用。

臣药：莲子草即墨旱莲，其甘、酸、寒，归肝肾经，能滋补肝肾、凉血止血、祛湿止痒、生毛发，治须发早白；《本草经疏》"鳢肠善凉血，须发白者，血热也，齿不固者，肾虚有热也；凉血益血，则须发变黑，而齿亦因之固矣。故古今变白之草，当以兹为胜。"

佐药：生附子、羊踯躅与葶苈子祛风胜湿的力量很强，生附子内服回阳救逆、助阳补火、散寒止痛，外用取其通血脉、搜风寒、胜湿、止痛，羊踯躅辛温有毒，祛风、除湿、定痛，葶苈子内服泻肺平喘、行水消肿，外用祛风胜湿，三药均能够治疗因风所致的头痒白屑，以及发落不生；铁精为炼铁炉中的灰烬，具有治疗头发稀疏及脱落的作用，所以加用以生发固发。

使药：零陵香（熏草）能使药物芳香，尤其适宜作头油，所以《本草衍义》指出"妇人浸油饰头，香无以加"。至于麻油的作用，可以润燥去风、生发黑发。

本方的制法，只要将药物捣碎或切碎，用棉布或纱布包起来，直接浸入麻油中就行。如加用铁精，宜用陶瓷研钵，调入药油研细研匀，然后涂在脱发的地方，用力摩擦，一定要使它透入皮肤，才会有显著的功效。

其二、关于中草药化妆品的理论问题

1. 中草药化妆品的概念

概括起来有四个层次的意思：一是纯由中草药和天然物制成；二是在化学合成物质中添加了中草药或中草药有效成分；三是具备现代化妆品的使用

刘巧

品质；四是研制遵循的是中医药理论。中草药化妆品是在中医药理论的基础上研制出来的，突出个性化的应用原则，而且必须符合化妆品使用品质的才是真正意义上的中草药化妆品。中草药化妆品的组分应该全部是中草药或中草药添加其他的天然物，像中国传统化妆品一样，才能保持中草药化妆品的纯天然特色。真正意义上理想的中草药化妆品应该由天然物组成，具备现代化妆品的外观和使用品质是中草药化妆品追求的最高境界。中草药化妆品可归纳为天然化妆品，但不等于天然化妆品，因为中草药是中医药理论指导下应用的物品。中草药化妆品传递的信息不仅是绿色天然，还体现中草药化妆品以中医药理论为指导思想的研制特点，也体现了中草药化妆品对人体机能的整体性和功效性特点。

2. 中草药化妆品的特点

①历史悠久、品种齐全、剂型多样、作用温和、刺激性小、安全性高、市场追崇。现代化妆品的剂型都可从古代中草药化妆品中找到原型，而古代中草药化妆品的某些剂型和用法，却未见于现代化妆品中。如膏贴剂型，在日化类的化妆品柜台中根本没有。

②以中医理论为指导

a. 整体观的体现

中医认为人体局部的、体表的病变与人体全身内脏阴阳气血失调相关，因而内外用药着眼于内脏。《理瀹骈文》有"外治之理即内治之理，外治之药即内治之药，所异者治耳"，这在化妆品的配制上也有所体现。如很多外用乌发方都用补肾药，是基于"肾其华在发"的理论，而现代化妆品无此概念，各种功能性化妆品或药物化妆品，都只针对改善皮肤局部机能而设。

b. 辨证论治思想的体现

辨证论治是中医的一大特色，在中药化妆品的配制和使用中同样有所体现。各类化妆品一般以脏腑辨证、病因辨证、气血津液辨证为指导。如隋·巢元方《诸病源候论》指出"面生黑斑是皮肤受风邪所致"，故历代祛斑增白的化妆品多加配白芷、防风等中药，体现病因辨证特点。《千金方》中"润脾膏"治"唇干枯"体现脏腑辨证特点。面色晦暗多与气血津液失调有关，则在诸多悦色的面脂配方中，均添有茯苓、桃仁、川芎等益气养血活血之品，体现了气血津液辨证的特点。

c. 药性理论的体现

中药具有自己明显的特点，其形色气味、升降浮沉，是中医几千年来解释药性的依据，并受阴阳五行学说的支配，形成特有的理论体系。中药化妆品的配制是在中医药理论的指导下进行的。如痤疮，由肺胃蕴热而致，针对痤疮皮肤的功能性化妆品就不宜用热性药，应以寒性药为主。

d. 君臣佐使配伍的体现

历代流传下来的数千美容方剂多为复方，依照君臣佐使的原则配伍组成。诸多药物通过合理的配伍之后，发挥相辅相成或相反相成的综合作用，使化妆品的功能性得到充分保证，或作用于人体起到多方面的作用，或就某一目的，通过多途径达到，以加强疗效。如针对痤疮的复方，有的药物凉血，有的药物清肺热、祛风，有的药物除湿，以多制胜，通过对发病各个环节的控制来达到最佳疗效；或药物与药物之间相互协同，起增效作用，使全方更好地发挥效用。这些是单方所不能比的。

复方配伍不仅加强了中草药化妆品的功能性，还使中草药化妆品具有一专多能的特性。故历代化妆品除具有美化外表的作用外，大多还同时具有祛邪防病、滋养补益等作用。如祛斑增白面脂多配有祛风药，皮肤有疾，这些药物可起到治疗作用，皮肤无疾，这些药可起到预防作用。洁齿白牙的化妆品方中很多都配有补肾药，故此类药方除有洁齿白牙外，还同时具有固齿、乌须发的作用。中草药化妆品的一专多能特性，使其适应面广，更具使用价值。

③强调对机体的功能性

中医药的介入使中药化妆品具有明显的功能性，调整人体机能。中草药化妆品除妆饰容颜外，还可以用于治疗其他病证。如胭脂，是典型的美容化妆品，但在古代，胭脂是用中药红花等汁凝作而成，《本草纲目》草部载有燕脂（胭脂）一药："气味甘平、无毒、活血、调脂、饰女面。"说明了中草药化妆品的功能性。现代科技手段对中草药化妆品的功能进行了研究，如当归美白皮肤作用是通过抑制酪氨酸酶活性，人参延缓皮肤衰老，防止皱纹产生是它能清除氧自由基且对皮肤细胞的再生有激活作用，又具有延长细胞寿命的功能。

④中草药化妆品具有天然性

中草药化妆品所使用的中草药是天然的植物、动物、矿物。天然物相对化合物对人体副作用小且天然中草药是不断被实践验证和筛选的，故安全性相对高一些，且大部分天然中草药含有独特功能和生物活性的化合物，用于化妆品中具缓和的疗效性或营养性。大多数天然活性物结构复杂，立体构型专一，人工目前无法合成或无合成价值，仍须依靠自然界供给，而中草药资源丰富，又在上下几千年中积累了许多药效记录，所以可最大限度、最便利地满足化妆品研制的需求。

3. 中草药化妆品中医理论商榷

① "外治之理即内治之理，外治之药即内治之药，所异者法耳"理论质疑。

清代吴师机《理瀹骈文》的问世，标志着中药外治这一分支学科体系的建立和外治理论基础的形成。其提出："外治之理即内治之理"的中医外治理论。他认为：外治与内治一样，均是以中医基础理论为指导，明阴阳五行，识脏腑经络，辨寒热虚实，分标本缓急等，二者并无实质区别。这种理论曾被多本中医外科书引用，甚至全国中医高等中医药院校教材《中医外科学》也引用作为指导中药外用。但近年有人提出了这种理论将药物外用带入了误区，使人们在没有规范的外用药指导下，出现了外用中草药随意组方，随意确定功效，随意解释作用的现象，尤其在中医美容方面，便出现了某某方配制的化妆品有补益肝肾或健脾利湿的作用等可笑的说法。

刘巧教授认为，外治之理并非都是内治之理，外治之药并非都是内治之药，具体可从下面几个方面体现出来：

a. 中草药内外应用功效不同

中草药是我国古代劳动人民长期的生活实践中总结出来的，中药的性能主要有性味、归经、有毒无毒、升降浮沉等。这些药物特性及规律都与脏腑经络密切相关，是古人在药物以内服为主的基础上总结出来的，不是在药物外用基础上总结出来的，药物内服的特性和用药规律不可以照搬到药物外用当中。有些"外治之药"虽然包括在"内治之药"中，但是其作用在"外治"中已有很大的改变，甚至完全不同。例如：姜黄用于"内治"有活血止痛的作用，用于"外治"则有消白斑的作用；白附子用于"内治"有化痰散结的作用，用于"外治"则有退黑斑的作用等。

b. 内服药与外用药吸收途径不同

药食同源，药物食入后，与食物一样是经过脏腑或三焦的代谢吸收而后发挥药效的。《灵枢》"六腑者所以化水谷而行津液者也"《素问·经络别论》"饮食入胃，游溢精气，上输于脾，脾气散精，上归于肺，通调水道，下输膀胱，水精四布，五经并行"。即药物内服也是经过相同的代谢过程，最终有效成分被吸收而表现出相应的药物功效，无效成分被分清泌浊后排出体外。而外用药则包括皮肤局部用药、腧穴用药、鼻腔用药、眼部吸收、口腔吸收、肺部吸收等。药物发挥作用不经过上述一系列体内代谢过程。

c. 中草药化妆品功能的实现机制

中草药化妆品通过涂抹、喷洒机体表面或通过呼吸进入人体内，化妆品中有效成分透过皮肤直接吸收进入经脉血络或通过呼吸器官吸入而发挥其功能。外用的局部机制可能是现在外用中药中最好解释的部分，中草药外用在很大程度上是在局部应用，局部发挥疗效。中草药的一些成分可在局部大量的聚集，这是其产生疗效的基础，但缺少相应的现代佐证，有必要加强对局部疗效外用中草药作用的研究，这方面最易得到结果。也是中西医结合研究的最好切入点。

②中草药化妆品外用机制存在的问题

a. 中药成分的透皮吸收途径还有障碍。目前我国研究机构对中药成分的经皮给药系统以及载药途径的研究成果还处在初级水平。由于中药成分复杂，含量较低，中药复方则更为复杂，且不少中药成分分子量较大，单纯从透皮吸收来阐述中药外用的机制难度较大，也不符合临床应用的事实。虽然穴位刺激、经络传感在一定程度上能从中医理论解释中草药外用的特点，但缺少相应的西医学基础实验的证实和现代理论的基础，距国际共识还有漫长的道路。

b. 对外用中草药治疗整体病变机制研究的西医学基础普遍不足。

c. 中草药外用治疗局部病变虽多数能给以一些阐述，但单纯从成分作用特点多不能很好解释中草药好的临床疗效，如很多常见的外用抗感染药物，单纯从抑菌角度来阐述有很多问题解释不清，有些传统的中草药外用制剂，其本身就没有外用杀菌的概念，但能用于创伤性感染。癣病抑菌很强的药物外用也不一定效果会有多好，但抑菌作用很弱的中草药确有不错的临床疗效，说明在抑菌之外还应有其他的机制，但目前缺少相应的论述。

③中草药化妆品至今无独立的理论体系

现有外用药的作用多是前人在用药过程中总结出来的，但数量有限，2000年版《药典》中载药650种，其中仅标出可供外用的有9种，即可内服又可外用的124种，其中只有硫黄、白矾、轻粉3种中药明确标有内服和外用功效，内服和外用的功效差异较大，如硫黄外用解毒杀虫疗疮，内服补火助阳；白矾外用解毒杀虫、燥湿止痒，内服止血止泻、祛风祛痰，其他《药典》中记载可外用的中药或没记载也曾外用的，功效就只有引用内服时的功效。多数药无外用方面的实践和研究，如外用后的寒热性、吸收后的归经、吸收后的药效、毒性等都没有较详细的理论体系。这些都是前人没有总结而值得今人去探讨的内容。

④中草药化妆品可开发的功效

a. 滋润作用：具有此类作用的中草药多为补益药，多含有蛋白质和多种氨基酸、脂类、多糖类、维生素类、微量元素等。如人参。

b. 保护作用：有含脂类、蜡类物质，可被覆于皮肤或黏膜表面而起保护其表面的作用，如豚脂、羊脂等；有的具抗菌、消炎、抗敏作用而对皮肤病有防治作用，从而保护皮肤，如黄芩等；有的具防晒作用而保护皮肤免受紫外线的侵扰，如薏苡仁。

c. 抑菌作用：多为祛风、清热解毒药。如黄芩为清热燥湿药，现代药理研究，黄芩具抗炎、抗变态反应的作用；有较广的抗菌谱，煎剂对金黄色葡萄球菌、多种皮肤真菌有抑制作用；有抗氧化作用，显著抑制过氧化脂质的生成。故黄芩是很好的功能性化妆品的添加剂。

d. 美白作用：多为祛风、除湿药及补益脾肾、活血化瘀药。这些药物往往含有一些抑制酪氨酸酶活性、减少色素生成的化合物，因而能祛斑增白。如当归。

e. 生发乌发作用：多为解表药，其次为清热药、补益药和活血药。如人参。还有活血化瘀的川芎，其提取物能扩张头部毛细血管，促进血液循环，增加头发营养，可使头发润滑光泽，还可提高头发的抗拉强度和延伸性，保持头发弹性，不易被拉断，并能延缓白发生长。它的抑菌作用则可防治某些头皮和毛发疾患，也可起到防脱屑与防脱发的作用。

f. 防腐抗氧化作用：许多中草药具有防腐和抗氧化作用。虽然化学合成的防腐抗氧化剂很多，效果也很好，但因易导致过敏等原因而在化妆品领域的应用受到较多限制。所以中草药防腐抗氧化剂相对具有优势。如芍药根含芍药甙、苯甲酸等，芍药甙具扩张血管的作用，有较广的抗菌谱及消炎作用；苯甲酸具抗菌、抗氧化作用。所以芍药用于化妆品中既是较好的防腐抗氧化剂，又因其活血化瘀而对面部色斑有一定治疗作用，具美白功效。

g. 赋香除臭作用：所有化妆品都具有优雅宜人的香气，是通过在配制时加入一定数量的香精所赋予的。香精由各种香料调配混合而成。香精分人工合成和天然二种，中草药香精为天然，很少有化学合成品香精的各种不良反应（如较易过敏），本身很多成分互相调和，互相制约，而达到无毒、无害或兼营养、治疗作用。天然香料分动物性香料和植物性香料。动物性香料主要有麝香、龙涎香。植物性香料的品种则较多，如玫瑰花、丁香、广藿香、肉桂、松叶、檀香木、樟脑、石菖蒲、木香、安息香、乳香、薄荷等。

h. 调色作用：化妆品中的色素应该是安全无毒、无副作用的，如口红色素还应符合食品卫生标准，故中草药是理想的色素原料。合成色素原料中很多含重金属汞、铅等毒性较大的成分。煤焦油类合成色素则往往对皮肤刺激较大，所以，应用天然色素，尤其是中药色素，是化妆品色素的发展方向。中草药色素的另一优势是它还兼具营养、治疗等作用。如姜黄，所含姜黄素可赋予化妆品黄色，又有很强的抗菌作用和明显的抗炎作用。

总之，在世界化妆品"重返大自然"的趋势下，人们迫切希望有一种对人体既安全又无毒害，且有一定疗效的化妆品问世。中草药应用于化妆品，符合当今世界化妆品发展的潮流，是一种有着广泛前途和市场需求的新型产品，将传统中医药与现代化化工技术结合，正确地予以开发，科学地加以研究，生产出一系列无毒、无害、无副作用，且营养和有疗效的化妆品，使皮肤护理、治疗与日常生活融为一体将是今后化妆品发展的主要方向。

其三、为了确立中医美容体系，今后要进行哪些必要的研究

刘巧教授认为中医美容要形成完整的体系，还任重而道远，中医美容要发展下去还需要大量的基础研究和临床研究工作。

1. 中医美容文献的研究

文献研究工作需要不断发掘和整理，要反复校勘，还需要总结归纳，取其精华去其糟粕，文献研究的意义重大，通过对中医美容古代文献的研究可以充分挖掘中国古代医药典籍能够为中医美容服务的部分，结合现代中医美容发展中的新理论，不断完善和发展中医美容理论，最终为中医美容体系的确定提供理论基础。

2. 与现代科技及西医学相结合的研究

①现代科技（西医学）注入中医美容的重要意义

任何一种科学的发展，必须不断地除旧纳新，医学的发展自不例外，中医药学的发展也是如此，中医美容只有与西医学及现代科技相结合，才可实现多学科的兼容，在确定自我主体前提下，进行传统与现代的渗透与互补，吸收利用现代科学技术成果，发展中医美容。

②理论的结合

保持中医美容理论和临床应用的特征、特色和优势，结合西医学理论有

当代中医皮肤科临床家丛书（第三辑）

刘

巧

益补充部分，实现对传统的超越。

③治疗方法的结合

在实践中不断结合现代科技、西医学的新方法，打破传统中医治疗方法的常规思维。

④药物研究的结合

利用现代的科技手段不断深入挖掘中医学的财富，提炼有效成分，开发中国特色的美容化妆品和美容药品。

3. 中医基本理论在美容中的应用研究

中医美容理论基础植根于中医药学的理论基础，中医美容也需要重视调整患者阴阳调和，需要进行辨证论治，对损容性皮肤病也要审证求因、审因论治，中医药的基础理论：阴阳五行学说、藏象学说、气血津液、经络、病因病机、四诊、八纲、预防、治则都与中医美容有内在联系，因此要重视中医基础理论在美容中的应用研究。

4. 中药美容的剂型研究

①工艺、气味、着色等问题的研究

中药剂型大都为复方制剂，必须是在中医理论指导下某一疗效的合理的药物配伍方式，因此不可能一下在这些长期困扰的问题中取得重大的突破，但是还是需要去研究，一旦取得进展，对中医美容意义重大。

②包装与保质、便携性的研究

这些问题是完全可以得到很好解决的，目前市场很多植物面膜无论从包装、保质还是便携性都做得非常好，中药剂型完全可以借鉴。

③质量控制与标准的建立

5. 其他美容方法的研究

对于药膳、针灸推拿、按摩气功等传统美容方法，要不断进行创新改进，要以更科学的态度进行研究和整理。

三、中西医结合辨治皮肤病思路

中医学和西医学作为两种不同的理论体系，在临床实践及理论研究中都发挥着重要的作用。把中医和西医结合起来，互相取长补短，融会贯通，才能在临床上提高疗效，在理论研究中取得突破性进展，已经成为众多医家的共识。但是，中医和西医通过什么方式进行结合还没有形成完全统一的认识。总结近几十年来各医家的临床经验和研究，现将中西医结合诊治皮肤病的思路探讨如下。

（一）中西医结合辨治皮肤病的关键

目前关于中西医结合辨治皮肤病思路仍处于探索之中，多数学者认为中医辨证和西医辨病相结合是中西医结合诊治皮肤病的关键：西医辨病明确诊断，中医辨证辅助治疗。"辨病"是通过对疾病各方面的详细观察和运用西医学的各种检查手段来诊断疾病的方法，一般有较严格的客观指标，治疗针对性强为特点。"辨证"是中医治疗的前提和依据，"证"是对病变的部位、性质以及发病原因和条件等各方面因素的概括，通过辨证就能够更接近了解疾病的本质，并针对它制定出相应的治法方药。"辨病"和"辨证"相结合是当前中西医结合工作中较为有效的一种形式。

（二）中西医结合辨治皮肤病思路的具体形式

中西医结合辨治皮肤病思路可从以下六个方面着手。

1. 西医辨病明确诊断，中医辨证论治

皮肤科很多疾病，通过其症状特点及现代检查手段，西医"辨病"明确诊断并不困难，但是同一疾病在病程的不同阶段，或患者的个体差异，其临床症状并不完全相同，治法也不相同，这就需要结合中医的辨证施治。即将一种皮肤病按照不同发展阶段，或因人、因时不同分为若干证型，再施以不同治法。例如湿疹，西医明确诊断后，结合中医"辨证"，分型论证。本病多因禀赋不耐，饮食失节，过食腥发动风之品，伤及脾胃，脾失健运，湿热内蕴，加上复感风湿热邪，内外两邪相搏，充于腠理，浸淫肌肤而发病。临床中一般分为风热型、湿热型、脾虚湿蕴型和血虚风燥型，分别予以清热凉血和祛风止痒、健脾利湿和养血润燥为治，则收效较佳。又如寻常型银屑病，首先根据其皮损特点、发病部位、好发季节以及皮肤组织病理检查等先明确诊断，然后辅以中医辨证论治。本病多因感受风寒或风热之邪，郁于肌肤，久则化热生燥，导致肌肤失养所致。结合其临床特点，分为风盛血热和风热血燥二型，各予清热凉血、祛风止痒以及养血润燥、祛风止痒法为治，则收效较佳。由此可见，西医"辨病"结合中医"辨证"是探索中西医结合的一种方法。

2. 中医辨证为主，结合西医辨病治疗

在中医"辨证"基础上，结合西医"辨病"以提高中医辨证疗效的方法，是"辨病"与"辨证"相结合的另一形式。

例如带状疱疹与传染性湿疹样皮炎，二者临床表现均有水疱、潮红、糜烂、渗液等湿热之象，中医治法均以清热利湿为主。如果按照西医"辨病"，二者虽在症状上有相似之处，但病因截然不同，带状疱疹系病毒所致，传染性湿疹样皮炎则属局部感染病灶所致的变态反应所致，若在此"辨病"基础上，在带状疱疹的清热利湿方中加入板蓝根、大青叶等具抗病毒作用的中草药，而在传染性湿疹样皮炎方中添入有消炎杀菌的中草药如紫花地丁、蒲公英等，可显著提高疗效。此种中医辨证为主，结合西医辨病的治疗方法，也较好地体现了"辨病"与"辨证"相结合的优越性。

3. "舍证从病"或"舍病从证"

"证"与"病"是同时存在的，但可根据病情的轻重、矛盾的主次，分别采用"舍证从病"或"舍病从证"的不同方法。

在某些情况下皮肤病病因和诊断明确时，则可采用"舍证从病"的方法。例如HPV感染性疣类皮肤病，其皮损表现为多发扁平或隆起丘疹为主，自觉症状轻微，若按中医辨证，祛风清热或养血柔肝论治，疗效欠佳，若"舍证从病"，针对其病毒性感染的病因，选用具有抗病毒作用的药物来治疗，效果较为满意。

在某些情况下皮肤病病因和诊断暂不明确，或诊断明确而西医尚无有效治疗时，则可采用"舍病从证"的方法。例如下肢皮下结节性皮肤病是一组包括很多种皮肤病的疾病，其病因常不明确，虽经各项检查有时诊断仍难明确，此时可暂舍"辨病"，而从"辨证"，抓住红肿、疼痛的症状特点，予以清热利湿、活血通络，可望收效。

4. "无病从证"和"无证从病"

所谓"无"字是指在临床上，有些疾病往往症状不明显，或症状虽然明显，但由于种种条件限制暂时查不出阳性结果。此时可采用"无病从证"或"无证从病"的方法进行治疗。

例如带状疱疹经治疗后，皮疹往往可以较快消除，但部分患者皮损虽愈，疼痛尚存，严重者甚至影响患者的工作生活，此时若施以"无病从证"法，按中医辨证给予以疏肝理气、活血通络，并配合针刺或磁疗，则收效颇佳。又如疖病，系病原菌侵入毛囊及周围组织而引起的深在化脓性炎症，病情易反复发作，不易痊愈。疖病发作时，经治疗后疖肿虽可迅速消退，但不能防止其复发。因此，患者此时虽无症状，但可通过提高患者免疫力，扶助其正气以避免或减少复发，故在清热解毒的基础上增入扶正之品如黄芪、元参、党参、麦冬、当归等药，可获良效。

5. 辨病与辨证分阶段论治地结合

在疾病发展的不同阶段中，使用相应的药物，或侧重于中医辨证用药，或侧重于西医辨病用药，或中西药同用，以期达到理想的疗效。

例如寻常性天疱疮是一种临床少见，病情严重而预后不良的大疱性皮肤病，在疾病急性发作时，皮肤黏膜可有多数水疱、大疱、糜烂，并伴发烧、畏寒等全身症状时，若单按中医辨证予以清热解毒或凉血清营法治疗，很难控制病情。为防止病情恶化甚至危及生命，应当给予大剂量皮质类固醇激素，并补充抗生素、护胃、补钾、补钙等西药以预防继发感染和减少激素不良反应。待病情基本控制，激素逐渐减量，或加用有激素作用的生地、元参、甘草之类中药以替代激素，待症状大部消退，再给予中药清脾除湿或养阴益气调理。这种分阶段、有重点的灵活施用，是中西医结合中一种较为优良的方法，可相互配合，提高疗效。同样，在系统性红斑狼疮、某些红皮病等皮肤病中都可适当地采用这种辨病与辨证分阶段论治的结合。

6. 病证结合

病证结合，中西医互相渗透，即用西医对因，中医对证，病因病证同时治疗，以提高疗效为出发点。常见病如泛发性湿疹合并感染，针对感染之细菌，选用有效的抗生素，同时针对湿疹之证候群，采用清热解毒利湿之法，较之单纯地使用抗生素或单纯的内服中药，疗效要好。再如系统性红斑狼疮系自身免疫性疾病，由于自身免疫攻击可导致五脏六腑均可受累，病情相当复杂。针对本病所采用的皮质类固醇激素、免疫抑制剂等，对于减轻自身免疫反应和控制炎症等无疑是颇有益处的。针对本病，据其气血盛衰，或气滞血瘀或脾肾阳虚等分型论治，分别选用清热凉血、化斑解毒，或益气养阴、清热解毒，或疏肝清热、活血化瘀，或健脾补肾、温阳利水等治法，选用相应方药，随证加减。实践证明不论本病的任何阶段，中西医结合对本病治疗均可起到良好的疗效，同时可降低西药不良反应的发生。

总之，中西医"病证结合"诊疗皮肤病，既能正确运用现代化诊断方法，获得完整的皮肤病的临床资料，认识皮肤病在形态、机能方面的确切本质；又能应用中医整体观念，辨证论治的思维方法和手段，指导辨证论治与辨病论治相结合进行中西医结合治疗，可明显提高临床疗效，并优于单独中医或单独西医的疗效。

刘巧教授在中西医结合临床应用时常常告诫，中西医结合重在思路，关键是思想，那就是以辨证论治、整体观念和因时、因地、因人制宜，可以中为我用，也可西为我用，不同的情况下，中西医配合、中西医结合、中西医融合，以安全、有效、经济实惠为目的。

如何更好地运用中西医结合诊治皮肤性病，为中西医结合皮肤性病学的可持续发展奠定基础，仍然是值得我们深入探讨和研究的焦点。

第三章　方药心悟

第一节　名方与验方心悟

一、四物消风散

【原方出处】《医宗金鉴》卷七十三

【原方组成】

生地9g	当归6g	荆芥4.5g	防风4.5g
赤芍3g	川芎3g	白鲜皮3g	蝉蜕3g
薄荷3g	独活2g	柴胡2g	

【功效】调荣，滋血，消风。

【主治】赤白游风，滞于血分发赤色者。

【加减后组成】柴胡，黄芩，荆芥，防风，薄荷，蝉蜕，生地黄，川芎，赤芍，当归，刺蒺藜，地肤子，甘草。

【临床应用】慢性湿疹，皮肤瘙痒症，痒疹等。

【方解】"诸痛痒疮皆属于心"，许多瘙痒性皮肤病，病久心血暗耗，血虚生内风，痒自风来。故"治风先治血，血行风自灭"。本方是治疗血虚风燥型皮肤病的祖方，方由四物汤加柴胡、防风、薄荷、蝉蜕、地肤子、刺蒺藜等祛风药物组成，具有养血祛风止痒的作用。方中有柴胡、黄芩、甘草，此三味药是小柴胡汤的主要组成部分，现代研究表明小柴胡汤具有抗过敏的作用。独活偏重于祛风止痛的作用，而本方需要的是发挥散风止痒的作用，故去之。刺蒺藜与地肤子是刘巧教授常用的祛风止痒的药对。刺蒺藜又名白蒺藜，可平肝解郁，祛风止痒。地肤子清热利湿，祛风止痒，用于湿疹及皮肤瘙痒症。

【加减化裁】伴纳呆者可加山药、陈皮，瘙痒剧烈影响睡眠者，加珍珠母、酸枣仁、合欢皮、柏子仁等。

二、皮炎汤

【原方出处】《朱仁康临床经验集》

【原方组成】生地 30g　　丹皮 10g　　赤芍 10g　　知母 10g

生石膏 30g　　银花 10g　　连翘 10g　　竹叶 10g

生甘草 6g

【功效】清营凉血、泄热化毒。

【主治】药物性皮炎，接触性皮炎，植物－日光性皮炎。

【加减后组成】生地，丹皮，赤芍，知母，紫草，槐花，金银花，连翘，竹叶，白茅根，地肤子，刺蒺藜，生甘草 6g。

【临床应用】面部脂溢性皮炎，面部激素依赖性皮炎，接触性皮炎。

【方解】本方中生地、丹皮、赤芍清营、散瘀、化斑；知母、生石膏清肺胃与肌肤之热，泻火除烦而不伤胃气；金银花、连翘辛散表邪，清热解毒而不伤阴；竹叶清透散热、除烦热利尿；生甘草解毒和中。综观全方，取其白虎化斑之意，类清温败毒之功，具有清营凉血、泄热化毒，化斑保津之用。本方由两大部分组成，一组为清血分的药物，包括生地黄、丹皮、赤芍，这是清热凉血的祖方犀角地黄汤去犀角后的主要药物，是后世治疗血热证的基本方，刘巧教授为加强清热凉血作用，常常加用紫草、槐花等凉血药物。另一组是清气分的药物，包括清气分的祖方白虎汤，以及银翘散的主要组成金银花、连翘、竹叶、甘草等。为加强清热作用，加用白茅根，清热凉血止血，利尿。另外常规伍入地肤子与刺蒺藜祛风止痒。

【加减化裁】伴有口干，面部皮肤干燥脱屑等伤阴表现可加用麦冬、玄参等。

三、凉血五花汤

【原方出处】《赵炳南临床经验集》

【原方组成】红花 9～15g　　鸡冠花 9～15g　　凌霄花 9～15g

玫瑰花 9～15g　　野菊花 9～15g

【功效】凉血活血，疏风解毒。

【主治】血热发斑、热毒阻络所致盘状红斑型狼疮初期，玫瑰糠疹，多形性红斑及一切红斑性皮肤病初期，偏于上半身或全身散在分布者。

【加减后组成】凌霄花，玫瑰花，野菊花，生地，丹皮，赤芍，知母，紫草，槐花，金银花，竹叶，地肤子，刺蒺藜，生甘草。

【临床应用】面部脂溢性皮炎，激素依赖性皮炎，接触性皮炎，日光性皮炎等

【方解】方中凌霄花凉血活血泻热为主，玫瑰花、红花理气活血化瘀，鸡冠花疏风活血，野菊花清热解毒、载药上行。因为药味取花，花性轻扬，所以本方以治疗病变在上半身或全身散发者为宜。刘巧教授常常将该方与皮炎汤两方相合，治疗面部脂溢性皮炎、激素依赖性皮炎、接触性皮炎、日光性皮炎等等。考虑到红花偏温，主要用于活血通经止痛等方面，故去红花。本方集大队清热凉血药物，又以花类清热药物为先锋，联合皮炎汤，加强清热凉血作用，加用地肤子、刺蒺藜祛风止痒，针对面部各种红斑灼热瘙痒性皮肤病，屡试屡验。

【加减化裁】热邪较重仍加生石膏，红肿明显，加用白茅根清热利尿消肿。

四、越鞠丸

【原方出处】《丹溪心法·六郁》

【原方组成】香附6g 川芎6g 栀子6g 苍术6g
     神曲6g

【功效】理气解郁，宽中除满。

【主治】胸脘痞闷，腹中胀满，饮食停滞，嗳气吞酸。

【加减后组成】香附，川芎，栀子，苍术，神曲，柴胡，薄荷，当归，白芍，白术，茯苓，甘草。

【临床应用】本方临床主治功能性消化不良，饮酒患者常伴有上腹胀闷，呕吐，嗳气吞酸等。刘巧教授常用本方治疗一些情绪抑郁伴消化不良的黄褐斑患者。

【方解】本方证乃因喜怒无常，忧思过度，或饮食失节，寒温不适所致气血痰火湿食六郁之证。六郁之中以气郁为主，香附疏肝理气，川芎行气活血，栀子清热除烦治火郁，苍术燥湿运脾治湿郁，神曲消食导滞治疗食郁。刘巧教授常将该方合逍遥散治疗肝郁脾虚的黄褐斑。

【加减化裁】睡眠不佳加酸枣仁、珍珠母，腹胀加枳壳、陈皮。

五、五神汤

【原方出处】《辨证录》卷十三

【原方组成】茯苓 30g　　车前子 30g　　金银花 90g　　牛膝 15g
　　　　　　　紫花地丁 30g

【功效】利湿清热。

【主治】多骨痈。《外科真诠》之五神汤主治委中毒，焮痛色赤，溃速，属湿热凝结者。

【加减后组成】茯苓，车前子，金银花，牛膝，紫花地丁，萆薢，黄柏，丹皮，泽泻，薏苡仁，滑石，甘草。

【临床应用】下肢丹毒，下肢湿疹伴感染，足癣伴感染，结节性红斑，结节性血管炎等属湿热蕴结者。

【方解】刘巧教授使用本方一般联合《疡科心得集》的萆薢渗湿汤进行加减化裁。方中萆薢、茯苓、泽泻、车前子、滑石、薏苡仁具有利湿的作用，使湿邪从小便排出，下肢热邪多与湿相挟，反复发作，久久不去，湿与热相合，如油裹面，不易消解，必须两去其邪，双管齐下，故清热必须利湿。如此湿去则热孤，疾病得以消散。黄柏清下焦热，丹皮凉血。下肢热邪蕴久必然化毒，清热必须解毒。故用金银花、紫花地丁、甘草清热解毒。全方共奏清热利湿解毒的之功。

【加减化裁】热毒明显加蒲公英、连翘，大便干结加芦荟。

六、仙方活命饮

【原方出处】《校注妇人良方》卷二十四

【原方组成】白芷 3g　　　贝母　　　　防风　　　　赤芍药
　　　　　　　当归尾　　　甘草节　　　皂角刺(炒)　穿山甲(炙)
　　　　　　　天花粉　　　乳香　　　　没药各6g
　　　　　　　金银花　　　陈皮各9g

【功效】清热解毒，消肿散结，活血止痛。

【主治】治一切疮疡，未成者即散，已成者即溃，又止痛消毒之良剂也。阳证痈疡肿毒初起。红肿焮痛，或身热凛寒，苔薄白或黄，脉数有力。

【加减后组成】浙贝母，皂角刺（炒），穿山甲（炙），金银花，紫花地丁，黄芩，蒲公英，夏枯草，山慈菇，薏苡仁，白茅根，生地黄，丹皮，赤芍，陈皮。

【临床应用】本方为"疮疡之圣药，外科之首方"，适用于阳证而体实的各种疮疡肿毒。临床应用以红肿焮痛，或身热凛寒，苔薄白或黄，脉数有力为辨证要点。刘巧教授主要用于结节囊肿型痤疮、聚合型痤疮等。

【方解】本方具有清热解毒、消肿排脓、化瘀散结的功效。方中金银花、甘草能清热解毒，与白芷、防风相配，通滞散结，热毒外透；贝母、花粉清热化痰散结，消未成之脓；山甲、皂刺通行经络、透脓溃坚，可使脓成即溃，均为佐药。当归、赤芍、乳香、没药、陈皮行气通络、活血散瘀。诸药合用，共奏清热解毒、消肿溃坚、活血止痛之功。对于该方何药为君药，意见不一。清代医家汪昂《医方集解》曰："此足阳明、厥阴药也，金银花散热解毒，痈疽圣药，故以为君。"而历代医家似乎更以赞同山甲、皂刺为君者众。临床实践中我们认为穿山甲应为方中主药。一段时间内穿山甲价格昂贵，为患者经济上原因考虑去掉该药，发现疗效欠佳。穿山甲性味咸凉，炮制后性平，归肝、胃经，具有活血通经下乳、消肿排脓之功效。《本草汇言》云："凡痈疽未溃者，能引之消散；将破能引之出头，已溃能引之行脓。"此药消肿排脓功效不是白芷，桔梗等所能取代的。奈何价格昂贵，限制了临床使用。结节囊肿型痤疮正是具备肿、痛、脓的特点，刘巧教授认为本病热毒偏盛，蕴结不散，习惯在该方基础上去掉较多活血化瘀药物，加用五味消毒饮加强清热解毒的作用。

【加减化裁】结节难消者加夏枯草、山慈菇、鸡内金清热散结，胃胀不适加山药、陈皮等。

七、神应养真丹

【原方出处】《三因极一病证方论》卷三

【原方组成】羌活、天麻、当归、白芍、川芎、熟地（酒蒸捣膏）。《外科正宗》加木瓜、菟丝子各等份为末，为蜜丸如梧桐子大。

【功效】滋肝补肾、活血祛风、养血生发。适用于肝、肾、血虚而有瘀血在内，风邪外袭以致风盛血燥，不能荣养的脱发症。

【主治】斑秃、脂溢性脱发。

【加减后组成】羌活，防风，川芎，当归，白芍，熟地黄，何首乌，菟丝子，枸杞子，鸡血藤，桑椹子，木瓜，甘草。

【临床应用】斑秃、脂溢性脱发，所有病例均伴有不同程度的心烦失眠，性情急躁，大便干结等症状。

【方解】本方出自《三因极一病证方论》。方中当归、川芎、白芍、熟地能养血活血；熟地、木瓜、菟丝子滋养肝肾，天麻、羌活辛苦而温，祛风通络，引药上行巅顶。刘巧教授一般去天麻，因为患者需要长期服用，价格较贵，限制了长时间运用，用防风代替天麻，并加强补肝血药物如枸杞子、鸡血藤、桑椹子等。

【加减化裁】便秘加用柏子仁、芦荟，失眠多梦加合欢皮、龙眼肉、珍珠母等。

八、六味地黄丸

【原方出处】《小儿药证直诀》

【原方组成】熟地黄24g　　山萸肉12g　　牡丹皮9g　　山药12g
　　　　　　茯苓9g　　泽泻9g

【功效】滋阴补肾。

【主治】用于肾阴亏损所致的头晕耳鸣，腰膝酸软，骨蒸潮热，盗汗遗精，消渴。

【加减后组成】生地黄，山萸肉，怀山药，丹皮，茯苓，天花粉，玄参，知母，菟丝子，女贞子，甘草。

【临床应用】肝肾不足型黄褐斑。

【方解】方中重用熟地黄滋阴补肾、填精益髓，为君药。山萸肉补养肝肾，并能涩精；山药补益脾阴，亦能固精，共为臣药。三药相配，滋养肝脾肾，称为"三补"。但熟地黄的用量是山萸肉与山药两味之和，故以补肾阴为主，补其不足以治本。配伍泽泻利湿泄浊，并防熟地黄之滋腻恋邪；牡丹皮清泄相火，并制山萸肉之温涩；茯苓淡渗脾湿，并助山药之健运。三药为"三泻"，渗湿浊、清虚热，平其偏胜以治标，均为佐药。六味合用，三补三泻，其中补药用量重于"泻药"，是以补为主；肝脾肾三阴并补，以补肾阴为主，这是本方的配伍特点。刘巧教授去熟地黄之腻膈，选用生地黄，并加天花粉、玄参、知母、菟丝子、女贞子等，补肝肾而不滋腻，便于黄褐斑患者长期服用。

【加减化裁】睡眠欠佳加酸枣仁、柏子仁、合欢皮，便秘加芦荟、火麻仁，肝郁气滞加香附、郁金、柴胡、白芍等。

九、荆防方

【原方出处】《赵炳南临床经验集》

【原方组成】荆芥穗6g　　防风6g　　僵蚕6g　　金银花12g

牛蒡子9g　　丹皮9g　　紫背浮萍6g　干地黄9g

薄荷4.5　　黄芩9g　　蝉蜕4.5g　　生甘草6g

【功效】疏风解表，清热止痒。

【主治】风热邪气搏于营血所致急性荨麻疹，血管神经性水肿，特应性皮炎，脂溢性皮炎等。

【加减后组成】荆芥，防风，蝉蜕，生地黄，金银花，丹皮，牛蒡子，薄荷，浮萍，白茅根，黄芩，甘草。

【临床应用】风热所致急性荨麻疹，特应性皮炎。

【方解】以荆芥、防风、薄荷、蝉蜕为主药，荆芥驱散气分风邪；防风散骨肉之风；薄荷清轻凉散，解风热之邪，又可疏表透疹解毒；蝉蜕凉散风热，开宣肺窍；牛蒡子疏散风热，解毒透疹；浮萍升散开窍；僵蚕祛风散结；银花、黄芩解毒清肺热；丹皮、生地、白茅根清热凉血；生甘草解毒，调和诸药。

【加减化裁】伴咽痛加板蓝根、大青叶，口干加生地黄、玄参等。

十、全虫方

【原方出处】全虫方是中医外科名家赵炳南教授以大败毒汤为借鉴化裁而来的经验方。

【原方组成】全蝎6g　　　　皂角刺12g　　　猪牙皂角6g

刺蒺藜15～30g　槐花15～30g　　威灵仙12～30g

苦参6g　　　　白鲜皮15g　　　黄柏15g

【功效】息风止痒，除湿解毒。

【主治】慢性湿疹，慢性阴囊湿疹，神经性皮炎，结节性痒疹等慢性顽固瘙痒性皮肤病。

【加减后组成】全蝎，皂角刺，刺蒺藜，槐花，威灵仙，苦参，白鲜皮，黄柏，生地黄，当归，陈皮，赤芍，甘草。

【临床应用】刘巧教授在学习赵炳南老前辈经验方的基础上，结合其提出的皮肤病"毒邪发病学说"，将全虫方加减后多用于因日光毒、热毒、虫毒等

当代中医皮肤科临床家丛书（第三辑）　刘巧

毒邪侵入人体，积聚皮肤腠理，而致气血凝滞，营卫不和，经络阻塞，毒邪久羁，毒气深沉，外发皮肤而成的顽固难愈性皮肤病，如多形性日光疹、顽固性湿疹、结节性痒疹等。

【方解】本方是刘巧教授以赵炳南教授的全虫方合四物汤加减而得。方中全蝎入肝经，既平肝息风，又可搜风通络，《玉楸药解》："穿筋透骨，逐湿除风。"生地黄甘寒质润，入心、肝、肺经，具有清热凉血、养阴生津之效。全蝎与生地黄相配，息风通络攻毒、凉血生血养阴；皂角刺祛风消肿；刺蒺藜祛风止痒；威灵仙祛风湿、通十二经；苦参、白鲜皮、黄柏清热燥湿；当归既能活血消肿，又能补血生肌；赤芍苦寒，清热凉血、散瘀消斑；槐花苦寒，入肝、大肠经，清热泻火；陈皮理气健脾；甘草益气健脾，并调和诸药。

【加减化裁】皮损肥厚，有明显色沉者，加丹参；大便干燥者，加生大黄。

十一、养阴润肤汤

【原方出处】养阴润肤汤是刘巧教授以吴鞠通《温病条辨》中的沙参麦冬汤为借鉴化裁而来的经验方。

【原方组成】沙参9g　　玉竹6g　　生甘草3g　　冬桑叶4.5g
　　　　　　麦冬9g　　生扁豆4.5g　花粉4.5g

【功效】清养肺胃，生津润燥。

【主治】温热、燥热及肺胃阴伤。

【加减后组成】沙参，麦冬，桑白皮，扁豆，生地黄，丹皮，怀山药，陈皮，防风，蝉蜕，刺蒺藜，地肤子，石斛，甘草。

【临床应用】本方养肺胃阴、润燥、祛风除湿。刘巧教授在临床中常以养阴润肤汤加减治疗湿疹久病不愈，湿热毒邪化燥伤阴者。症见病程日久，缠绵不愈，皮肤粗糙肥厚或苔藓样变，瘙痒明显，舌淡，苔白，脉沉细。

【方解】沙参入肺、胃经，养阴清肺，麦冬入心、肺、胃经，可养阴润肺、益胃生津、清心除烦，两药合用有养阴生津兼益气之效；桑白皮性寒入肺经，能降肺气、泻肺火；生地黄、丹皮清热凉血、滋补肝肾之阴；怀山药补益肺脾肾三脏之阴；防风、蝉蜕、刺蒺藜、地肤子合用祛风止痒之力更强；石斛益胃生津、滋阴清热；扁豆、陈皮健脾祛湿；甘草调和诸药。

【加减化裁】瘙痒剧烈影响睡眠者，加珍珠母、酸枣仁；皮肤粗糙肥厚者，加丹参、鸡血藤。

十二、除湿胃苓汤

【原方出处】《医宗金鉴·外科心法要诀》

【原方组成】

苍术9g	厚朴9g	滑石9g	白术9g
猪苓9g	泽泻9g	赤茯苓9g	防风9g
山栀子9g	木通9g	肉桂3g	陈皮3g
甘草3g			

【功效】健脾燥湿，和中利水。

【主治】湿盛型带状疱疹、湿疹、天疱疮等。

【加减后组成】苍术，白术，茯苓，泽泻，白鲜皮，厚朴，猪苓，防风，栀子，甘草。

【临床应用】刘巧教授在临床中常以除湿胃苓汤加减治疗脾湿内蕴型带状疱疹，脾虚湿蕴型湿疹（相当于亚急性湿疹渗液较少者），心火脾湿型天疱疮等。症见皮疹暗淡不红、渗液少而稀薄、食少便溏、舌质淡、苔薄白或腻、脉濡滑。

【方解】苍术辛散苦燥，归脾、胃经，长于祛脾湿；白术能补脾益气，燥湿利水；茯苓甘平，归心、脾、肾经，能健脾补中，用于脾虚诸证；猪苓甘淡渗湿，归肾、膀胱经，用于水湿滞留者；泽泻归肾、膀胱经，善于淡渗利湿；白鲜皮苦寒，清热燥湿，祛风止痒；厚朴枯燥辛散，长于行气燥湿；防风辛温发散，以辛为用，善于祛风；栀子苦寒，清热利湿，凉血解毒，可清泻三焦火邪；甘草调和诸药。

【加减化裁】胃纳不佳者，加藿香、佩兰；胸闷不舒者，加厚朴、枳壳；湿盛渗液多者，加车前子、苦参。

十三、参苓白术散

【原方出处】《太平惠民和剂局方》

【原方组成】

莲子肉9g	薏苡仁9g	缩砂仁6g	桔梗6g
白扁豆12g	白茯苓15g	人参15g	甘草9g
白术15g	山药15g		

【功效】益气健脾，渗湿止泻。

【主治】脾虚夹湿证。

【加减后组成】党参，白术，茯苓，怀山药，薏苡仁，扁豆，砂仁，生地

当代中医皮肤科临床家丛书（第三辑）

刘巧

黄，甘草。

【临床应用】刘巧教授在临床中常以参苓白术散加减治疗脾虚湿热型黄褐斑、大疱性类天疱疮、疱疹样皮炎，气虚风盛型唇炎等。患者多见神疲纳少、脘腹胀闷，或月经量少、带下清稀、舌质淡微胖、苔薄微腻、脉濡细等症状。

【方解】党参甘平，归脾、肺经，能补中气、益肺气、生津养血，《本草从新》："主补中益气、和脾胃。"《本草纲目拾遗》："治肺虚，能益肺气。"白术补气健脾、燥湿利水；茯苓甘补淡渗，用于脾虚诸证；怀山药归脾、肺、肾经，能平补气阴，有益气养阴生津之效；薏苡仁甘淡微寒，健脾益胃；扁豆归脾、胃经，健脾化湿；砂仁化湿行气；生地黄入营分、血分，清热凉血养阴；甘草调和诸药。

【加减化裁】脘腹胀闷者，加苍术、厚朴；月经不调者，加当归、益母草。

十四、龙胆泻肝汤

【原方出处】《医方集解》

【原方组成】
龙胆草 6g	黄芩 9g	栀子 9g	泽泻 9g
木通 6g	当归 3g	生地黄 6g	柴胡 6g
生甘草 6g			

【功效】清肝胆实火，泻下焦湿热。

【主治】肝胆实火上炎及肝胆湿热下注证。

【加减后组成】龙胆草，黄芩，栀子，生地黄，金银花，白鲜皮，板蓝根，地肤子，甘草。

【临床应用】刘巧教授在临床中常以龙胆泻肝汤加减治疗湿热型湿疹（相当于亚急性湿疹渗液较多者），肝胆湿热型及湿毒火盛型带状疱疹等。患者多伴有口苦咽干、烦躁易怒、小便短赤、大便干结、舌质红、苔黄、脉弦数等症状。

【方解】龙胆草苦寒，归肝、胆、膀胱经，清热燥湿，能泻肝胆实火；黄芩善清肺火及上焦实热；栀子苦寒清降，清泻三焦火邪，有凉血解毒，消肿止痛之效；生地黄归心、肝、肺经，清热凉血养阴；金银花、白鲜皮清热解毒祛风；地肤子归膀胱经，清热利湿，止痒；甘草调和诸药。

【加减化裁】发于头面部者，加菊花；发于上肢者，加姜黄；发于下肢者，加川牛膝；继发感染者，加金银花、蒲公英、紫花地丁；大便干者，加生大黄、芦荟；年老体弱者，加黄芪、党参、太子参。

十五、疣贼方

【原方出处】疣贼方是刘巧教授根据中医理论，结合临床经验而拟定的经验方。

【方药组成】木贼，香附，紫草，板蓝根，生地黄，薏苡仁，赤芍，灵磁石（先煎），茵陈。

【功效】清热解毒，调和气血，活血化瘀，平肝潜阳。

【主治】风热毒聚，肝郁血瘀。

【临床应用】本方清热解毒，行气解郁，活血散瘀。适用于外感风热毒邪，兼内有肝郁血瘀的扁平疣。患者常伴有口渴、心烦不安、大便不畅、小便黄等症状。舌质黯红或有瘀斑、苔薄白、脉细数。

【方解】木贼清肝胆、疏风热并有收敛作用，取其草梗蘸药液外用，可使皮疹剥脱，消炎收敛；香附疏肝解郁；紫草凉血活血，解毒消肿，祛除赘疣，在疣体剥脱之后又能收敛，生肌长肉并润肤止痒；板蓝根、茵陈清热解毒；生地黄、赤芍活血化瘀；薏苡仁健脾利湿，对扁平疣有特效，常单味应用；灵磁石平肝软坚。

【加减化裁】咽喉肿痛明显者，加马勃、蒲公英、浙贝母；心烦不安者，加淡竹叶；大便干者，加芦荟；质硬难消者，加三棱、莪术。

十六、痤疮一号方

【原方出处】痤疮一号方是刘巧教授以祁坤《外科大成》中的枇杷清肺散为借鉴化裁的经验方。

【原方组成】枇杷叶 6g　　桑白皮 6g　　黄连 3g　　　黄柏 3g

人参 1g　　甘草 1g

【功效】清肺胃热，益气，凉血解毒。

【主治】肺经血热瘀滞不行而致的肺风酒刺。

【加减后组成】枇杷叶，桑白皮，黄芩，赤芍，栀子，野菊花，金银花，连翘，生地黄，丹皮，鱼腥草，甘草。

【临床应用】本方清肺热，凉血解毒。适用于肺经风热型痤疮，主要症见丘疹色红、颜面潮红，或有脓疱，伴瘙痒、疼痛、大便干、小便黄、舌质红、苔薄黄、脉浮数。

当代中医皮肤科临床家丛书（第三辑）

刘巧

【方解】枇杷叶、桑白皮皆入肺经，两药合用可清降肺气，泻肺热；黄芩苦寒，善清肺火及上焦之实热；赤芍入肝经，能清肝火，有凉血、散瘀消斑之功，生地黄甘寒，清热养阴、生津止渴，丹皮辛寒，善于清透阴分伏热；栀子苦寒清降，可泻三焦火邪，有凉血解毒、消肿止痛之效；野菊花苦、辛，微寒，清热解毒；金银花、连翘均入心、肺二经，金银花可清热解毒、散痈消肿，连翘长于清心火，兼有散结消痈之功，被誉为"疮家圣药"；鱼腥草入肺经，清热解毒、消痈排脓；甘草调和诸药。

【加减化裁】咽干者，加知母；脓疱明显者，加蒲公英、夏枯草；月经不调者，加益母草。

十七、痤疮二号方

【原方出处】痤疮二号方是刘巧教授以《伤寒论》中的茵陈蒿汤为借鉴化裁的经验方。

【原方组成】茵陈18g 栀子9g 大黄6g

【功效】清热，利湿，退黄。

【主治】湿热黄疸。

【加减后组成】金银花，黄芩，野菊花，生地黄，丹皮，茵陈，栀子，夏枯草，陈皮，白茅根，甘草。

【临床应用】本方清热凉血、祛湿解毒。适用于肠胃湿热型痤疮，主要症见丘疹色红，间有结节肿痛、脓疱，伴口干口苦，纳呆腹胀，舌质红，苔黄腻，脉滑数。

【方解】金银花甘寒，清热解毒，可散肺经热邪，清心胃热毒；黄芩苦寒，泻火解毒，清中上焦湿热；野菊花入肺、肝经，清热解毒；生地黄、丹皮清热养阴；茵陈苦寒，清热利湿；栀子苦寒，清泻三焦火邪，清热凉血解毒；夏枯草入肝经，清泻肝火、消散郁结；陈皮理气健脾、行气燥湿；白茅根凉血清热；甘草调和诸药。

【加减化裁】口干口苦，热重于湿者，去茵陈，加知母、白花蛇舌草；纳呆腹胀者，湿重于热者，去野菊花、栀子，加怀山药、茯苓。

十八、痤疮三号方

【原方出处】痤疮三号方是刘巧教授根据痤疮的辨证分型及临床表现拟定的经验方。

【方药组成】天花粉，黄芪，浙贝母，穿山甲，鸡内金，蒲公英，生地黄，赤芍，金银花，陈皮，甘草。

【功效】祛痰化湿，化瘀散结。

【主治】痰湿瘀结型痤疮。相当于结节性痤疮，或萎缩性痤疮，或聚合性痤疮。

【临床应用】本方祛痰散结、破瘀通络、凉血解毒。适用于痰湿瘀结型痤疮，主要症见面部反复发作的脓疱、结节、囊肿，舌质紫暗，苔厚腻，脉弦滑或涩。

【方解】天花粉归肺、胃经，清热解毒、消肿排脓，既能入血分消瘀血，又能清热散结消肿；黄芪甘温，补气托毒、排脓生肌，《珍珠囊》："黄芪甘温纯阳……排脓止痛、活血生血、内托阴疽。"浙贝母苦寒，入肺、心经，清热化痰、开郁散结；穿山甲活血化瘀、破瘀通络；鸡内金甘平，消食健胃、善化有形之邪；蒲公英清热解毒、消痈散结，《本草衍义补遗》："散滞气，化热毒，效恶疮结核疔肿。"生地黄、赤芍清热凉血养阴；金银花清热解毒、疏散风热；陈皮健脾祛湿；甘草调和诸药。

【加减化裁】红肿明显者，加连翘、紫花地丁；腹胀便溏者，加怀山药；小便短赤者，加车前子、茯苓。

十九、慢荨一号方

【原方出处】由《医方类聚》"玉屏风散"加减而来。

【原方组成】防风30g　　　黄芪60g　　　白术60g

【功效】益气固表止汗。

【主治】卫气虚弱，不能固表之证。

【加减后组成】黄芪，白术，防风，蝉蜕，麦冬，生地黄，丹皮，地肤子，金银花，黄芩，白茅根，甘草。

【临床应用】本方祛风固表，清热除湿。适用于肺卫不固兼有风湿热型荨麻疹，主要症见风团色红或淡红、瘙痒明显、口渴心烦、舌质红、苔黄、脉数。也可用于治疗湿疹、特应性皮炎等证属表虚不固且内蕴风湿热邪的皮肤病。

【方解】黄芪甘温，《本草蒙筌》："参芪甘温，俱能补益……但人参惟补元气调中，黄芪兼补卫气实表。"白术健脾益气，加强黄芪益气固表之力；防风走表而祛风邪，蝉蜕加强防风祛风之力；金银花、黄芩、白茅根清热祛湿；

麦冬、生地黄、丹皮既能养血活血，又能制全方温燥之性；地肤子止痒；甘草调和诸药。诸药合用，共奏扶正祛邪之效。

【加减化裁】瘙痒剧烈者，加刺蒺藜、白鲜皮；咽喉肿痛者，加板蓝根、山豆根；月经不调者，加当归、益母草；情绪烦躁者，加柴胡、郁金；脘腹疼痛或纳呆者，加白芍、厚朴、陈皮、怀山药、茯苓。

二十、慢荨二号方

【原方出处】由《医方类聚》"玉屏风散"加减而来。

【原方组成】防风30g　　黄芪60g　　白术60g

【功效】益气固表止汗。

【主治】卫气虚弱，不能固表之证。

【加减后组成】黄芪，防风，白术，乌梅，煅牡蛎，白芍，刺蒺藜，熟地黄，山茱萸，甘草。

【临床应用】本方祛风固表、补气益血。适用于肺卫不固兼有血虚型荨麻疹，主要症见平素体虚或病久，风团色淡或与肤色同，反复发作，发无定时，长年缠绵，劳累后加重，倦怠无力，面色无华，纳呆，舌质淡，苔薄白，脉沉细。也可用于湿疹、特应性皮炎、瘙痒症、慢性皮肤溃疡、褥疮等证属表虚不固、气血两虚的皮肤病。

【方解】黄芪内可大补脾肺之气，外可益卫固表，为君药；合白术健脾益气固表，二者合用，使气旺表实，外邪不侵；防风"气温而浮，治风通用"，合黄芪、白术益卫气而不留邪气，开腠理而不伤表气。虚而生内风，故配伍煅牡蛎平息内风，并和乌梅、白芍收敛营阴，避免外泄；熟地黄滋阴养血，刺蒺藜祛风止痒，山茱萸收敛固涩还有补益作用，甘草调和诸药，全方补中有散，散中有收，共奏祛风固表、补气益血之效。

【加减化裁】夜间皮疹发作甚者，加地骨皮、秦艽；出汗多者，加五味子；瘙痒明显者，加地肤子、白僵蚕；气虚明显者，加人参、山药。

二十一、银屑一号方

【原方出处】由《外台秘要》"犀角地黄汤"加减而来。

【原方组成】犀角30g　　生地黄24g　　芍药9g　　牡丹皮6g

【功效】凉血散瘀，清热解毒。

【主治】血热证（热入血分证）。

【加减后组成】白花蛇舌草，生地黄，丹皮，土茯苓，玄参，麦冬，金银花，黄芩，刺蒺藜，地肤子，白茅根，甘草。

【临床应用】本方清热解毒、凉血活血。适用于血热型银屑病，主要症见皮损鲜红，发展迅速，表面覆盖多层鳞屑，易剥离，点状出血明显，有同形反应，心烦口渴，大便秘结，小便黄赤，舌质红，苔黄或腻，脉弦滑或数。也可用于副银屑病、玫瑰糠疹、多形红斑、剥脱性皮炎、毛发红糠疹、药疹等证属血分热盛者。

【方解】"不清其热则血不宁"，故以微苦、寒之白花蛇舌草解血中之热毒，"不滋其阴则火不熄"，以甘苦寒之生地黄清热凉血、滋阴、退虚热，二者共为君药；土茯苓助白花蛇舌草解毒，丹皮、玄参、麦冬助生地黄滋阴凉血；金银花、黄芩可解气分之热；刺蒺藜、地肤子祛风止痒，甘草调和诸药。此方以苦寒败毒为主，兼以甘寒育阴之法，临床收效甚捷。

【加减化裁】夹风者，加荆芥、防风、全蝎、蜈蚣等；热重者，加白茅根、大青叶；夹湿者，加苦参；咽痛者，夹山豆根、板蓝根等。

二十二、银屑二号方

【原方出处】银屑二号方是根据银屑病的辨证分型及临床表现拟定的经验方。

【方药组成】当归，生地黄，麦冬，玄参，丹参，鸡血藤，紫草，天花粉，甘草。

【功效】养血润燥，化瘀解毒。

【主治】血燥型和血瘀型银屑病，主要症见病程迁延日久，皮疹相对稳定，颜色暗红，无新疹发生，皮肤干燥脱屑，口干，便干，舌质暗，苔薄，脉弦细。

【临床应用】也可用于副银屑病、皮肤瘙痒症、痒疹、神经性皮炎、色素性紫癜性皮病等证属血分有瘀或阴血亏虚者。

【方解】《本草正》："当归，其味甘而重，故专能补血，其气轻而辛，故又能行血，补中有动，行中有补，诚血中之气药，亦血中之圣药也。"《本经疏证》："地黄之用在其脂液，能荣养筋骸血络，干者枯者，能使之润泽矣。"二者合用，养血和血，滋阴润燥，共为君药；"不散其血则瘀不去"，丹参、鸡血藤活血散瘀；热毒之邪存在于银屑病各个证型，紫草凉血解毒，又能活血；麦冬、玄参、天花粉滋阴润燥；甘草调和诸药。诸药合用，滋阴养血、

当代中医皮肤科临床家丛书（第三辑）

刘巧

活血化瘀、兼顾解毒，能取得良好的临床疗效。

【加减化裁】热象明显者，加大青叶；瘙痒明显者，加地肤子、白鲜皮；燥者，加石斛、天冬；脾虚者，加黄芪、山药、白术、茯苓等；慢性顽固性，皮损肥厚，鳞屑不易脱落，肌肤甲错者，必要时可加桃仁、红花、穿山甲、皂角刺、三棱、莪术等。

二十三、养血活血润肤方

【原方出处】由《外科证治全书》"养血润肤饮"加减而来。

【原方组成】

当归9g	熟地	生地
黄芪各12g	天冬(去心)	麦冬(去心)各6g
升麻	片芩各3g	桃仁泥
红花各2g	天花粉4.5g	

【功效】滋阴养血，润燥止痒。

【主治】面游风。

【加减后组成】当归，生地黄，熟地黄，丹参，鸡血藤，何首乌，麦冬，天冬，玄参，白芍，赤芍，天花粉，白鲜皮，板蓝根，地肤子，甘草。

【临床应用】本方养血活血，滋阴润燥。适用于阴虚血燥型皮肤瘙痒症，主要多见于老年人，皮肤干燥脱屑，有明显抓痕及血痂，心烦失眠，舌质红，苔薄，脉弦细。也可用于慢性湿疹，特应性皮炎，寻常性鱼鳞病，角化性皮肤病，银屑病（血燥型）等证属阴血亏虚者。

【方解】方中当归补血和血，生地黄、熟地黄滋阴养血，《本草汇言》："（熟地）入少阴肾经，为阴分之药，是以阴虚不足，血气有亏……诸证当以补血滋阴、益肾填精之剂，熟地黄足以补之。"三者共为君药；何首乌柔肝养血，还能助君药补血益精，《本草求真》："首乌入通于肝，为阴中之阳药，故专入肝经以为益血祛风之用；其兼补肾者，亦因补肝而兼及也。"丹参、鸡血藤、赤芍、白芍补血并活血散瘀，麦冬、天冬、玄参、天花粉滋阴润燥；白鲜皮、地肤子止痒；板蓝根清热解毒，甘草调和诸药，诸药合用，共奏滋阴养血润燥之功效。

【加减化裁】皮肤肥厚者，加阿胶、丹参，瘙痒剧烈者加全蝎、蒺藜、地骨皮；心烦难寐者，加夜交藤、合欢皮、远志、酸枣仁、栀子、淡豆豉、竹叶等。

二十四、黄褐斑一号方

【原方出处】由《太平惠民和剂局方》"逍遥丸"加减而来。

【原方组成】柴胡 30g　　茯苓 30g　　白术 30g　　当归 30g

　　　　　　芍药 30g　　甘草 15g

【功效】疏肝解郁，健脾养血。

【主治】肝郁脾弱血虚证。

【加减后组成】柴胡，当归，白芍，白术，茯苓，青皮，陈皮，丹参，红花，香附，生地黄，栀子，甘草。

【临床应用】本方疏肝解郁、理气活血。适用于肝郁气滞型黄褐斑，主要症见面部青褐色斑片，边界清楚，对称分布于两颧周围，胁胀胸痞，性情急躁易怒，神疲食少，或月经不调，脉弦而虚。也可用于瑞尔黑变病、慢性肝炎、慢性胃炎、不孕症、子宫肌瘤等属肝郁血虚脾弱者。

【方解】方中以柴胡为君药，《医学衷中参西录》："柴胡，味微苦，性平，肝气不舒畅者，此能舒之。"疏肝解郁使肝气得以条达；当归性温养血和血，白芍酸苦微寒，养血敛阴、柔肝缓急，当归、白芍与柴胡共用，既有疏有收，调和肝气，又使血和则肝和，血充则肝柔，共为臣药。青皮、陈皮疏肝破气；白术、茯苓健脾益气；丹参、红花、香附、生地黄活血化瘀；栀子清肝经郁热；甘草益气和中，调和药性，诸药合用，达疏肝解郁，理气活血之效。

【加减化裁】肝郁化火者，加丹皮；胁胀胸痞、烦躁易怒加枳壳、郁金；月经不调加益母草、泽兰；乳房胀痛加郁金、川楝子、延胡索；口苦咽干，加玄参、连翘；大便干结加川朴、瓜蒌仁、决明子等。

二十五、黄褐斑二号方

【原方出处】由《太平惠民和剂局方》"参苓白术散"加减而来。

【原方组成】莲子肉 500g　　薏苡仁 500g　　缩砂仁 500g

　　　　　　桔梗 500g　　　白扁豆 750g　　白茯苓 1000g

　　　　　　人参 1000g　　　甘草 1000g　　　白术 1000g

　　　　　　山药 1000g

【功效】益气健脾，渗湿止泻。

【主治】脾虚湿盛证。

【加减后组成】党参，白术，茯苓，怀山药，薏苡仁，扁豆，砂仁，生地

当代中医皮肤科临床家丛书（第三辑）

刘巧

黄，甘草。

【临床应用】本方健脾化湿。适用于脾虚湿盛所致的黄褐斑，主要症见面部黄褐色斑片如尘土，或灰褐色，边界不清，伴神疲纳少，脘腹胀闷；或月经量小，带下清稀；舌质淡微胖，苔薄微腻，脉濡细。也可用于湿疹、特应性皮炎、瑞尔黑变病、泄泻、贫血等证属脾虚湿盛者。

【方解】方中党参能健运中气，补脾养胃，且"健脾运而不燥，滋胃阴而不湿"，《本草汇编》："用白术以除其湿，则气得周流而津液生矣。"茯苓味甘平补阳，益脾逐水，三者健脾益气，燥湿渗湿，共为君药。扁豆、薏苡仁助白术、茯苓以健脾渗湿；怀山药助党参、白术健脾；砂仁为"温中和气之药"，"辛香而窜，温而不烈，利而不削，和而不争，通畅三焦，温行六腑"，故醒脾和胃、行气化滞，甘草益气健脾、调和诸药。

【加减化裁】脘腹胀闷者加苍术、厚朴；月经不调加当归、益母草；斑色深褐加莪术、凌霄花。

二十六、黄褐斑三号方

【原方出处】由《小儿药证直诀》"六味地黄丸"加减而来。

【原方组成】熟地黄24g　　　山萸肉12g　　　干山药12g　　　泽泻9g
牡丹皮9g　　　茯苓9g

【功效】滋补肝肾。

【主治】肝肾阴虚证。

【加减后组成】生地黄，玄参，天花粉，知母，山茱萸，怀山药，茯苓，丹皮，丹参，菟丝子，甘草。

【临床应用】本方滋肾养阴。适用于肾阴不足所致的白癜风。主要症见面部斑片呈黑褐色，腰膝酸软无力，失眠多梦，五心烦热；或月经不调，舌红，苔干或少苔，脉沉细。也可用于瑞尔黑变病、系统性红斑狼疮、黑棘皮病、更年期综合征、耳聋失聪等属肝肾阴虚证。

【方解】《本经疏证》："地黄之用在其脂液，能荣养筋骸血络，干者枯者，能使之润泽矣。"故生地黄入肝肾清热凉血益阴，为君药；山茱萸补益肝肾，固涩精气；怀山药补益脾胃，生化气血；茯苓健脾渗湿，助怀山药补气健脾益肾，又不使其恋湿，共为臣药；菟丝子既补肾阳又益肾阴，玄参、天花粉、知母、丹皮、丹参滋肾阴、退虚热、凉血，并制山茱萸和菟丝子温涩；甘草调和诸药。诸药合用，补肝肾之阴，虚热得除，病症得解。

【加减化裁】腰膝酸软无力加枸杞子；大便干结加决明子、麻子仁、肉苁蓉；眠差者加五味子、酸枣仁、合欢皮；心烦者加莲子心、淡竹叶；月经不调加益母草、鸡血藤等。

二十七、白癜一号方

【原方出处】白癜一号方是刘巧教授根据白癜风的辨证分型和临床症状拟定的经验方。

【组成】熟地黄，川芎，何首乌，黄芪，陈皮，怀山药，当归，鸡血藤，太子参，枸杞，沙参，甘草。

【功效】调和气血，疏风通络。

【主治】气血不和型白癜风，症见发病时间长短不一，白斑发生多较突然，发展较快，白斑色淡或粉红，分布常无规律，可伴有瘙痒，舌淡，苔薄，脉细等。

【临床应用】可用于气血不和导致的白癜风、瘙痒症、黄褐斑、荨麻疹、带状疱疹后遗神经痛、结节性红斑、色素紫癜性皮肤病等。

【方解】方中以熟地黄、川芎、何首乌为君药，熟地黄甘温，入肝肾而功专养血滋阴，《纲目》："（何首乌）能养血益肝，固精益肾，健筋骨，乌髭发，为滋补良药。"川芎"上行头目，下调经水，中开郁结，血中气药"，能活血行气。当归、鸡血藤既补血活血，气血相生，加黄芪补气，枸杞平补肝肾；太子参、沙参既能补气、养阴，又避免全方过于温燥；陈皮、怀山药理气健脾，又防滋补药黏腻碍胃；甘草调和诸药。诸药相伍，补中有行，共奏调和气血作用。

【加减化裁】白斑粉红者，酌加紫草、黄芩；发于头面者可加升麻、白芷；发于胸腹部加瓜蒌皮、郁金；发于下肢者加牛膝；肝郁气滞者加柴胡。

二十八、白癜二号方

【原方出处】自拟首乌养真汤。

【组成】补骨脂，菟丝子，女贞子，旱莲草，桑椹子，何首乌，玉竹，沙参，丹参，川芎，刺蒺藜，黄芪，浮萍，苍耳子，甘草。

【功效】补益肝肾，养血滋阴。

【主治】肝肾不足型白癜风，症见发病较久，发展缓慢，白斑界限清楚，斑内毛发发白，可局限可泛发，伴有全身肝肾不足表现，如头昏、耳鸣、腰膝酸软，舌淡或红、苔少、脉细数等。

【临床应用】可用于肝肾阴血不足的各型脱发、白癜风、头发早白、头发枯黄等。

【方解】本方以补骨脂、菟丝子、女贞子、旱莲草为君药，补骨脂补肾壮阳，西医学研究报道有促进皮肤色素沉着的作用，菟丝子平补肝肾阴阳；女贞子与旱莲草配伍为古方二至丸，且二药均色黑，有良好的补益肝肾、滋阴、乌发作用，加桑椹子、何首乌能增补肾乌须发之效；丹参、川芎、黄芪行气活血；浮萍、苍耳子、刺蒺藜祛风；玉竹、沙参则入肾经，滋阴；甘草调和诸药。诸药相伍，能起到治病求本以祛白、乌发的作用。

【加减化裁】阴虚内热者改熟地黄为生地黄；脾气虚弱者可加厚朴、怀山药等。

二十九、凉血五根汤

【原方出处】《赵炳南临床经验集》

【原方组成】白茅根 30～60g　　瓜蒌根 15～30g　　茜草根 9～15g
　　　　　　紫草根 9～15g　　板蓝根 9～15g

【功效】凉血活血，解毒化斑。

【主治】血热发斑，热毒阻络所引起的皮肤病。

【加减后组成】紫草，茜草，天花粉，板蓝根，白茅根。

【临床应用】本方凉血活血、解毒化斑。适用于血热型结节性红斑，主要症见临床多发病急骤、结节灼热红肿、自觉疼痛或压痛、发热、头痛、咽痛、关节痛、口渴、大便干、小便黄、舌质红、苔黄腻、脉滑数。也可用于色素性紫癜性皮病、急性过敏性紫癜、过敏性皮炎、多形性红斑等病变位于身体下部的皮肤病。

【方解】紫草，甘咸寒，"其功长于凉血活血，解毒"；茜草苦寒，凉血活血、行瘀滞、通经络；白茅根，"寒凉而味甚甘，能清血分之热而不伤于燥，又不黏腻，故凉血而不虑其积瘀"，且能利尿而导热下行，三者合用，增强凉血活血之力；天花粉，清热解毒、养阴生津，避免全方苦燥伤阴；板蓝根苦寒，清热解毒、凉血消肿；诸药合用，凉血不留瘀，苦寒不伤正，临床效佳。

【加减化裁】疼痛甚者，加延胡索、郁金；结节明显者，加浙贝母、夏枯草；咽痛加玄参、桔梗、山豆根；关节痛加防己、木瓜、秦艽；发热者加石膏、知母、黄连；位于下肢，加怀牛膝。

三十、除湿生发汤

【原方出处】经验方。

【组成】萆薢，白术，泽泻，猪苓，川芎，车前子，白鲜皮，桑椹子，生地黄，熟地黄，夜交藤，枸杞。

【功效】健脾祛湿，乌须生发。

【主治】脾胃湿热型脂溢性脱发，主要症见头发脱落、潮湿如搽油或水浸，甚至数根头发彼此黏在一起、鳞屑油腻、舌质红、苔黄微腻、脉濡数。

【临床应用】可用于脂溢性皮炎，斑秃，慢性湿疹，酒渣鼻，男性型脱发，腋臭等证属脾胃湿热的皮肤病。

【方解】《雷公炮制药性解》："萆薢长于去水，用之以渗脾湿，则土安其位，水不受侮也。"《本草经疏》："萆薢，为祛风除湿，补益下元之要药。"故方中以萆薢为君药；白术健脾利湿；泽泻、猪苓、车前子利水渗湿；头发脱落多因血虚不能荣养肌肤而致，且肾之其华在发，故以生地黄、熟地黄、桑椹子、枸杞滋阴养血、补益肾阴；川芎行一身之气助祛湿，白鲜皮清热止痒，夜交藤安神，诸药合用，标本同治。

【加减化裁】湿重者，加土茯苓、马齿苋、茯苓皮；热者，加龙胆草、桑白皮、白花蛇舌草；瘙痒者，加侧柏叶、蒺藜；入夜难寐者，加淡竹叶、合欢花、远志、石菖蒲、酸枣仁、远志等；心烦易怒者，加淡竹叶、百合、淡豆豉等。

三十一、特应方

【原方出处】经验方。

【方药组成】生地黄，丹皮，玉竹，金银花，黄芩，地肤子，防风，刺蒺藜，蝉蜕，怀山药，陈皮，甘草。

【功效】清热凉血，祛风止痒。

【主治】胎火内灼，湿热内蕴证。

【临床应用】本方清热凉血、祛风止痒，治疗胎火内灼，湿热内蕴型异位性皮炎。症见皮肤潮红、红斑、水疱、糜烂，甚至黄水淋漓、大便干、小便黄赤、舌红苔腻。

【方解】方中生地黄、丹皮归心、肝经以清热凉血、养阴生津功为君药。

当代中医皮肤科临床家丛书（第三辑）

刘巧

玉竹甘微寒具有养阴润燥、生津止渴并且具有疏散风热之效，盖异位性皮炎多兼夹风热型过敏性鼻炎，故合金银花共奏疏散风热；黄芩、地肤子清热燥湿，四药共为臣药。防风、刺蒺藜、蝉蜕祛风止痒，怀山药健脾祛湿、陈皮理气健脾缓解君药过于滋腻，四药共为佐药；甘草调和诸药为使药。

【加减化裁】湿甚者加车前子、苍术；胸闷不舒加厚朴、枳壳；胃纳不香者加佩兰、藿香；皮损肥厚者加丹参、鸡血藤。

三十二、当归饮子

【原方出处】南宋严用和的《严氏济生方》"当归饮子"加减而来。

【原方组成】
当归 30g	白芍 30g	川芎 30g	生地 30g
白蒺藜 30g	荆芥 30g	防风 30g	制首乌 15g
黄芪 15g	甘草 15g	生姜 5 片	

【功效】养血益气、祛风止痒。

【主治】血虚风燥证。

【加减后组成】当归，白芍，生地，川芎，制首乌，黄芪，防风，白蒺藜，蝉蜕，地肤子，甘草。

【临床应用】本方养血益气、祛风止痒，适用于慢性湿疹、慢性荨麻疹、老年皮肤瘙痒病、神经性皮炎、阴痒等血虚风燥型病证。主要症见体虚或病程日久，缠绵不愈，皮肤粗糙肥厚，搔抓脱屑明显，或风团色淡，阵发性剧痒，劳累后加重，口干，面色无华，舌质淡苔白，脉沉细。

【方解】本方由四物汤和当归补血汤加减而成。当归补血活血治其本，《本草纲目》："治头痛、心腹诸痛，润肠胃筋骨皮肤。治痈疽，排脓止痛，和血补血"；生地清热凉血、养阴润燥。《本经逢原》："干地黄，内专凉血滋阴，外润皮肤荣泽，病人虚而有热者宜用之……以其有润燥之功，而无滋润之患"；白芍养血敛阴、益脾泻肝；川芎行气活血，《本草汇言》："川芎，上行头目，下调经水，中开郁结，为血中之气药。常为当归所使，非治血有功，而治气亦神验也"；辛香之川芎、当归为血中之气药，白芍、生地为气中之血药，养血和营，活血和营，四药相配动静相宜，温而不燥，滋而不腻共为君药。黄芪益气固表、托疮生肌，何首乌养血益肝、固精益肾，二药共为臣药，助君药养血和血。防风辛散透达、祛风止痒，地肤子、蝉蜕、白蒺藜祛风止痒，四药共为佐药。甘草调和诸药为使药。诸药配伍气血双补，补中有散，驱邪与扶正并驱，共奏养血益气、祛风止痒之功。

【加减化裁】瘙痒严重者加僵蚕；皮肤粗糙肥厚者加丹参、鸡血藤；不寐者加珍珠母、酸枣仁；便秘者加火麻仁；口渴咽干者加玄参、麦冬。

三十三、苍肤洗剂

【原方出处】《赵炳南经验集》

【原方组成】苍耳子 15g　　地肤子 15g　　土槿皮 15g　　蛇床子 15g
　　　　　　苦参 15g　　　百部 15g　　　枯矾 6g

【加减后组成】苍耳子，地肤子，大黄，苦参，土茯苓，白鲜皮，黄精，黄柏。

【制法】加清水 2000ml，煎至 1500ml，过滤备用。

【功效】祛风燥湿，杀虫止痒。

【主治】手足癣、体癣、股癣、慢性湿疹。

【用法】待微温后，浸泡外洗 20 分钟，再用清水冲干净，每日 1~2 次。

【临床应用】本方祛风燥湿、杀虫止痒，用于治疗病程日久，缠绵不愈，瘙痒明显，皮损粗糙肥厚或苔藓样变、表面脱屑，如鳞屑角化型手足癣、体癣、股癣、慢性湿疹等。

【方解】苍耳子散风寒、通鼻窍、祛风湿止痒；地肤子清热利湿、祛风止痒；大黄清湿热、凉血祛瘀。现代研究表明大黄煎剂对水、醇、醚提取物在体外对许兰黄癣菌及蒙古变种、同心性毛癣菌等有较高的抑制作用。苦参清热燥湿、祛风杀虫；苦参提取物可减轻二硝基氯苯诱发的变应性接触性皮炎反应，抑制肥大细胞、组胺释放；土茯苓甘淡平，清热除湿、泄浊解毒、通利关节。《纲目》："治拘挛骨痛，恶疮痈肿。解汞粉、银朱毒。"白鲜皮清热燥湿、祛风止痒解毒，《药性论》："治一切热毒风，恶风，风疮，疥癣赤烂，眉发脱脆，皮肌急，壮热恶寒。"黄柏苦寒，清热燥湿、泻火解毒。黄柏煎剂对各种致病真菌均有抑制作用。黄精具有养阴润肺、补脾益气、补肾填精。《吉林中草药》："治脚癣，虫病。"刘巧教授用苍肤洗剂治疗脱屑明显，少许水疱的手足癣、股癣、体癣临床疗效显著。

【注意事项】禁用过热之水烫洗患处。

三十四、艾大洗剂

【原方出处】经验方。

【组成】艾叶，大黄，千里光，苦参，地肤子，白鲜皮，马齿苋，防风。

【制法】加清水 2000ml，煎至 1500ml，过滤备用。

【功效】清热燥湿，利湿，祛风止痒。

【主治】湿热浸淫，湿重于热型。

【用法】先熏后洗或者湿敷，每日 2 次。

【临床应用】本方具有清热燥湿利湿、祛风止痒之功，主要用于治疗湿热浸淫，湿重于热型急性湿疹、特应性皮炎。皮损症见皮损潮红，水疱、糜烂渗出明显，边界弥漫。本方也用于接触性皮炎糜烂渗出明显者。

【方解】艾叶辛苦温有逐寒湿、理气血、温经止血安胎之功。《本草纲目》："温中，逐冷，除湿。"大黄又名将军，苦寒用以清湿热、凉血祛瘀。千里光，苦辛寒，清热解毒；《本草纲目》："主疫气结黄，瘴疟，蛊毒，煮服之，取吐下，亦捣敷蛇犬咬"；苦参清热燥湿，祛风杀虫；地肤子清热利湿，祛风止痒；白鲜皮，清热燥湿、祛风止痒、解毒，《药性论》："治一切热毒风，恶风，风疮，疥癣赤烂，眉发脱脆，皮肌急，壮热恶寒。"马齿苋，酸寒，归大肠、肝经，有清热解毒、凉血消肿的作用；防风祛风止痒。全方共奏清热燥湿利湿、祛风止痒之功。

【注意事项】禁用过热之水烫洗患处；皮肤破溃者慎用。

三十五、百花洗剂

【原方出处】经验方。

【组成】百部，苦参，蛇床子，大黄，地肤子，苍耳子，花椒，皂角刺。

【制法】加清水 2000ml，煎至 1500ml，过滤备用。

【功效】祛风燥湿，杀虫止痒。

【主治】慢性湿疹、神经性皮炎、皮肤瘙痒症等。

【用法】先熏后洗，外洗 15～20 分钟，再用清水冲干净，每日 2 次。

【临床应用】本方祛风燥湿、杀虫止痒，主要用于病程长，反复发作、瘙痒严重，皮损肥厚，脱屑明显，部分有少许渗出性皮肤病，如慢性湿疹、神经性皮炎、皮肤瘙痒症等。

【方解】百部味苦，杀虫止痒、杀蛔、蛲等蛀虫；苦参清热燥湿、祛风杀虫；蛇床子辛苦温，具有温肾壮阳、燥湿杀虫、祛风止痒，可用于主治阴囊湿痒，风湿痹痛，湿疮，疥癣。大黄清热祛湿、凉血祛瘀；地肤子、苍耳子祛风湿止痒；花椒辛温，温中止痛、除湿止泻、杀虫止痒，皮肤科方面用于阴痒带下、湿疹皮肤瘙痒症；皂角刺消肿透脓、搜风杀虫。

【注意事项】禁用过热之水烫洗患处；皮肤破溃者慎用。

三十六、三黄洗剂

【原方出处】《外科正宗》

【原方组成】黄连 20g　　　　黄柏 20g　　　　黄芩 20g　　　　苦参 20g

【制法】加清水 1500ml，煎至 1000ml，过滤备用。

【功效】清热解毒，收涩止痒。

【主治】热毒蕴结证。

【用法】湿敷患处 10~15 分钟。

【临床应用】本方清热解毒、收涩止痒，可用于治疗热毒蕴结型毛囊炎、带状疱疹、寻常痤疮等。热毒型主要表现热毒正在卫分气分，病程较短，可泛发全身，皮损为红肿鲜艳或淡红，皮肤灼热，或肿胀，化脓等。带状疱疹主要表现为毛囊性丘疹、红肿热痛、搔破渗液、发热、口渴、溲赤、大便干结、舌红苔黄、脉数。带状疱疹皮损症见水疱多、密集成片、疱壁紧张、部分破溃。寻常痤疮皮损表现颜面油滑光亮、丘疹色红、间有结节、脓疱肿痛。此外也可用于治疗热毒型单纯疱疹、脓疱疮、急性湿疹。

【方解】大黄清血热、消肿祛瘀；黄柏外用收湿敛疮止痒；黄芩清热利湿，清上焦之火，正如《本草经疏》："其性清肃燥热所以除邪，味苦所以燥湿，阴寒所以胜热，故主诸热，诸热者邪热与湿热也。"苦参清热燥湿、杀虫止痒。

【注意事项】禁用过热之水烫洗患处。

三十七、金黄散

【原方出处】《外科正宗》

【原方组成】天花粉(上白)5960g　　黄柏(色重者)2980g　　大黄 2980g

姜黄 2980g　　　　白芷 2980g　　　　紫厚朴 1192g

陈皮 1192g　　　　甘草 1192g　　　　苍术 1192g

天南星 1192g

【制法】制成最细粉，混匀。

【功效】清热解毒，行气燥湿，消肿止痛。

【主治】热毒瘀滞型疮疡肿痛。

【用法】与蜂蜜或茶油按 1:1 均匀搅拌，制成糊状备用。

【临床应用】本方具有清热解毒、行气燥湿、消肿止痛的作用，主要用于治疗热毒瘀滞型疮疡肿痛，如丹毒、痤疮、变应性血管炎等。丹毒症见红斑鲜红肿胀，疼痛甚，边界清楚；痤疮症见丘疹色红，兼有结节肿痛，脓疱明显等。共同表现为皮损肿胀、疼痛明显。

【方解】方中大黄、黄柏清热燥湿，大黄兼活血化瘀；白芷辛温，消肿排脓、祛风、燥湿、止痒、温升清阳；姜黄辛苦温，破血行气、通络止痛；天南星辛苦温，外用消肿止痛；陈皮、苍术、厚朴行气燥湿，天花粉清热消散、溃疮排脓；甘草清热解毒。全方共奏清热解毒、行气燥湿，消肿止痛之功效。药理研究本方除天南星外对葡萄球菌均有不同程度的抑制作用，金黄散对革兰阳性菌抑制作用强于革兰阴性菌。刘巧教授用此方治疗血热型丹毒、阳性疔疮、血管炎等取得很好疗效。

【注意事项】皮肤溃破者慎用，阴证肿疡禁用。

三十八、祛湿散

【原方出处】《赵炳南临床经验集》

【原方组成】大黄面 30g　　　黄芩面 30g　　　寒水石面 30g
　　　　　　青黛 3g

【制法】制成最细粉，混匀。

【功效】清热解毒，收敛止痒。

【主治】轻度渗出的急性、亚急性皮炎。

【用法】直接撒扑，或用植物油调敷。

【临床应用】本方清热解毒、收敛止痒，主要用于轻度渗出倾向的皮炎、湿疹类、接触性皮炎类。主要表现病程较短，急性发作，皮损红斑、肿胀，少许水疱、少许渗出等。

【方解】大黄苦寒，清热解毒、活血祛瘀；黄芩苦寒，清热燥湿、泻火解毒；寒水石咸寒，清热泻火、消肿止痛；青黛咸寒，清热解毒、凉血消斑、解毒散肿。酸苦涌泄、咸寒走下，主要用于下肢急性、亚急性少许渗出型皮炎。

【注意事项】阴疮禁用。

三十九、颠倒散

【原方出处】《医宗金鉴·外科心法要诀》

【原方组成】大黄　　　　硫黄各等份

【制法】制成最细粉，和匀。

【功效】活血化瘀，凉血解毒，杀虫。

【主治】热毒血热型。

【用法】用凉茶水调搽，或鲜芦荟蘸药粉外用，每日2次。

【临床应用】本方具有活血化瘀、凉血解毒杀虫的功效，主治热毒血热型痤疮、酒渣鼻、脂溢性皮炎。痤疮主要症见反复丘疹、脓疱、结节、囊肿，皮损未见破溃、疼痛明显；脂溢性皮炎症见皮损色红，干燥起白屑，瘙痒明显。另外主要治疗红斑期酒渣鼻。

【方解】大黄苦寒，祛积滞、清湿热、泻火、凉血、祛瘀解毒。现代药理研究大黄有良好的抗病毒、抗炎作用。硫黄酸温有毒，解毒杀虫止痒，治疥癣、秃疮、湿疮。《神农本草经》："主妇人阴蚀，疽痔，恶血，坚筋骨，除头疮。"升华硫对皮肤有溶解角质、软化表皮、脱毛、杀疥虫的作用。二药合用专医酒渣、肺风粉刺。

【注意事项】慎勿入口及目。

第二节　中药制剂的研究与应用

（一）医院制剂的研发与应用

　　医院制剂是医疗机构根据本单位临床和科研需要，依照规定的药品生产工艺规程配制的符合质量标准的药物制剂。医疗机构中的中药制剂以临床应用效果良好的中药处方为基础研制而成，具有临床疗效确切、使用方便、费用相对低廉等优势，体现了中医地域特色、医院特色、专科特色和医生的临床经验，是中医临床用药的重要组成部分。刘巧教授在30多年的临床实践中，不断地对各类皮肤病进行探讨与研究，针对中医特色病种研发院内制剂10多种，其中以其独到的皮肤病毒邪发病学说研制开发的"清血毒胶囊""清热毒胶囊""清湿毒胶囊""枇杷清痤胶囊""首乌养真胶囊""祛斑胶囊"等6个院内制剂均获得国家发明专利，并在海南省部分医疗机构单位调剂使用，其有效性和安全性得到了省内广大患者认可，取得良好的社会效益。

（二）刘巧教授研发的中药制剂介绍

1. 枇杷清痤胶囊

【国家发明专利号】ZL201110257565.4

【批准文号】琼药制字 Z20100002

【药物组成】枇杷叶、槐花、桑白皮、黄芩、生石膏、知母、生地黄、金银花。

【功能】祛风、清热、解毒。

【适应证】适用于痤疮，脂溢性皮炎，酒渣鼻等。

中医辨证：肺胃热盛所致的粉刺、油风、酒皶，症见颜面、胸背丘疹、粉刺、皮肤红赤，或伴脓头、硬结、鼻赤等。

【用法用量】口服，一次4粒，一日3次。

【不良反应】本品耐受性良好，不良反应轻微，常见不良反应有恶心、胃脘胀痛。

【禁忌】对本品及其辅料过敏者禁用。孕妇及哺乳期妇女忌用。

【方义简释】方中枇杷叶味苦，微寒，归肺、胃经，苦能泄降，微寒清润，既能清肺之热、又降肺胃之气；黄芩性味苦寒，清热燥湿、泻火解毒；桑白皮甘寒清利专入肺经，既泄肺中之热邪，又行肺中之痰水。三药合用，能清解肺中风热，清除胃中实火，故共为君药。

石膏生用辛甘大寒，入肺、胃经，主以清泻，兼以透表，善清泄气分实热和肺胃实火；知母甘寒质润，归肺、胃、肾经，清热泻火、滋阴润燥。生石膏、知母相须为用，清气分热盛，除肺胃实火，清热而不留邪，祛邪而不伤正。

生地黄甘润苦泻寒清，清热凉血；生槐花质轻清泄，凉血解毒；金银花甘寒清泻，清热解毒，共为臣药。

全方配伍具有祛风、清热、解毒之功效，使肺胃火热得消，皮肤痤疮得除。同时对脂溢性皮炎、酒渣鼻等也有较好疗效。

【临床验证】采用枇杷清痤胶囊口服治疗符合诊断标准的寻常痤疮240例，以阿奇霉素片为对照，均外用过氧苯甲酰凝胶，用药1月为1疗程，结果治疗组临床痊愈率、显效率、有效率、总有效率分别为54.58%、28.75%、10.83%、97.08%，而对照组分别为42.00%、32.00%、12.00%、86.00%，试验组与对照组疗效有显著性差异，治疗组疗效明显优于对照组；采用枇杷清痤胶囊口服治疗符合诊断标准的脂溢性皮炎180例，以维生素B6片为对照，均外用丁苯羟酸乳膏用药1月为1疗程，结果治疗组临床痊愈率、显效率、有效率、总有效率分别为74.44%、16.11%、6.67%、97.22%，而对照组分别为27.50%、37.50%、25.00%、90.00%，治疗组疗效优于对照组；

采用枇杷清痤胶囊口服治疗符合诊断标准的寻常痤疮 180 例，以甲硝唑片为对照，均外用甲硝唑凝胶，用药 1 月为 1 疗程，结果治疗组临床痊愈率、显效率、有效率、总有效率分别为 58.89%、18.33%、11.67%、97.22%，而对照组分别为 20.00%、36.67%、30.00%、86.67%。试验组与对照组疗效有显著性差异，治疗组疗效明显优于对照组。

2. 清热毒胶囊

【国家发明专利号】ZL201110257644.5

【批准文号】琼药制字 Z20100011

【药物组成】金银花、野菊花、黄芩、紫花地丁、黄连、蒲公英、栀子、重楼。

【功能】清热解毒。

【适应证】适用于疔疮疖肿、银屑病、接触性皮炎、虫咬皮炎等证属热毒者。

中医辨证：热毒蕴结肌肤所致的疔疮疖肿，症见局部红肿热痛，或毒邪在卫分气分所致的红斑鲜艳或淡红，皮肤灼热，或肿胀，或化脓等症。

【用法用量】口服，一次 4 粒，一日 3 次。

【不良反应】本品耐受性良好，不良反应轻微，常见不良反应有恶心、胃脘胀痛。

【禁忌】对本品及其辅料过敏者禁用。孕妇及哺乳期妇女忌用。

【方义简释】方中金银花甘寒清泻、轻芳疏透，善解肌表之风热，并清解热毒消肿，为君药。配大苦大寒之黄连泻心火以解毒，因心主神明，火主于心，泻火必先泻心，心火宁则诸经之火自降，并且兼泻中焦之火；佐以野菊花、蒲公英清热解毒，紫花地丁、重楼解毒攻毒，黄芩、栀子泻火解毒。全方火邪得去，热毒得解，诸症可愈。

【临床验证】采用口服清热毒胶囊、外用卤米松乳膏治疗符合诊断标准的寻常型银屑病 183 例，对照组仅外用卤米松乳膏，1 月为 1 疗程，用药 2 个疗程，结果治疗组临床痊愈率、显效率、有效率、总有效率分别为 62.84%、28.96%、7.10%、98.90%，而对照组分别为 23.25%、27.91%、34.88%、86.04%，试验组与对照组疗效有显著性差异，治疗组疗效明显优于对照组；采用口服清热毒胶囊、外用炉甘石洗剂治疗符合诊断标准的虫咬皮炎 190 例，对照组仅外用炉甘石洗剂，1 周为 1 疗程，用药 1 个疗程，结果治疗组临床痊愈率、显效率、有效率、总有效率分别为 65.26%、19.47%、10.53%、

95.26%，而对照组分别为 25.86%、48.28%、17.24%、91.38%，治疗组疗效优于对照组；采用口服清热毒胶囊、外用莫匹罗星软膏治疗符合诊断标准的毛囊炎 150 例，对照组仅外用莫匹罗星软膏，1 周为 1 疗程，用药 1 个疗程，结果治疗组临床痊愈率、显效率、有效率、总有效率分别为 70.00%、20.00%、4.67%、94.67%，而对照组分别为 24.00%、42.00%、21.00%、87.00%。试验组与对照组疗效有显著性差异，治疗组疗效明显优于对照组。

3. 清湿毒胶囊

【国家发明专利号】ZL201110257640.7

【批准文号】琼药制字 Z20100001

【药物组成】茵陈、土茯苓、苍术、黄柏、鱼腥草、车前子等。

【功能】利湿解毒。

【适应证】适用于淋病、湿疣、疱疹、阴道炎、尿道炎、前列腺炎等证属湿毒者。

中医辨证：湿毒内生所致的红斑、丘疹、水疱、糜烂流滋、结痂等；或表现为尿急、尿痛、尿频、尿中流白浊，或睾丸肿痛，少腹胀痛等的性传播疾病。

【用法用量】口服，一次 4 粒，一日 3 次。

【不良反应】本品耐受性良好，不良反应轻微，常见不良反应有恶心、胃脘胀痛。

【禁忌】对本品及其辅料过敏者禁用。孕妇及哺乳期妇女忌用。

【方义简释】方中土茯苓甘淡渗利，性平偏凉，入肝、胃经，功能解毒除湿、通利关节，为治湿浊下注及湿疮湿疹之佳品；茵陈苦微寒而清利，入脾、胃、肝、胆经，善清热利湿。二者共为君药，清热解毒利湿。

黄柏苦燥性寒，善清热燥湿，尤善清利下焦湿热；车前子，性味甘、寒，归肾、肝、肺经。既利水清热而通淋，治下焦湿热及水肿兼热，又利小便、分清浊而止泻，治暑湿水泄；鱼腥草质轻辛散、微寒清解，既清解透达，善清热解毒又兼通利，能利尿通淋。三者共为臣药，辅助君药清热解毒利湿。

苍术为佐使药，性味辛、苦、温；归脾、胃经；功能燥湿健脾、祛风湿。可佐助主药燥湿。

全方配伍，苦寒清燥，共奏利湿解毒之功。故治下肢湿疹、丹毒、丘疹性荨麻疹、足癣感染、脓疱疮、淋病、梅毒、尖锐湿疣、非淋菌性尿道炎（宫颈炎）、生殖器疱疹、慢性前列腺炎等证属湿毒者。

【临床验证】用青霉素640万U，加入10%葡萄糖液300ml静脉滴注，1次/天，共3天，并清湿毒胶囊每次4粒，每日3次，早晚餐后开水冲服，连服14天治疗符合诊断标准的淋病192例，对照组用青霉素静脉滴注1次/天，共3天，结果治疗组临床痊愈率、显效率、总有效率分别为68.75%、24.48%、92.74%，而对照组分别为63.33%、23.33%、86.67%，治疗组疗效优于对照；用微波物理治疗：皮损表面常规消毒，表面用利多卡因麻醉，微波灼烧完全祛除疣体，配合中药治疗：清湿毒胶囊每次4粒，每天3次，3周为一疗程，治疗符合诊断标准的尖锐湿疣240例，对照组仅用物理治疗，治疗2个疗程，结果治疗组临床痊愈率、显效率、总有效率分别为66.25%、29.58%、95.83%，而对照组分别为22.86%、12.86、35.72%，试验组与对照组疗效有显著性差异，治疗组疗效明显优于对照组；采用口服清湿毒胶囊，每次4粒，每日3次，连服30天为1个疗程，服药1个疗程，并口服伐昔洛韦片，300mg/次，2次/日，连服1周，治疗符合诊断标准的生殖器疱疹180例，对照组仅口服伐昔洛韦片，300mg/次，2次/日，连服1周，结果治疗组临床痊愈率、显效率、有效率、总有效率分别为76.67%、11.67%、10%、98.33%，而对照组分别为23.33%、30.00%、28.33%、81.66%。试验组与对照组疗效有显著性差异，治疗组疗效明显优于对照组。

4. 清血毒胶囊

【国家发明专利号】ZL201110257612.5

【批准文号】琼药制字Z20100020

【药物组成】生地黄、紫草、羚羊角、全蝎、蜈蚣、土茯苓等。

【功能】凉血解毒。

【适应证】适用于银屑病、药疹、荨麻疹、神经性皮炎、多形红斑等证属血毒者。

中医辨证：毒邪入营血分所致的皮肤红斑、紫红，或有瘀斑、紫癜，或全身潮红和大片鳞屑，皮肤灼热，自觉瘙痒或疼痛或麻木等症。

【用法用量】口服，一次4粒，一日3次。

【不良反应】本品耐受性良好，不良反应轻微，常见不良反应有恶心、胃脘胀痛。

【禁忌】对本品及其辅料过敏者禁用。孕妇及哺乳期妇女忌用。

【方义简释】方中羚羊角咸、寒，归心、肝二经，咸能入血，寒以胜热，故能气血两清，清热凉血散血、泻火解毒，为君药。

全蝎、蜈蚣攻毒解毒、搜风通络止痛；紫草甘咸入血，性寒能清，善清热凉血活血、解毒透疹，使热毒从内而解，三者共为臣药。

生地黄苦寒清泄，味甘质润，善清解营血分之热；土茯苓甘淡渗利，性平偏凉，功能解毒利湿，两药合用凉血化瘀、消斑解毒、清热止痒，故共为佐药。

全方配伍，共奏凉血解毒之功。故治银屑病、红皮病、系统性红斑狼疮、皮肌炎、天疱疮的急性期、药物性皮炎、结节性红斑、血管炎等证属血毒者。

【临床验证】采用口服清血毒胶囊、外用卤米松软膏，治疗符合诊断标准的寻常型银屑病180例，对照组口服郁金银屑片、外用卤米松软膏，一个月为1疗程，连用2疗程，结果治疗组临床痊愈率、显效率、有效率、总有效率分别为67.22%、23.89%、6.11%、97.22%，而对照组分别为22.00%、36.00%、24.00%、82.00%，试验组与对照组疗效有显著性差异，治疗组疗效明显优于对照组；口服清血毒胶囊，并根据药物性皮炎诊疗常规，给予抗组织胺类药物：西咪替丁、苯海拉明，同时静脉点滴维生素C，治疗符合诊断标准的药物性皮炎180例，对照组仅根据药物性皮炎诊疗常规，给予抗组织胺类药物：西咪替丁、苯海拉明，同时静脉点滴维生素C治疗，治疗2周，结果治疗组临床痊愈率、显效率、有效率、总有效率分别为51.11%、30.00%、13.89%、95.00%，而对照组分别为45.28%、18.87%、24.53%、88.68%，试验组与对照组疗效有显著性差异，治疗组疗效明显优于对照组。

【毒性研究】急性毒性研究：在KM种小鼠进了清血毒胶囊为期14天的急性毒性研究，小鼠每天灌胃给药20.0g/kg，上、下午各给药一次，结果供试品组、阴性对照组、空白对照组在给药后均未观察到异常毒性反应症状，人体解剖各组织器官未见异常。与给药前比较，供试品组、阴性对照组、空白对照组小鼠平均体重在给药观察期呈上升趋势。

长期毒性研究：在SD大鼠进行了为期3个月的长期毒性研究，供试品清血毒胶囊对大鼠连续三个月灌胃给药剂量达5.0g/kg·d（约为人用剂量的100倍）条件下，SD大鼠一般症状正常，体内未观察到明显毒性作用的靶器官，未产生明显毒性反应，提示清血毒胶囊对大鼠灌胃给药无毒性反应剂量为5.0g/kg·d，说明供试品清血毒胶囊所设定的人日用剂量3.0g/d，毒性小，安全范围大。

5. 祛斑胶囊

【国家发明专利号】ZL201110257544.2

【批准文号】琼药制字 Z20100021

【药物组成】玄参、蒺藜、白术、香附、白芷、白芍、当归、僵蚕、生地黄等。

【功能】活血化瘀，凉血消斑，疏肝理气，健补脾胃。

【适应证】适用于面部黄褐斑，色素沉着等。

中医辨证：用于气滞血瘀，或肝郁气滞，或脾虚血弱，或肾水不足引起的面部黄褐斑。

【用法用量】口服，一次4粒，一日3次。

【不良反应】本品耐受性良好，不良反应轻微，常见不良反应有恶心、胃脘胀痛。

【禁忌】对本品及其辅料过敏者禁用。孕妇及哺乳期妇女忌用。

【方义简释】方中当归甘温补润，辛散温通，归肝、心、脾经。善补血活血、调经止痛、润肠通便，并有排脓生肌、祛暗增白、润泽肌肤之功用。现代药理研究显示有抗氧化及清除自由基，延缓衰老，提高全身代谢作用；生地黄甘润苦泄寒清，归心、肝、肾经，有清热凉血、养阴生津、驻颜润肤、乌须黑发之功用；白芍酸收甘补微寒，善养血调经、敛阴止汗；白芷辛香温散，有祛风除湿、消肿排脓、通窍止痛、止痒、生肌润泽、去暗白面、除臭香身、洁齿香口、洁发泽发之功用；香附辛散苦降，微甘能和，平而不偏，有疏肝理气、调经止痛之功用；僵蚕性味咸，辛，平。归肝、肺经，有祛风止痛、止痒、祛暗增白、灭瘢痕、解毒散结、化痰软坚、息风止痉之功用；白术甘温苦燥，归脾、胃经。有健脾益气、燥湿利水、止汗、驻颜去暗之功用；蒺藜性味辛，苦，微温，有小毒，专入肝经，有平肝疏肝、祛风明目、散风止痒之功用。8种药物合用，既起到疏肝理气、补血活血、化瘀消斑，又能健脾益气、滋阴补肾、养血祛风化斑、去痕白面，润肤驻颜之功效。

【临床验证】采用口服祛斑胶囊治疗符合诊断标准的黄褐斑300例，一个月为1疗程，结果治疗组临床痊愈率、显效率、有效率、总有效率分别为25.33%、66.00%、8.66%、100.00%。

6. 首乌养真胶囊

【国家发明专利号】ZL201110257590.2

【批准文号】琼药制字 Z20100012

【药物组成】制首乌、木瓜、白芍、羌活、蒺藜、天麻、当归、川芎、菟丝子等。

【功能】补肝益肾，养血滋阴。

【适应证】适用于各型脱发、白癜风、头发早白、头发枯黄等证属肝肾阴血不足者。

中医辨证：用于肝肾不足所致的脱发，症见毛发松动或呈稀疏状脱落、毛发干燥或油腻、头皮瘙痒；斑秃、全秃、脂溢性脱发与病后、产后脱发见上述证候者；或肝肾阴亏、真阴不足所致治疗白癜风，症见白斑色乳白、多有对称、边界清楚，病程较久。

【用法用量】口服，一次 4 粒，一日 3 次。

【不良反应】本品耐受性良好，不良反应轻微，常见不良反应有恶心、胃脘胀痛、腹泻。

【禁忌】对本品及其辅料过敏者禁用。孕妇及哺乳期妇女忌用。

【方义简释】方中制首乌甘补微温，善补肝肾、益精血，乌须发为君药。

当归、白芍、川芎取四君之意，补血、活血、养阴，菟丝子辛润甘补，药性平和，能平补阴阳，补肾益精，养肝柔肝共为臣药。

天麻甘缓不峻，性平不偏，专入肝经，善息风止痉、平抑肝阳、祛风通络；蒺藜苦泄辛散，性平不偏，专入肝经，平肝、疏肝、祛风。共为佐药。

木瓜舒经活络、和胃化湿；羌活辛温苦燥、祛风胜湿，二药均能引经上行，故共为使药。

全方配伍共奏补肝益肾、养血滋阴之功，且能祛风化湿、舒经活络。

【临床验证】采用口服首乌养真胶囊治疗符合诊断标准的白癜风 180 例，对照组口服白蚀丸，一个月为 1 疗程，连用 3 疗程，结果治疗组临床痊愈率、显效率、有效率、总有效率分别为 73.33%、13.33%、6.67%、93.33%，而对照组分别为 46.75%、19.48%、23.38%、89.61%，试验组与对照组疗效有显著性差异，治疗组疗效明显优于对照组；采用口服首乌养真胶囊，局部配合梅花针叩击，每日 1 次，治疗符合诊断标准的脂溢性脱发 200 例，对照组仅单独予局部梅花针叩击治疗，每日 1 次，1 个月为 1 疗程，治疗 3 个疗程，结果治疗组临床痊愈率、显效率、有效率、总有效率分别为 77.00%、16.00%、5.00%、98.00%，而对照组分别为 36.00%、24.00%、25.33%、85.33%，试验组与对照组疗效有显著性差异，治疗组疗效明显优于对照组。

7. 寒冰止痒散

【批准文号】琼药制字 Z20100012

【药物组成】南寒水石、冰片、滑石粉等。

【功能】清凉，止痒，除湿。

【适应证】适用于痱子、湿疹、皮炎的红斑丘疹期以及其他瘙痒性皮肤病。

中医辨证：暑热所致的红斑、丘疹、渗出、刺痛、瘙痒等症。

【用法用量】外用，取适量撒布于患处，一日2～3次，或遵医嘱。

【不良反应】本品不良反应轻微。外用偶有皮肤过敏现象。

【禁忌】对本品及其辅料过敏者禁用。孕妇慎用。

【方义简释】本方根据赵炳南验方研发而成。南寒水石为芒硝的天然结晶，性味辛、咸、寒，归心、胃、肾经，功效主治为清热泻火；冰片辛香走窜，微寒清泄，入心、脾、肺经，外用清热止痛、消肿生肌，为治疗热毒肿痛之良药。滑石粉甘淡性寒，入膀胱与胃经，外用能清热、收湿敛疮，且有润滑作用；三药合用具有清热解暑、清热泻火、消肿止痛等多种功用。

【临床验证】采用寒冰止痒散外用涂抹（3～4次/d）治疗符合诊断标准的热痱病68例，结果治疗组临床痊愈率、有效率、总有效率分别为73.53%、23.53%、97.06%；寒冰止痒散外用涂抹（3～4次/d）治疗符合诊断标准的间擦疹60例，结果治疗组临床痊愈率、显效率、有效率、总有效率分别为73.33%、13.33%、8.33%、94.99%。

寒冰止痒散外用涂抹（3～4次/d）治疗符合诊断标准的尿布皮炎60例，结果治疗组临床痊愈率、显效率、有效率、总有效率分别为63.33%、21.67%、8.33%、93.33%。

第三节　皮肤科中成药合理应用原则

中成药是在中医药理论的指导下，以中药饮片为原料，按规定的处方和标准制成具有一定规格的剂型，可直接用于防治疾病的制剂。

中成药具有特定的名称和剂型，在标签和说明书上注明了批准文号、品名、规格、处方成分、功效和适应证、用法用量、禁忌、注意事项、生产批号、有效期等内容。目前我国现有中成药8000余种。2005年中华人民共和国药典（中药类）收录品种500多种，剂型40多种，科别涉及内、外、妇、儿、骨伤、皮肤、五官等科。

中成药是祖国医药学一个重要组成部分，因其使用方便、易于携带保存、副作用较小、疗效稳定，受到临床医师及广大患者的欢迎和重视。浙江某院对 2001～2004 年门诊和病房中西药配伍情况统计发现，该院 3 年间，中成药消耗金额从 206 余万元增长到 658 余万元，占所有药物的比例由 16.26% 增长到 18.62%；住院患者中西药联合应用比例达 68.76%，门诊中西药合用比例也达到 11.06%。

当前中成药的使用存在较多误区，如辨证不准确，药不对证；药的用法用量不当；含毒性药材中成药的不合理应用；联合用药不合理；中药针剂工艺不够精密，容易出现不良反应；疗程不明确；误解中药无毒随意用；很多中成药是 OTC 药品，患者自行购买；西医比中医用得多等。这些误区广泛存在于患者及临床医师对中成药的使用中。据调查，绝大多数患者使用中成药的原因是服用方便，认为其没有副作用，且适合自己的疾病。而大多数被调查的临床医生（90.1%）认为中成药在临床上可以与其他药联合应用。正是由于对中成药临床使用不够合理，导致中成药临床使用出现最大问题，即疗效不好，其中，不注重辨证论治和不明确其适应证是最主要原因。

因此，为提高中成药的临床疗效，保障患者用药安全，充分发挥中医药优势与特色，临床医师必须掌握中成药的合理应用原则。

一、中成药临床使用原则

1. 熟悉所使用的中成药。要能正确理解中医术语，如祛风除湿、润燥止痒、凉血活血、柔肝和胃等；要熟读其说明书，了解其主要成分并关注其不良反应和注意事项，对其服药的疗程有所掌握等。

2. 合理选择给药途径。能口服，不注射；能肌注，不静滴。尤其是在使用中药注射剂时，用药前需详细询问过敏史，要按照药品说明书推荐的剂量、调配要求、给药速度和疗程用药，要辨证使用，单独使用，并加强用药监护。

3. 用法用量要合理。高扬等曾对 58037 张门诊中成药处方用药进行调查，结果发现用法用量不合理所致的不合理处方数量最多，占不合理处方总数的 32.3%。此外，用药剂量不合理，也是中成药临床疗效不好的原因之一。

4. 辨证用药：是中成药应用的主要原则。即依据中医理论和临床症状对疾病进行辨证，针对证型确定治则治法，选定适宜的中成药。

不同祛风止痒剂适用于不同病症，乌蛇止痒丸养血祛风，燥湿止痒，用于风湿热邪蕴于肌肤所致的荨麻疹、皮肤瘙痒症等；花蛇解痒胶囊可祛风清热，凉血止痒，用于血热风盛证之瘙痒病；肤痒颗粒祛风活血、除湿止痒，用于皮肤瘙痒病，荨麻疹等；荆肤止痒颗粒祛风、除湿、清热解毒、止痒，用于儿童风热型或湿热型丘疹性荨麻疹；消风止痒胶囊疏风清热、除湿止痒，可用于风热束表证荨麻疹、湿疹、皮肤瘙痒症、神经性皮炎、丘疹性荨麻疹等；润燥止痒胶囊养血滋阴、祛风止痒、润肠通便，主要适用于血虚风燥所致的皮肤瘙痒、痤疮、便秘等。

祛湿的中成药在皮肤科的应用同样广泛。如龙胆泻肝丸，主要是清利肝胆湿热，对于有肝经实火和湿热的皮肤病尤为适宜，如急性湿疹、接触性皮炎、脂溢性皮炎、带状疱疹等，共同的皮疹特征为急性、有渗出倾向，多伴有口苦、尿黄、舌红苔黄，脉弦数有力。二妙丸能清热、燥湿、通痹，主要用于湿热下注所致的阴囊、下肢湿疹、溃疡、丹毒等，其皮损特征主要集中在人体下部，皮疹红肿，伴有舌质红苔黄腻，脉滑数。四妙丸为在二妙丸的基础上加牛膝、薏苡仁，能清利湿热、舒筋壮骨，主要用于湿热下注所致的湿疹、亚急性湿疹、郁积性皮炎，以及两足麻木、痿软等。参苓白术丸功在补脾胃、益肺气，主要用于治疗脾虚湿盛所致的慢性皮炎、湿疹、脱发等。

5. 辨病辨证结合用药：即将中医辨证与辨病相结合、西医辨病与中医辨证相结合，选用相应的中成药。不能仅根据西医诊断选用中成药。

为规范中成药在银屑病和湿疹的使用，由刘巧教授牵头，中国医师协会皮肤科医师分会中西医皮肤科亚专业委员会组织国内知名皮肤科专家参加制定了《中成药治疗寻常痤疮专家共识（2016）》、《中成药治疗寻常性银屑病专家共识（2014）》和《外用中成药治疗湿疹皮炎专家共识（2012）（2014）》。

在痤疮中成药治疗的选择上，肺经风热证的治疗以宣肺清热为主，可辅以清肺胃实热、通利二便，故可选用银翘解毒丸以疏风解表、清热解毒，若兼有肺胃热盛证，如体质壮实、面部皮脂溢出明显、舌苔黄厚、口气重或大便干结、便秘等，可选用防风通圣丸清肺胃实热、通利二便。湿热蕴结证应清热燥湿，泻火解毒，消肿止痛，面部以炎性丘疹、脓疱为主要表现，无明显次症者，可首选金花消痤丸；若出现少量结节、囊肿者，可选用一清胶囊；兼有肝胆湿热证，如舌质红、舌苔黄、口干口苦或心烦多梦等症状者，可选用消痤丸清热利湿解毒。痰瘀互结证治宜化痰散结、活血化瘀，若皮损以囊肿为主，色暗或紫，经久不退，可选用大黄蜇虫丸、血府逐瘀胶囊或桂枝茯苓丸；皮损以面部结节囊肿为主要表现，若无其他明显次症者，可首选皮肤病血毒丸，若皮损处炎症反应剧烈，临近淋巴结肿大，可选清热凉血重剂，如复方珍珠暗疮片。冲任不调证，治宜调摄冲任，辅以滋补肝肾之阴，清虚热。六味地黄丸适用于中青年女性迟发性痤疮，此类痤疮皮损表现为粉刺、丘疹、结节，颜色暗红，分布以颧部为主，同时伴有腰膝酸软、眩晕耳鸣、五心烦热等肾阴虚症状。若中年女性痤疮患者伴有潮热、自汗、心烦、失眠等更年期症状，可辨证选用功劳去火片。逍遥丸和丹参酮胶囊适用于月经前面部皮疹明显增多、月经后皮疹减少或减轻的患者，此类患者发疹部位多与男性须疮的发疹部位相似，以丘疹、脓疱结节为主，若患者具有心烦易怒、情绪急躁、胃口差、情绪紧张等次症，则更适宜选用逍遥丸。

　　中成药治疗银屑病也有一定疗效，克银丸清热解毒、祛风止痒，用于血热风燥银屑病；郁金银屑片疏通气血、软坚散结、清热燥湿、杀菌解毒，适宜于血虚风燥证；银屑灵冲剂清热利湿、解毒消肿、祛风止痒，用于血热风燥证之银屑病；消银片清热凉血、养血润燥、祛风止痒，血热、血虚风燥均可使用，皮疹特征为皮疹泛发，多呈点滴状，基底鲜红色，表面覆有银白色鳞屑，或表面覆有较厚的银白色鳞屑，较干燥，基底淡红色，瘙痒明显；复方青黛胶囊清热解毒、化瘀消斑、祛风止痒，适宜于进行期银屑病，皮疹表现为红斑、丘疹、鳞屑多、干燥、瘙痒明显，皮疹基底鲜红，时有新发皮疹。还可用于多形性红斑，玫瑰糠疹，药疹等。

　　治疗湿疹的中成药可分为以下几类：①养血润燥类：此类药物多用于慢性湿疹，多因血虚风燥，肌肤失养，皮损特征为红斑、丘疹、鳞屑、色淡红或暗红，皮肤干燥，层层脱屑，瘙痒明显等。如湿毒清胶囊有养血润燥、化湿解毒、祛风止痒的功效；润燥止痒胶囊有养血滋阴、祛风止痒、润肠通便之功效；肤痒颗粒有祛风活血、除湿止痒的功效；②清热燥湿类：此类药多用于急性或亚急性湿疹，多因湿热蕴肤或脾虚湿蕴，皮损特征为红斑色红、丘疹、水疱，渗出倾向，瘙痒剧烈等，如百癣夏塔热片有清除异常黏液质、胆液质及败血、消肿止痒之功效；二妙丸有燥湿清热之功效；苦参片有清热燥湿、杀虫之功效；黄柏胶囊有清热燥湿、泻火除蒸、解毒疗疮之功效；当归苦参丸有凉血、祛湿之功效；③祛风止痒类：不管是急性、亚急性或慢性湿疹，多需配伍此类药物以止痒，如祛风止痒口服液有养血活血、清利湿热、祛风止痒之功；消风止痒颗粒有消风清热、除湿止痒之功效；④益气固表类：玉屏风颗粒有益气固表、疏风散表、祛风止痒之功效。

此外，在治疗白癜风的中成药选择上，白灵片和白癜风胶囊养血祛风、活血通络，用于气血不和证，主要症见发病时间长短不一，白斑发生多较突然，发展较快，白斑色淡或粉红，分布常无规律，可伴有瘙痒，舌淡，苔薄，脉细等。白蚀丸补益肝肾、活血祛瘀、养血祛风，适宜于因肝肾不足、血虚风盛所致者，主要症见发病较久，发展缓慢，白斑边界清楚，斑内毛发发白，可局限可泛发，伴有全身肝肾不足表现，如头昏、耳鸣、腰膝酸软、舌淡或红、苔少、脉细数等。

荨麻疹风热束表多用防风通圣丸、消风止痒冲剂、荨麻疹丸和银翘解毒丸，皮疹主要特征为风团色红，遇热加剧，得冷则减并伴有风热症状；风寒束表选用参苏丸，主要症见风团色白或淡，遇风遇冷加重，得暖则减，冬清夏重，舌质淡，苔白，脉浮紧。风热湿困用湿毒清胶囊，患者多伴有脘腹疼痛、恶心、呕吐、大便溏，舌红苔黄腻，脉滑数等症状；血虚风燥多用乌蛇止痒丸，卫表不固选用玉屏风散，多用于慢性荨麻疹，常年缠绵，劳累后加重，伴有倦怠乏力等症状。

二、中成药联合用药原则

1. 当疾病复杂，一个中成药不能满足所有证候时，可以联合应用多种中成药。

2. 多种中成药的联合应用，应遵循药效互补原则及增效减毒原则。功能相同或基本相同的中成药原则上不宜叠加使用。功效不同的中成药应注意辨证论治和证候禁忌，如金匮肾气丸与牛黄解毒丸不宜合用。

3. 药性峻烈的或含毒性成分的药物应避免重复使用。如朱砂安神丸与天王补心丹合用两者均含朱砂，均可增加有毒药物的服用量，加大中毒或产生不良反应的可能性。牛黄解毒片与六神丸或喉症丸均含有雄黄，合用其有毒成分砷的用量加大了 2～3 倍，可引起砷角化病及砷黑变病。

4. 合并用药时，注意中成药的各药味、各成分间的配伍禁忌。如大活络丹、尪痹冲剂、天麻丸等均含有附子，而止咳化痰的药物中的川贝枇杷露、蛇胆川贝液、通宣理肺丸等分别含有川贝、半夏等成分，附子与川贝、半夏属"十八反"。复方羊角冲剂含川乌与蜜炼川贝枇杷膏含川贝的合用，属禁忌之例。

5. 一些病证可采用中成药的内服与外用药联合使用。

三、中成药与西药联合使用原则

针对具体疾病制定用药方案，考虑中西药物的主辅地位确定给药剂量、给药时间、给药途径。

1. 中成药与西药如无明确禁忌，可以联合应用，给药途径相同的，应分开使用。

2. 应避免副作用相似的中西药联合使用，也应避免有不良相互作用的中西药联合使用。

某些中成药与西药联用能增强疗效，减轻毒副作用：如香连丸与广谱抗菌增效剂 TMP 联用后，可使其抗菌活性增强 16 倍；六味地黄丸与激素类（泼尼松）药物伍用，对由单独使用激素治疗，因疗程长，不良反应严重而影响治疗的紫癜肾炎患者，可减少和缩短激素治疗用量和时间，提高临床疗效，使不良反应明显减轻；青霉素与金银花联用，可加强青霉素对耐药性金黄色葡萄球菌的抑制作用。

但还有一些中成药与西药联用可使药效降低或消失、不良反应增加或引起药源性疾病：如一些中成药含有甘草，与水杨酸衍生物合用，能使消化道溃疡的发病率增加；复方丹参片与葡萄糖酸钙、胃舒平等含有金属离子的西药同服，因复方丹参中的丹参酮为酚性成分，能与金属离子作用产生不易被吸收的络合物，增加了药物的排泄率，致使药效降低；壮骨关节丸与雷公藤多苷片合用，增强了药物对肝脏的毒性作用。一些中西医注射剂合用也会引起不良反应：丹参注射液与低分子右旋糖酐合用，可能出现过敏性休克或药疹，与脉通液合用，可能出现过敏性休克；清开灵与青霉素、鱼腥草和普鲁卡因青霉素、川芎嗪和低分子右旋糖酐配伍可能出现过敏反应甚至休克。

四、中成药也会有副作用

长期应用应注意肝肾功能、血尿常规的常规监测。如双黄连注射液、清开灵注射液、蝮蛇抗栓酶、穿琥宁注射液、复方丹参滴注液等可能会导致过敏反应、过敏性休克、药疹等；葛根素可能会引起发热、药疹等；含马兜铃的中药如关木通、马兜铃、青木香、寻骨风、朱砂莲、天仙藤等增加肾损害的危险。

综上所述，中成药治疗皮肤病有一定疗效，但临床应用要遵循用药禁忌包括配伍禁忌、妊娠禁忌、老年儿童禁忌、病证禁忌、服药食忌和中西医联用等各项原则，以期达到提高中成药疗效，减少中药不良反应发生率，降低患者医疗费用，充分发挥中医特色等目的。

第四章　特色疗法

一、倒模面膜术

【简介】倒模面膜术，是将护肤品或药物、按摩及理疗有机地结合起来，用特制的倒模粉用水调成糊状，敷于面部，达到治疗损容性皮肤疾病和改善皮肤状况的一种治疗方法。

【原理】倒模面膜术可分为冷倒模面膜和热倒模面膜两种。

（1）冷倒模面膜　以相应外用药物为底膜，结合冷倒模粉的清凉及冷喷剂的冷却效应，达到消炎、消肿、祛脂、止痒、杀菌等作用。

（2）热倒模面膜　以相应外用药物或护肤品为底膜，利用热倒模及热喷剂的热效应，使毛囊和毛细血管扩张，促进皮脂腺分泌，改善皮肤微循环，使护肤品及药物得到很好地吸收。

【适应证】冷倒模面膜主要适用于敏感性皮肤的护理以及急性皮炎、接触性皮炎、脂溢性皮炎、毛细血管扩张痣、酒渣鼻、激素依赖性皮炎、油性皮肤等的治疗；对冷刺激敏感者、局部血液循环障碍者禁用。干、中性皮肤慎用。热倒模面膜主要适用于中性及干性皮肤的护理，慢性皮炎、色素沉着斑、黄褐斑、细皱纹等的治疗。急性皮炎、毛细血管扩张症、高血压病患者等禁用。

【操作方法】中药倒模面膜术具体操作方法如下。

（1）患者平卧，用毛巾将理顺的头发包裹好，以利操作。

（2）使用清洁剂或洗面奶清洁面部皮肤。

（3）使用按摩霜，利用其润滑作用，依需要做按摩治疗。

（4）按摩手法

①双颊螺旋式按摩。四指指腹在双颊由内向外做螺旋形按摩。

②额肌弹拨。四指并拢，弹按上额部肌肉。

③鼻旁推抹。由鼻根两旁至鼻唇沟再转向两颊有节奏地推抹。

④额部外抹。双手拇指指腹由鼻根向上沿额至发际向两侧太阳穴外按摩。

⑤消除鱼尾纹。用双手小鱼际轻贴眼外角皮肤，由内向外弧形按摩。

⑥眼轮匝肌圆形揉摩。用中指、食指指腹沿眼眶周围分别作顺时针、逆时针方向环形揉摩。

⑦口轮匝肌圆形揉摩。一手托住下巴，另一手做口周围圆形揉摩，然后两手交替。

⑧下颏弹拨。双手指腹由下向上有节奏地弹拨下颏，如弹琴样。

⑨双颊部颤抖。双手小鱼际从下颌骨向上颤抖双颊部。

⑩拍打双颊送气。双手手指并拢，掌心微凹，有节奏地轻轻拍打双颊。

⑪额部切叩。双手五指并拢，以尺侧有节奏地叩打额角。

⑫按摩穴位。颊车，双手食指点按；迎香，双手食指点按；攒竹，双手拇指点按；太阳，双手拇指点按。

上述 12 组手法，每组按摩 30 次左右，手法要求柔和、轻快、短时，时间约 15 分钟。

（5）用脱脂药棉将眼、眉、口及发际做保护性遮盖。

（6）取 250～350g 医用成型粉（煅石膏）加 42～46℃的清水，调成糊状，迅速而均匀地倒于面部（鼻孔除外），然后盖以面罩。

（7）面部模型冷却后，掀起已凝固的面膜脱模，清洁面部。

全部过程约需 1 个小时。

【注意事项】

（1）中药面膜治疗是集按摩、药物、理疗为一体，三者缺一不可，而且每个方面都是重要环节，不可厚此薄彼，应全套连贯，井然有序。

（2）严格按照面部按摩的要求进行。

（3）禁止使用含皮质类固醇激素，有刺激性，易引起色素沉着，或有毒副作用的按摩乳剂。

（4）石膏倒模时，应采用优质医用煅石膏，稀稠度要适中，操作时要迅速而均匀。

（5）治疗中注意观察患者有无不适情况，如瘙痒、灼热、刺痛等，如有上述不适应立即停止治疗，并予冷喷、硼酸湿敷等对症处理。

二、火针

【简介】火针，是中医的一种传统外治疗法，古称"燔针""焠刺""烧针"等。是将针在火上烧红后，快速刺入人体的一定穴位或部位，以治疗疾病的方法。火针疗法最早见于《灵枢·官针》篇："焠刺者，刺燔针则取痹也"。张仲景在《伤寒论》中说："表里俱虚，阴阳气并竭，无阳则阴独，复加烧针"。

【原理】火针疗法的作用体现在两个方面。一方面火针可温热助阳、激发经气，故可疏通经络、行气活血、调理脏腑、扶助人体正气、扶正祛邪；另一方面火针又能刺激局部，疏通经络，调和气血，促进局部气血通畅，扩张毛细血管，促进血液循环，加强营养供给。所以，火针疗法具有温经散寒、补益阳气、调和气血、畅通经络、去腐生肌之效。

【适应证】火针疗法在皮肤科的应用较广，常用于湿疹、神经性皮炎、结节性痒疹、扁平疣、寻常疣、痤疮、带状疱疹、白癜风、体股癣、疥疮等多种皮肤病的治疗。

【操作方法】火针疗法的具体操作方法如下。

（1）帮助患者采取适当的体位，充分暴露皮损部位，以利操作。

（2）根据皮损特点，选取相应的火针针具。

（3）将火针在酒精灯上烧至通红，施以点刺手法，即快速刺入皮损、穴位或特定部位一定的深度，然后快速起针。

【注意事项】

（1）火针刺激强烈，孕妇及年老体弱者慎用。

（2）使用火针时，必须细心慎重，动作敏捷、准确，避开血管、肌腱、神经干及内脏器官，以防损伤。

（3）火针必须将针烧红，速刺速起，不能停留，深浅适度。

（4）火针治疗前，要做好病人思想工作，解除思想顾虑，消除紧张心理，取得病人配合，然后方可进行治疗。

（5）火针治疗时，皮肤可出现微红、灼热、轻度肿痛、痒等症状，属于正常现象，不需要处理，1周内会自行消失。若红肿出现脓点，可保持局部清洁，防止感染。若红肿加重，分泌物增多，可外敷硼酸溶液。如刺破血管，引起血流不止，可立即用消毒干棉球压迫止血。

（6）火针治疗后，要嘱患者治疗部位在24～48小时内不要触水，避免感染。必要时可外搽消炎药膏预防感染。

三、药浴

【简介】中药药浴，是以中医传统理论为指导，在浴水中加入一定的中草药洗浴全身或局部，以达到治疗疾病的一种传统的外治方法。早在《黄帝内经》中就有提及，"其有邪者，渍形以为汗"。

【原理】中药煎汤洗浴患者的全身或局部，可使药物透过皮肤、孔窍、腧穴等部位直接吸收，进入经脉血络，输布全身，以发挥其疏通经络、调和气血、解毒化瘀、扶正祛邪的作用。

研究表明，药浴浴液中的药物离子通过皮肤、黏膜的吸收和扩散等途径进入人体内，避免了肝的首关效应，增加了病灶局部有效药物的浓度，直接针对病因、病位发挥作用。同时通过湿热刺激使局部的血管扩张，促进局部和全身的血液循环，使局部组织营养和全身功能得以改善，从而达到治疗的目的。另外，皮肤先经药液浸泡、浴洗后，其渗出物、痂皮、鳞屑及污染物被清除，更有利于下一步的外用药物治疗或物理治疗。

西医学研究证明，药浴疗法能通过热、药的共同作用，不仅可以加速皮肤对药物的吸收，还可使毛细血管扩张，促使血液循环，增加局部血、氧供应，改善微循环，维持皮肤正常的新陈代谢作用。

【适应证】中药药浴在皮肤科应用较为广泛，可以治疗银屑病、湿疹、皮肤瘙痒症、脓疱疮、手足癣、天疱疮等多种皮肤疾病。

【操作方法】药浴的操作方法如下。

（1）药浴室准备

①室温：室温以 20～25℃ 为宜。湿度保持在 50%～60%。

②浴室消毒：治疗前以臭氧消毒机做室内空气消毒，每次 60 分钟；治疗完毕再做一次臭氧消毒后才进行室内清洁。每次用清洗消毒液拖抹地面、墙裙两次。

③浴桶消毒：浴桶经过清洗消毒液浸泡后，用流水清洗两遍，垫大小合适的塑料薄膜于浴桶内。

④浴室设备：浴室内应配备换气扇、紧急呼叫设备，浴室外应配备相应急救物品。

（2）药浴中

①水温：药浴的水温因人因病而异。对年老体弱者，药浴温度不宜过高；对渗出性皮肤病以温而偏凉为宜；对局部角化、肥厚性皮肤病，水温可适当调高。

②水位：水位一般不能淹没前胸，以在双乳以下为宜。

③时间：浸浴时间以 10～30 分钟为宜。

（3）药浴后

当代中医皮肤科临床家丛书（第三辑）

刘　巧

①药浴后饮适量白开水或者淡盐水以补充体内流失的水分。

②注意保暖，避免受凉。

（4）药物应用原则

①以红斑为主者多选用清热凉血药，如生大黄、黄柏、黄芩、黄连、苦参等。

②以丘疹为主者多选用轻清透表药，如金银花、土茯苓、薄荷、野菊花、蒲公英等。

③以皮损肥厚浸润者，多选用五倍子、透骨草、白蒺藜、川芎、姜黄等药物。

④痒甚者加祛风止痒类药物，如防风、荆芥、蛇床子、白鲜皮、地肤子等。

⑤皮损干燥者加生地黄、当归、侧柏叶、丹参、天冬、鸡血藤等。

⑥皮损伴渗出者，加马齿苋、生地榆、黄柏等。

⑦伴关节痛者，加五加皮、徐长卿、威灵仙等。

【注意事项】

①药浴前向患者做好宣教，使患者了解药浴的注意事项。

②药浴前30~60分钟需要进食，避免空腹治疗引起眩晕等不适。

③妇女月经期不能药浴。

④心脏病、高血压病、有出血倾向、严重肝肾疾病、恶性肿瘤、主动脉瘤等疾病的患者不宜药浴。

⑤对于儿童、老年体弱患者，不宜单独浸浴，应有家属陪同，洗浴时间不宜过长。

⑥药浴过程中，严密注意患者的反应，若患者出现头晕、气促、心慌、面色苍白等症状，应立即停止浸泡，将患者移至阴凉通风处平卧，密切观察生命体征，必要时吸氧。

四、中药汽疗

【简介】中药汽疗又称为中药熏蒸疗法、中药汽浴疗法等，是利用配制好的中草药经煎煮后产生中药药汽，利于全身皮肤、穴位、孔窍吸收渗透药物，通过皮肤的吸收、渗透、排泄等作用，促进血液循环，扩张毛细血管，通达经络，从而达到镇痛、消炎、杀菌的效果。熏蒸产生的药汽经皮肤及穴位被患者吸收，避免了药物对消化道的刺激，减轻了肝、肾的负担。

自汉代以来，熏洗疗法被广泛地应用于临床各科。到清代，中药汽疗趋于成熟。新中国成立后，随着科学技术的日新月异，中药汽疗无论是理论还是实践均有相应的发展，逐渐广泛用于休闲保健、康复疗养和临床治疗等诸多方面。中药汽疗包括中药局部熏蒸和全身熏蒸。局部熏蒸的部位包括头面部、躯干、四肢及各大小关节等；全身熏蒸则指全身性的中药汽疗。目前，中药局部熏蒸和全身熏蒸都有相应的仪器设备在临床中使用。

【原理】中药汽疗的作用机制主要表现在两个方面：直接作用和间接作用。

（1）直接作用　中药汽疗时药物通过皮肤、孔窍、腧穴等部位，深入腠理、脏腑，能更快地输布全身，以发挥其药理作用。药物直接接触病灶，根据药性可起到清热解毒、消肿镇痛、祛风止痒、拔毒祛腐等作用。用于治疗体表的疹、癣、疥等皮肤病以及疮疡肿毒、软组织损伤等疾病，效果显著。现代药理学认为，通过中药化学成分刺激皮肤感受器，不仅可以发挥其化学作用，也可通过药物渗透、吸收和经络传布，达到"以外调内"的作用，可以起到与内服药物同样的效果。

（2）间接作用　是指除了药物本身的作用之外，温热刺激、机械物理等对局部的刺激，可以通过经络系统的调节而起到纠正脏腑、阴阳、气血的偏盛偏衰，补虚泻实，扶正祛邪等作用。大量的临床观察和实验研究表明，温热刺激能引起皮肤或患处的血管扩张，促使局部和周边的血液和淋巴循环加快，除了促进药物发挥直接治疗作用外，还能使新陈代谢旺盛，并能疏通经络，改善局部组织营养和全身功能。同时又能刺激皮肤的神经末梢感受器，通过神经系统，形成新的反射，从而破坏了原有的病理反射联系，达到治疗疾病的目的。

中药汽疗是以热药蒸汽为治疗因子的化学、物理综合疗法，在皮肤或患部进行直接药物汽雾熏蒸，运用温热作用，温通解凝、疏通经络、促进血液循环；受热药物汽化，直达病灶，调和气血，改善局部营养状况以及全身功能，让体内的毒素和多余的废物通过血液循环随汗排出体外，达到保健治病的功效。

【适应证】中药汽疗在皮肤科的应用比较广泛，主要用于治疗湿疹、痒疹、银屑病、硬皮病、皮肤瘙痒症、神经性皮炎、手足癣等。

【操作方法】中药汽疗的具体操作方法如下。

（1）局部熏蒸

①物品准备：中药煎液。

②核对患者姓名、治疗部位，评估患者情况，帮助患者摆好体位。

③根据医嘱调配药液，设定治疗温度（37～40℃）和治疗时间（一般20分钟）。

④熏蒸完毕，不用清水冲洗，擦干皮肤即可。

（2）全身熏蒸

①物品准备：中药煎液。

②核对患者姓名，评估患者情况，告知患者治疗时的注意事项。

③开启熏蒸仪，设定治疗温度（37～40℃）和治疗时间（一般20分钟）。

④根据医嘱调配药液，加适量水后加盖，接通煎药器和热盘电源。温度显示37℃时，调整治疗舱姿势，帮助患者进舱治疗。

⑤治疗结束后，调整治疗舱姿势，打开舱盖，帮助患者出舱，合上舱盖，对治疗舱进行消毒。

⑥熏蒸完毕，不需用清水冲洗，擦干皮肤即可。

【注意事项】

（1）中药汽疗时，应注意防止烫伤，仪器设备宜牢靠稳妥。

（2）儿童及年老体弱者，熏蒸时间不宜过长且需家属陪同。

（3）治疗前先向患者做好解释，告知其安全、可靠性，消除思想顾虑。治疗前后应饮用适量白开水以补充丢失水分。必须待汗干，穿好衣服后再外出，以免感冒。

（4）治疗时间严格控制在15～20分钟，而具体治疗温度应以患者舒适或能耐受为宜（患者微微出汗）。

（5）治疗结束后，嘱患者慢慢起身，以免体位骤然改变而影响血压变化。

（6）患有急性传染病、重症心脏病、高血压、重度贫血、动脉硬化症、动脉瘤等疾病的患者及温热感觉障碍者、严重出血者、对药物过敏者禁用。孕妇及月经期妇女禁用全身熏蒸，孕妇慎用局部熏蒸。

五、拔罐

【简介】拔罐疗法又名"火罐气""吸筒疗法"，古称"角法"。这是一种以杯或罐作为工具，借助热力或抽气排去其中的空气产生负压，使吸着于皮肤，造成瘀血现象的一种疗法。拔罐属于中医的传统疗法，早在《五十二病方》中就有关于"角法"的记载。拔罐疗法具有通经活络、行气活血、消肿止痛、祛风散寒等作用。

目前常用的拔罐工具有玻璃罐、陶瓷罐、竹罐、抽气罐等。中医认为拔罐可以开泄腠理、扶正祛邪、疏通经络、调理气血。通过拔罐的吸拔作用，可以引导营卫之气的输布，鼓动经脉气血的运行，濡养脏腑组织器官，温煦皮毛，同时振奋虚衰的脏腑机能，调整机体的阴阳平衡，使气血得以调理，从而达到保健治病的目的。

【原理】现代医家经临床及研究认为，拔罐的作用机制主要有以下三点：

（1）机械刺激作用

拔罐疗法通过负压作用，机械性地刺激了施术部位的神经、肌肉、血管以及皮下的腺体，从而引起一系列的神经内分泌反应，达到调节血管舒缩功能和改善血管通透性的效果。

（2）负压效应

拔罐疗法的负压作用可使局部毛细血管迅速充血甚至破裂，红细胞受到破坏，发生溶血现象。红细胞被破坏后所释放的血红蛋白，通过神经系统对组织器官的功能进行双向调节，同时促进白细胞的吞噬作用，提高皮肤对外界变化的敏感性及耐受力，从而增强机体的免疫力。其次，负压的强大吸拔力可使汗毛孔充分张开，汗腺和皮脂腺的功能受到刺激而加强，皮肤表层衰老细胞脱落，从而是使体内的毒素、废物得以加速排出。

（3）温热作用

拔罐局部的温热作用不仅使血管扩张、血流量增加，而且可增强血管壁的通透性和细胞的吞噬能力。拔罐处血管紧张度及黏膜渗透性的改变，淋巴循环加速，吞噬作用加强，对感染性病灶，无疑形成了一个抗生物性病因的良好环境。另外，溶血现象可产生类组胺的物质，随体液散布全身，增强器官的功能，对人体起到了保健及治疗的作用。

【适应证】拔罐疗法在皮肤科的临床中常用于治疗湿疹、荨麻疹、结节性痒疹、银屑病、白癜风等。

【操作方法】拔罐疗法（以火罐为例）一般有留罐、走罐、闪罐、刺络拔罐等四种操作方法。操作前安抚病人，缓解患者紧张情绪，指导患者摆出相应的体位，检查罐口是否光滑、有无残破。

（1）留罐：用镊子夹持95%的酒精棉球，点燃后在罐内绕行1或2周，排出罐内空气，快速将罐口吸拔于施术部位或穴位，若吸附得太紧，则可轻压罐口边缘的皮肤，使罐内进入少许空气以降低负压；若吸附得太松，则取罐后重新吸拔。留罐时间一般 5～10 分钟为宜。起罐时左手轻按罐子，向左倾斜，右手以食、中二指或棉签按准罐口右侧的皮肤，轻轻下压，使罐口漏出空隙，透入空气，吸力消失，罐子自然脱落。

（2）走罐：在施术部位或穴位均匀涂抹润滑剂或药物，将罐吸附于皮肤后，用手握紧罐子，使罐体向一侧稍稍倾斜，然后将罐子向倾斜方的对侧推拉移动，往返操作至皮肤出现潮红或瘀血。

（3）闪罐：将罐吸拔于皮肤后，立即起下，反复多次，以皮肤潮红为度。

（4）刺络拔罐：在施术部位或穴位常规消毒后，先用梅花针或三棱针等针具叩刺或点刺出血，再施以留罐法，待血液基本凝固后起罐。嘱患者保持伤口清洁干燥，24 小时内不可触水，可外搽消炎药膏以避免感染。

【注意事项】

（1）体位须适当，局部皮肉如有皱纹、松弛、瘢痕、多毛及体位移动等，火罐易脱落。

（2）根据不同部位，选用大小合适的罐。应用投火法拔罐时，火焰须旺，动作要快，使罐口向上倾斜，避免火源掉下烫伤皮肤。应用闪火法时，棉花棒蘸酒精不要太多，以防酒精滴下烧伤皮肤。用贴棉法时，须防止燃着的棉花脱下。用架火法时，扣罩要准确，不要把燃着的火架撞翻。用煮水罐时，应甩去罐中的热水，以免烫伤病人的皮肤。

（3）若烫伤或留罐时间太长而皮肤起水疱时，小水疱勿须处理，等其自行吸收即可；水疱较大时，可用消毒针将水放出，硼酸溶液湿敷，再涂以甲紫药水或消炎药膏，必要时以消毒纱布包敷，以防感染。

（4）在应用针罐时，须防止肌肉收缩，发生弯针，并避免将针撞压入深处，造成损伤。胸背部腧穴均宜慎用。

（5）在应用刺血拔罐时，针刺皮肤出血的面积，要等于或略大于火罐口径。出血量须适当，每次总量成人以不超过 10ml 为宜。

（6）在使用多罐时，火罐排列的距离一般不宜太近，否则因皮肤被火罐牵拉会产生疼痛，同时因罐子互相排挤，也不宜拔牢。

（7）在应用走罐时，不能在骨突出处推拉，以免损伤皮肤，或火罐漏气脱落。

（8）起罐时手法要轻缓，以一手抵住罐边皮肤，按压一下，使气漏入，罐子即能脱下，不可硬拉或旋动。

（9）皮肤有溃疡或有大血管分布的部位，不宜拔罐。高热抽搐者，以及孕妇的腹部、腰骶部位，亦不宜拔罐。

（10）对有结核病、骨质破坏、严重冠心病及有出血倾向的患者禁用。

六、封脐疗法—海南省适宜技术推广项目

【简介】封脐疗法简称"脐疗"，是将药物放在脐中（神阙穴），上面用胶布或纱布等覆盖固定，以防治疾病的一种方法。封脐疗法在临床中根据病情和治疗的需要，常用的剂型为药末、填药糊、膏药、布膏、药饼等。

脐疗在我国有着悠久的历史，喻文球教授认为，战国时期成书的《灵枢·营卫》篇中关于足厥阴肝脉循行路线的描述指出了脐与脏腑经络的关系，为脐疗法应用于临床奠定了理论基础。唐代药王孙思邈在《千金要方》《千金翼方》中分别有以吴茱萸封脐治疗虚寒腹痛治，以急救暖脐散封脐治疗霍乱吐泻的记载。此后关于封脐疗法的记载很多，清代吴师机的《理瀹骈文》一书对封脐疗法进行了全面论述。

因封脐疗法操作简单、易于掌握、副作用小、价格低廉，被海南省作为第四届基层卫生适宜技术推广项目，向全省各市县医疗卫生机构推广。

【原理】综合中医的传统理论和西医学的研究成果，封脐疗法的作用机制有以下几点。

（1）经络调理

脐为神阙穴，属任脉，依经络理论，任脉与督脉、冲脉皆起于胞中，与阳经相互交通，且任脉又被称为"阴脉之海"，可以调节全身阴经经气。故药物敷贴于脐上，通过药物不断刺激脐穴的作用，可以疏通全身经络，调畅气机，调理脏腑功能，从而达到治疗疾病的目的。

（2）脐部吸收作用

脐在胚胎发育过程中为腹壁最后闭合处，表皮角层最薄，屏障功能最弱，药物最易穿透弥散而被吸收；脐下无脂组织，皮肤和筋膜、腹膜直接相连，故渗透力强，药物容易吸收。人体的脐基本上都是凹陷的，便于置药封贴并维持较长时间。所以在脐部用药，既避免了药物对肝和胃肠道的不良影响，又可以使药效发挥更快、作用时间更长。

（3）药物作用

封脐疗法治疗何种疾病与所选药物有直接关系。如内科疾病常选用健脾益气、培元固本、行气散结的药物；皮肤疾病常选用祛风止痒、活血化瘀、解毒养阴的药物。

当代中医皮肤科临床家丛书（第三辑）

刘巧

（4）神经体液调节

西医学认为，刺激脐部可能会通过神经、体液的传递，激发患者的细胞免疫系统，从而改善各组织器官的功能活动，促进病变部位恢复正常。

【适应证】封脐疗法在皮肤科常用于治疗过敏性、瘙痒性、疼痛性及色素性皮肤病，如荨麻疹、瘙痒症、带状疱疹后遗神经痛、黄褐斑、色素沉着等。

【操作方法】封脐疗法的操作方法如下。

（1）根据病情选定方药。

（2）将选定的药物研细末，或作散剂用，或用调和剂调匀作膏剂用。如为新鲜湿润药物，可直接捣如泥状，作膏剂用。

（3）将患者脐部洗净擦干，然后将配制好的药粉或药膏置入脐中，然后用脐布或纱布垫敷盖固定。

（4）根据病情，每天1次，每次2~3小时，7天1个疗程。

【注意事项】

（1）封脐后如局部有皮疹、痒痛，应暂停3~5天；如出现局部溃疡，应停止敷脐，改用其他疗法。

（2）封脐疗法主要靠局部吸收产生治疗作用，治疗效果较慢，对于一些全身性疾病如免疫疾病的调节则更慢，需治疗一段方可产生治疗效果，早期更换治疗方案是不科学的。

（3）此法对有些病收效较慢，可配合药物内服外搽、针灸、推拿等疗法同时治疗，以提高疗效。

（4）临床为稳妥起见，对孕妇、久病体弱的老人、幼儿以及有严重心脏病、肝脏病等患者，应慎用或不用。

七、梅花针

【简介】梅花针又称皮肤针，为丛针浅刺法，是集合多支短针浅刺人体一定部位和穴位的一种针刺方法，是我国古代"半刺""浮刺""毛刺"等针法的发展，临床应用极为广泛。用梅花针叩刺局部皮肤或穴位，可激发经络功能、调整脏腑气血、扶正祛邪，以达到防治疾病的目的。

【原理】梅花针是浅刺皮肤的针刺方法，刺皮而不伤肉。《素问·皮部论篇》："凡十二经脉者，皮之部也。是故百病之始生也，必先于皮毛。"十二皮部居于人体最外层，可以反映十二经脉的功能活动，也可以体现脏腑功能的盛衰；反之，刺激十二皮部，也可以通过经络连接，调理十二经脉及脏腑的功能。这也是梅花针防治疾病的理论基础。另外，梅花针作用于局部，与按摩的功能相当，可以促进局部血液循环，激发机体免疫系统，从而达到扶正祛邪的目的。

【适应证】梅花针在皮肤科常用于斑秃、神经性皮炎、湿疹、白癜风、结节性痒疹等皮肤病的治疗。

【操作方法】梅花针的具体操作方法如下。

（1）患者取坐或卧位。暴露针刺部位，用75％酒精消毒，术者以右拇、中、无名指握针柄，示指伸直压在针柄上，运用手腕的弹力叩刺，针接触皮肤后立即弹起，要求用力均匀，握针要稳。

（2）根据病情需要，叩刺病灶局部或有关穴位、经络。叩针方向一般由上至下、由内向外进行。

（3）叩刺手法分轻、中、重三种，面部、老弱、妇儿、虚证用轻刺激；痛点、慢性皮肤病局部病灶、实证用重刺激；一般情况用中等刺激。以皮肤潮红或微微出血为度。

（4）每日或隔日1次，一般10次为一个疗程。

【注意事项】

（1）治疗前检查针具，凡针面不平整、针尖有毛钩、锈钝者均不可用。

（2）叩刺时针尖要垂直，避免斜、钩、挑等，以减少患者疼痛。初次治疗患者宜予轻叩刺。

（3）叩刺后如皮肤有过敏样丘疹，应向患者解释清楚，消退后可继续治疗。

（4）重刺有出血者，先用干棉球将渗血擦净，随后再用碘伏棉球消毒，以防止感染。

（5）局部有溃疡或损伤者不宜使用本法。

八、耳针

【简介】耳针疗法是用针刺或其他方法刺激耳穴，以防治疾病的一种方法，它具有操作简便，奏效迅速等特点。

耳针疗法是通过刺激耳穴或反应点来起作用的。耳穴就是内脏或躯体在耳郭上的敏感点，耳郭如一个在子宫内倒置的胎儿。耳垂相当于面部，对耳屏相当于头部，耳甲腔相当于腹部内脏，耳轮角相当于膈，对耳轮相当于躯干，对耳轮的耳甲缘相当于脊柱，耳甲轮上脚相当于下肢，对耳轮的下脚相当于臀部，耳舟相当于上肢，三角窝相当于生殖器，屏间切迹相当于内分泌，耳郭背面相当于背部。

皮肤科耳针疗法耳穴的选用原则为：（1）根据病变部位选穴：如黄褐斑选面颊；（2）根据脏腑经络理论选穴：如痤疮选肺、胃；（3）根据西医理论选穴：如黄褐斑由内分泌失调所致，故选内分泌；（4）根据临床经验选穴；（5）选择敏感点取穴：可用探针或棉签在耳郭上寻找压痛点，其压痛反应点便是所选穴位。

【原理】中医认为，人体虽然分脏腑、九窍、四肢、百骸等，但它们都是整体的一部分，同时每一个局部又是一个小整体。耳朵并不单纯是一个孤立的听觉器官，它和经络脏腑有着密切的联系。六条阳经的经脉循环分别到耳中和耳的周围，手太阳、阳明经及手、足少阳经都进入耳中，足阳明和足太阳经上过耳周。六条阴经经脉循环虽不直接进入耳中或耳的周围，但其经别的循行到达颈项附近后，再合于阳经而上行。因此，也与耳有一定的联系。同时，耳与脏腑的关系密切，肾气通于耳，肾和则耳能闻五音，肺气虚则少气，少气可导致耳聋等。所以，当人体的脏腑或躯体有病时，往往会在耳郭上的一定部位反映出来，如压痛、变形、变色、结节、脱屑等。反过来，刺激这些与脏腑相关的部位，又可调整脏腑功能。耳针疗法，就是通过刺激耳朵的某些部位，来调整相关的脏腑功能，调和营卫，平衡阴阳而达到防治疾病的目的。

【适应证】耳针疗法在皮肤科常用于湿疹、黄褐斑、神经性皮炎、皮肤瘙痒证、带状疱疹（带状疱疹后遗神经痛）、荨麻疹等皮肤病的治疗。

【操作方法】耳针疗法的具体操作方法为如下几点。

（1）根据疾病的诊断确定处方。一方面通过耳诊寻找敏感点，另一方面根据耳穴功能取穴。

（2）消毒使用耳针必须严格消毒。消毒包含两个方面，一是针具的消毒，另外是皮肤消毒。耳穴皮肤消毒先用2%碘酒消毒，再用75%酒精消毒并脱碘。如不严格消毒，感染后容易引起耳骨膜炎，造成不良后果。

（3）左手固定耳郭，绷紧埋针处皮肤，右手用镊子夹住消毒的皮内针柄，轻轻刺入所选穴位皮内，一般刺入针体的2/3，再用胶布固定。一般仅埋患侧单耳，必要时可埋双耳。每日自行按压3次，留针3~5天。如果埋针处疼痛影响睡眠时，应适当调整针尖方向或深浅度。埋针处不宜淋湿浸泡，夏季埋针时间不宜过长，以免感染。

【注意事项】

（1）严格消毒，防止感染。

（2）外耳患有溃疡、湿疹、冻疮破溃诸症时，暂不宜针刺。

（3）有习惯性流产的孕妇禁用耳针。孕妇孕40天～3个月内不宜针刺。5个月后需治疗者，可轻刺激，但不宜用子宫、卵巢、内分泌等穴。

（4）严重心脏病、严重贫血、年老体弱、过度疲劳等患者，慎用或不用，并要防止晕针。

九、天灸

【简介】天灸疗法，是采用对皮肤有刺激性的药物贴敷于穴位或特定部位，使其局部皮肤自然充血、潮红或起疱的治疗方法。因其不用艾火而局部皮肤有类似艾灸的反应，并且作用也非常相似，故名天灸，又称药物灸、发疱灸。

天灸疗法最早见于《五十二病方》，晋代医家葛洪在《肘后备急方》中记载了以药物贴敷穴位使之发疱以治病的验方，唐代医家孙思邈在《千金要方》中提出"天灸"二字，宋代沈括的《梦溪笔谈》、王执中的《针灸资生经》都有关于天灸疗法的记载。明代之后，天灸疗法被更广泛的应用。近代岭南医家在传统天灸疗法的基础上，结合民间天灸疗法和气候条件，发展出了"三伏灸"和"三九灸"。

【原理】目前我们所熟知的，被广大医生和患者都接受的天灸疗法，指的就是三伏天天灸和三九天天灸。三伏灸和三九灸，是根据中医的"天人相应"、"因时制宜"、"冬病夏治"、"春夏养阳"、经络学说等传统理论，选取特定的药物，在三伏天或三九天贴敷于穴位或患处，通过药物的作用及经络的调节，达到疏通经络、调理脏腑、扶正祛邪的目的。

【适应证】天灸疗法在皮肤科主要用于荨麻疹、白癜风、神经性皮炎、银屑病、过敏性鼻炎等疾病的治疗。

【操作方法】天灸疗法（以三伏灸为例）的操作方法如下。

（1）选取多味中药按比例研细末，用姜汁调成膏状，用胶布将块状药膏贴于穴位或皮损处。每伏各贴药一次，贴于相应穴位，各种病证所取的穴位都有所不同。

（2）成人一般贴2～4小时，儿童贴1～2小时，贴药后皮肤有发热感，灼痛感，各人皮肤耐受情况不一样，但以能耐受为度。

（3）敷贴之后，一般人的局部皮肤都会有灼热和红润，如果穴位上的皮肤起疱，效果会更好，证明所贴药物已由皮肤渗入穴位经络，通过经络气血直达病处。

【注意事项】

（1）贴药后如皮肤出现水疱，应注意保护好创面，避免抓破引起感染。

（2）治疗的同时应忌食如牛羊肉、鸭肉、鹅肉、花生及其他煎炸食物。

（3）贴敷期间应禁食生冷刺激性食物，不要贪凉，不要吃肥甘厚腻、生痰助湿的食物，禁食海鲜、虾等易发物，以免影响治疗效果。

（4）三伏灸疗法虽然有较好的效果，但所用中药有些为有毒之品，有些对皮肤有强烈的刺激作用，故孕妇、年老体弱、皮肤过敏等患者应慎用或禁用。

第五章 临床验案撷英

一、湿疹

医案一

林某，女，35 岁。初诊日期：2015 年 4 月 19 日。

【主诉】躯干四肢反复起丘疹伴痒半年，加重半月。

【病史】患者半年前无明显诱因出现躯干、四肢起红色丘疹，伴瘙痒，搔抓后皮肤出血及渗液，无发热，无关节痛，在多家医院治疗，诊断为湿疹，外用糖皮质激素，口服抗组胺药物，复方甘草酸苷，雷公藤多苷片等治疗，病情时好时坏，反复发作。半月前无明显诱因病情复发，前颈部、躯干、四肢屈侧皮肤肿胀起红斑、丘疹，表面渗出明显，瘙痒严重，遂来我院就诊。

【刻诊】精神可，形体壮实，声音洪亮有力，面部油腻，有少量痤疮，自诉瘙痒难忍，睡眠较差，口干口苦，饮食正常，大便干结，小便可，舌红苔白腻，脉滑数。

【专科情况】前颈部、腰腹部、四肢屈侧可见较多散在米粒至蚕豆大小淡红色丘疹，表面浆液性渗出明显，部分其上可见剥蚀面、抓痕、血痂。

【西医诊断】泛发性湿疹。

【中医诊断】湿疮。

【辨证】肝火亢盛夹湿。

【治法】清肝泻火利湿。

【方药】龙胆泻肝汤加减。

龙胆草 6g	黄芩 10g	丹皮 10g	生地黄 30g
莲子心 10g	竹叶 10g	车前子 15g	泽泻 15g
甘草 6g			

7 剂，水煎服，每日 1 剂，分早晚饭后温服。

外用艾大洗剂湿敷，每日 2 次。

【二诊】2015 年 4 月 26 日。患者诉瘙痒明显减轻，渗出减少，口干口苦得以缓解，睡眠较前好转，大便日 1 次，查体：前颈部、腰腹部、四肢屈侧可见较多散在米粒至蚕豆大小淡红色丘疹，表面渗出少许，部分其上可见剥蚀面。舌红苔白，脉较前平稳。前方去龙胆草，继续服用 7 剂。继续外用艾大洗剂。

【三诊】2015 年 5 月 3 日。患者诉瘙痒少许，纳眠可，少许口干口苦，查体：前颈部、腰腹部、双上肢丘疹已变平、红斑变暗，表面干涸未见渗出，双小腿见少许暗红斑，表面见少许痂皮、少许渗出。前方减莲子心、竹叶加川牛膝 15g，薏苡仁 20g，茯苓 10g。7 剂，水煎服，每日 1 剂，分早晚饭后温服。停用艾大洗剂。

【四诊】2015 年 5 月 10 日。患者诉双小腿红斑瘙痒少许，其余皮损无瘙痒，无渗出，无口干口苦。查体：前颈部、腰腹部、双上肢丘疹已变平、红斑变暗，表面干涸见少许鳞屑，双小腿见少许暗红斑，表面见少许鳞屑未见渗出。前方减黄芩加当归 15g，赤芍 10g。7 剂，水煎服，每日 1 剂，分早晚饭后温服。外用尿囊素乳膏保湿巩固疗效即可。

【体会】刘巧教授遵赵炳南老先生的经验，采用龙胆泻肝汤加减，不用柴胡之升散，加用莲子心、竹叶清心热。适应于急性湿疹，皮炎，带状疱疹，药疹等急性炎症性皮肤病。但该方又不可久用，龙胆草过于苦寒，中病即止，故用 7 剂即停用龙胆草，苦寒伤阴。舌红之象好转，说明火热、湿热渐退后期须兼健脾、养血。艾大洗剂具有清热燥湿利湿、祛风止痒，根据皮肤科外用药治疗原则"干对干、湿对湿"采用溶剂湿敷以收敛止痒，临床上取得良好疗效，后期皮损干燥无渗出采用保湿润肤剂加强护理。

医案二

王某，男，28 岁。初诊：2016 年 5 月 11 日。

【主诉】双手反复起水疱伴痒 1 年，加重 7 天。

【病史】患者 1 年前无明显诱因出现双手指侧缘起密集针头大小水疱，部分水疱融合，瘙痒，自行挤破水疱，流少量液体，夏重冬轻，无其他不适，自行外用曲咪新软膏，皮康王，有所好转，但停药反复发作。7 天前因接触海水后出现症状加重，皮损逐渐蔓延至双手掌，瘙痒明显，遂来我院就诊。

【刻诊】精神可，皮损处瘙痒，搔抓留有少许稀薄渗液，手足心多汗，纳少，眠可，易犯困，大便溏、小便可，舌淡苔腻，脉滑。

【专科情况】双手指侧缘可见密集针头大小水疱，部分融合成绿豆大小水疱，部分水疱干涸，脱屑。

【西医诊断】湿疹。

【中医诊断】湿疮。

【辨证】湿蕴肌肤。

【治法】化湿利水。

【方药】除湿胃苓汤加减。

苍术 10g	厚朴 10g	陈皮 6g	白术 10g
茯苓 15g	猪苓 15g	泽泻 15g	白鲜皮 15g
防风 10g	栀子 10g	甘草 6g	

7剂，水煎服，每日1剂，分早晚饭后温服。

外用三黄洗剂外洗，每日2次。

【二诊】2016年5月18日。服上方7剂，效果大为好转，无新发的水疱，大部分水疱已干涸，大便较前干涸，舌质红苔白腻，脉略滑。前方基础上减白鲜皮、猪苓，7剂，水煎服，每日1剂，分早晚饭后温服。外用三黄洗剂。

【三诊】2016年5月25日。服上方7剂，瘙痒少许，未见新发水疱，原水疱完全干涸，手足心汗出减少，舌质淡红苔白，脉平。守上方减栀子、防风加怀山药20g、薏苡仁15g，续服7天，予停用中药外洗。

【体会】患者病史1年、双手掌起小水疱，双手足汗多，纳少，眠可，易犯困，大便溏、小便可，舌淡苔腻，脉滑属脾虚湿盛证，治宜健脾利湿，前期以祛湿为主，后期侧重健脾胃，方用除湿胃苓汤加减。除湿胃苓汤由平胃散（苍术、厚朴、陈皮）和五苓散（桂枝、茯苓、泽泻、猪苓、白术）加减而来，该方集治湿药物为一炉，包括燥湿的苍术，厚朴，行气化湿的陈皮，健脾化湿的白术，利湿的茯苓、猪苓、泽泻，清热化湿的白鲜皮、栀子，祛风胜湿的防风。刘巧教授在海南行医多年，一直强调海南为热带气候，要慎用温燥之品，如桂枝、附子、干姜等，这类药物有激发加重如湿疹、银屑病的风险，故常去五苓散中的桂枝。

医案三

李某，女，18岁，初诊日期：2015年2月27日。

【主诉】全身起红斑、丘疹伴痒2年余，加重1月。

【病史】患者2年前无明显诱因出现四肢、颜面起红斑、丘疹，瘙痒明显，皮损逐渐蔓延至躯干、颈背部，严重时有少许渗出，呈多次在当地医院、诊所就诊，诊断为"慢性湿疹"，予抗过敏、抗炎止痒内服外用治疗，症状得以控制,但易反复。1月前无明显诱因出现颈背部、腰腹部、四肢部红斑、丘疹,表面渗出明显,瘙痒剧烈,今日遂来我院就诊。

【刻诊】颜面、颈背部、腰腹部、四肢见散在指盖至钱币大小红斑、丘疹,表面糜烂渗出明显,部分表面见剥蚀面、抓痕、血痂,皮肤瘙痒剧烈,纳可,眠差,口干心烦,二便正常,舌淡红,苔薄白,脉濡细。

【专科情况】颈背部、腰腹部、四肢见散在指盖至钱币大小红斑、丘疹,皮损处糜烂渗出明显,部分表面见剥蚀面、抓痕、血痂,皮损对称分布。

【西医诊断】慢性湿疹。

【中医诊断】血风疮。

【辨证】血虚风燥型。

【治法】养血祛风,润燥止痒,清热祛湿。

【方药】四物消风散加减。

生地 15g	当归 15g	赤芍 10g	川芎 10g
薄荷后下 3g	蝉蜕 6g	柴胡 10g	荆芥 10g
黄芩 10g	白鲜皮 15g	马齿苋 20g	白茅根 30g
刺蒺藜 15g	甘草 6g		

7剂,水煎服,每日1剂,分早晚饭后温服。

【二诊】2015年3月6日。患者诉服药后瘙痒减轻,渗出减少,口干减轻,纳可,睡眠较前变好,二便正常。查体:颜面、颈背部、腰腹部红斑、斑丘疹明显变暗,表面已干涸,四肢渗出明显减少,表面少许血痂,舌淡红,苔薄白,脉濡细。守方继进,上方减白鲜皮、马齿苋,加麦冬10g。7剂,水煎服,每日1剂,分早晚饭后温服。

【三诊】2015年3月13日。患者诉瘙痒少许,纳眠可,查体:颜面、颈背部、腰腹部红斑变暗,丘疹变平、四肢渗出已干涸,表面少许痂皮,舌淡红,苔薄白,脉细。守上方减白茅根、蝉蜕、柴胡、赤芍、刺蒺藜,加怀山药15g,丹参10g,陈皮6g。7剂,水煎服,每日1剂,分早晚饭后温服。

【四诊】2015年3月20日。自诉无瘙痒,饮食可,睡眠佳,二便调。查体:颜面、颈背部、腰腹部、四肢散在暗红斑,表面少许痂皮、鳞屑,右小腿见两块指盖大小剥蚀面,未见新发,舌淡红苔薄白,脉细。上方基础上减丹参、荆芥,加栀子15g,川牛膝15g。7剂,水煎服,每日1剂,分早晚饭后温服。7剂后电话随访,患者皮损已基本消退,留有少量色素沉着,无瘙痒,嘱患者加强保湿润肤,加强修复皮肤屏障功能。随访2月未复发。

【体会】患者全身起红斑、丘疹伴痒2年余，加重1月，红斑、丘疹，表面糜烂渗出明显，瘙痒剧烈，眠差，口干心烦，舌淡红，苔薄白，脉濡细，属于血虚风燥型，治宜养血祛风、润燥止痒、清热祛湿。患者因长期风湿热邪侵袭暗耗阴血引起皮损瘙痒剧烈、口干心烦、脉濡细，故方中生地、当归入心、肝经以滋阴养血润燥，川芎、赤芍入肝经、凉血和营、行气活血，四药合用以养血祛风，润燥止痒，体现"治风先治血，血行风自灭"之意，共为君药；因患者体内存有风湿热，故用荆芥入血分以祛风止痒；柴胡辛苦，疏散肌表风邪；蝉蜕、薄荷祛风止痒，且不耗阴血，四药合用祛体内外之风为臣，黄芩归心经，清热燥湿兼凉血；马齿苋归肝经清热解毒，白鲜皮清热燥湿兼祛风，三药祛湿热之邪为佐；甘草清热兼调和诸药。二诊患者症状好转，渗出减少故减白鲜皮、马齿苋，加麦冬以免苦寒燥湿之药耗伤阴血；三诊患者瘙痒少许，皮损红斑变暗，丘疹变平、四肢渗出已干涸，减白茅根、蝉蜕、柴胡、赤芍、刺蒺藜，加怀山药15g，丹参10g，陈皮6g健脾胃理气。四诊右小腿见两块指盖大小剥蚀面，减丹参、荆芥，加栀子15g，牛膝15g以清下肢之湿邪。

医案四

罗某，女，56岁。出诊日期：2014年12月10日初诊。

【主诉】反复双手掌起红斑脱屑伴痒6年。

【病史】患者6年前无明显诱因出现双手掌起红斑，脱屑，严重时有少许小水疱，灼热瘙痒，夜里甚，反复发作，逐步加重，曾多次自行外搽激素药膏，搽药有效，停药复发。平素口干饮水不解渴，偶有手足心烦热，偶有头晕耳鸣，饮食一般，大便干结，2~3天1次。睡眠较差，已绝经7年，既往月经量少。

【刻诊】双手掌灼热瘙痒，夜里加重，口干饮水未明显缓解，手心烦热，饮食可，睡眠一般，大便干结，已2日未解，小便正常，舌质红，苔白，脉沉数。

【专科检查】双手掌见弥漫性红斑、表面干燥脱屑明显，见少许裂痕，皮损对称分布。

【西医诊断】慢性湿疹。

【中医诊断】血风疮。

【辨证】阴虚血燥型。

【治法】养阴生津，润燥止痒。

【方药】滋阴润肤汤加减。

沙参 10g	麦冬 10g	桑白皮 6g	生地 15g
丹皮 10g	怀山药 15g	陈皮 6g	蝉蜕 6g
刺蒺藜 10g	石斛 10g	甘草 6g	扁豆 10
桑枝 6g	玉竹 10g	大黄 10g	合欢皮 15g
丝瓜络 15g	甘草 6g		

7 剂，每天 1 剂，水煎服，分早晚饭后温服。

外用尿囊素乳膏，每日 3 次。

【二诊】2015 年 12 月 17 日。患者自诉瘙痒夜里稍有减轻，脱屑较前减少，大便已通，遵上方减丹皮、大黄加丹参 10g，地肤子 10g 续服 14 日。

【三诊】2015 年 1 月 2 日。患者诉瘙痒较前减轻，口干症状得到改善，睡眠一般，查体：红斑较前变淡，表面光滑未见鳞屑，遵上减扁豆、地肤子加赤芍 10g，续服 14 日。外用尿囊素乳膏保湿润肤。

后期在此方基础上酌情加减再服用 1 个月，皮疹减少无新发，无瘙痒，皮损较前光滑。

【体会】本病例老年患者，病情 6 年，部位在双手掌，皮损以红斑、脱屑为主，灼热瘙痒、夜里加重，偶有手足心烦热，大便干结，口干饮水不解渴，舌质红，苔白，脉沉数属阴虚血燥型，治宜养阴生津、润燥止痒，方选用自拟滋阴润肤汤加减。方中沙参麦冬汤具有清养肺胃、润燥生津之效，主治温热和燥热及肺胃阴伤之证，生地、丹皮清热凉血、滋补肝肾之阴，山药补益肺脾肾之阴，蝉蜕、刺蒺藜祛风止痒，石斛益胃生津、滋阴清热，发于上肢加桑枝、丝瓜络通络引药上行，患者大便不通加大黄泄热通便，睡眠差加用合欢皮养心安神，甘草调和诸药。二诊大便通，脱屑减少减丹皮、大黄加丹参活血，加强局部血液循环、地肤子祛风。三诊患者双手掌光滑未见明显鳞屑，减扁豆、地肤子加赤芍以凉血散瘀退红。期间一直外用尿囊素乳膏保湿，经治疗患者皮损改善明显，嘱患者加强保湿润肤，注意观察生活中的接触物，避免接触致敏物，尽量少接触洗洁精、洗衣液、肥皂等刺激性物。

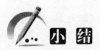 小　结

湿疹是多种内外因素引起的过敏性炎症性皮肤病。具有皮疹多形、渗出

倾向、对称分布、瘙痒剧烈、易反复和慢性化等特点。临床上按病程及临床表现将湿疹分为急性、亚急性、慢性湿疹。本病中医称为湿疮，但根据发病特点和部位的不同而病名各异，如泛发型湿疹称为"浸淫疮""血风疮""粟疮"等；耳部湿疹，称为"旋耳疮"；阴囊湿疹称为"绣球风""肾囊风"；对称发于肘、腘窝部的称为"四弯风"；发于脐窝部的称为"脐疮"；发于乳头部的称为"乳头风"；发于下肢的称为"湿毒疮"等。

刘巧教授认为湿疹多因禀赋不耐、正气不足，脾失健运，复感风湿热邪所致。急性期以湿热为主，亚急性期多因脾虚湿蕴，慢性期多因阴血亏虚、生风化燥。根据病情临床多分为湿热型、脾虚湿蕴型、血虚风燥型、阴虚血燥型。对于慢性湿疹刘巧教授提出"从燥论治"的治疗原则，认为风、寒、湿、热、血瘀均能化燥伤阴，血瘀作为病理产物多夹杂其他病邪而致病，南方地处湿热地带，热邪多夹杂于风、湿之邪中，寒邪单独致病相对较少，多夹杂风湿之邪致病。根据阴虚与血虚的不同，及外邪性质的不同将慢性湿疹分成血虚风燥型和阴虚血燥型。血虚风燥型主要因外风入里，日久伤津化燥，由外风转化为内风或素体阴血亏虚，肝血不足，肝郁化火耗伤阴血所致。阴虚血燥型由于外感湿邪或饮食不节，过食肥甘厚味及荤腥动风之品，损伤脾胃，母病及子，肺的宣发肃降功能减弱，影响水精四布，全身脏腑、组织、官窍皆缺乏精液的滋养而成。

治疗方面：发病急，病程短，皮损初起红斑、轻度肿胀，继而密集粟粒样大丘疹、丘疱疹、水疱、糜烂渗出，边界不清，瘙痒甚者多属湿热型，采用龙胆泻肝汤加减；发病较缓，皮损暗淡不红，渗液少而稀薄以丘疹丘疱疹为主，属脾虚湿蕴型，采用除湿胃苓汤加减。血虚风燥型临床表现为皮肤干燥、脱屑、粗糙、苔藓样变皮损色暗，表面有抓痕、血痂，色素沉着，瘙痒剧烈，多见于青中年人，多用四物消风散加减，阴虚血燥型主要表现有皮肤粗糙，甚则肌肤甲错，皮损有时见大片融合成红皮，有大量糠秕样脱屑，有时可有小丘疹或水疱，瘙痒明显，病程缠绵，日久不愈，多见于老年人，采用自拟滋阴润肤汤加减。

在外用药的使用上，急性期皮肤潮红，丘疹无明显渗出者，可选用祛湿散、三黄洗剂外搽；渗出明显者，可选用艾大洗剂（艾叶、大黄、千里光、马齿苋、苦参等）或三黄洗剂湿敷；慢性期常用霜剂、膏剂，如祛湿散用茶油调成糊状外搽，甘草油等，协助治疗。

加减变化：体质决定个体对不同病因的易感性及其发病后病理变化的倾

当代中医皮肤科临床家丛书（第三辑）

刘巧

向性。刘教授认为湿疹虽形于外，必与脏腑功能失调有关。因此临证时需结合患者的个体体质差异，审因论治，随症加减。如气虚质多加用四君子汤调补后天，阴虚质多加用熟地、山药、麦冬等滋阴之品，湿热质加用栀子、黄芩、地肤子等清利湿热，气郁质加用薄荷、柴胡、合欢皮、厚朴、陈皮等，血瘀质加桃仁、红花、赤芍、丹皮等，特禀质多加用乌梅、防风、柴胡、五味子解表合里。另外，刘教授强调在治疗时根据部位不同加用引经药，如头面部皮损加白芷、川芎、菊花，上肢皮损加桑枝、丝瓜络，胁肋部皮损加柴胡、郁金，阴部皮损加龙胆草，下肢皮损加牛膝、木瓜等。具体如何调理，刘教授用"观其脉症，随证治之"加以概括。

情志方面：瘙痒给患者带来极大压力，严重影响患者的生活质量，长期治疗不及时或不彻底可导致患者精神欠佳，烦躁、抑郁等精神障碍。因此在治疗时对患者采取行为干预治疗，介绍湿疹特点、诱发原因、病情转归，纠正其不良习惯，令患者减轻心理负担，调畅情志。患者情志不遂，肝气乘脾，脾湿健运湿浊内生，令病情反复难愈。因此在治疗过程中加用疏肝解郁、宁心安神药如柴胡、郁金、合欢皮、夜交藤、酸枣仁等。

二、特应性皮炎

医案一

陈某，女，13岁。初诊日期：2015年10月10日。

【主诉】全身反复起红斑丘疹9年，加重3天。

【现病史】患者9年前无明显诱因四肢出现红斑、丘疹，瘙痒明显，皮疹很快累及胸背部，曾至附近诊所、医院就诊，诊为"特应性皮炎"，外搽药物后症状减轻。其后病情反复发作。3天前，无明显原因肘窝、腘窝开始起红丘疹，并逐渐增多，遂来我处就诊。

【刻诊】烦躁，易动，睡眠不佳，饮食、二便尚可，舌质红，苔黄，脉滑。

【专科情况】四肢、胸背部、颈部见散在分布指甲盖至巴掌大小红斑，表面有明显抓痕，无明显糜烂，渗出，双手腕、肘窝及腘窝处皮肤粗糙，可见较密集粟米大小红丘疹，全身皮肤干燥。

【西医诊断】特应性皮炎。

【中医诊断】浸淫疮。

【辨证】风热血燥。

【治法】清热凉血，祛风止痒，兼以养血润燥。

【方药】

金银花10g	黄芩5g	生地黄5g	丹皮5g
防风5g	蝉蜕3g	怀山药10g	陈皮3g
刺蒺藜5g	地肤子5g	玉竹5g	甘草3g

7剂，水煎服，每日1剂，分早晚饭后温服。

【二诊】2015年10月18日。患者自述服药后无不适症状，自诉瘙痒减轻，查体见躯干、四肢红斑颜色变暗红，仍有少量抓痕，全身无明显新发红斑、丘疹，纳眠可，大便调，小便黄，舌质红，苔黄，脉滑。守上方加白鲜皮10g，栀子5g，14剂，水煎服，每日1剂，分早晚饭后温服。

【三诊】2015年11月2日。全身无明显新发红斑、丘疹，躯干、双上肢原红斑基本消退，遗留淡褐色色素沉着，双下肢红斑消退较慢，纳眠可，大便调，小便黄，舌尖红，苔薄黄，脉细滑。守上方去蝉蜕、防风、白鲜皮，加川牛膝5g。14剂，水煎服，每日1剂，分早晚饭后温服。

【四诊】2015年11月16日。躯干、四肢红斑全部消退，遗留色素沉着，手腕、肘窝、腘窝红丘疹变平，颜色变暗，遗留点状色沉，纳眠可，二便调，舌红苔薄，脉细滑。守上方7剂，水煎服，每日1剂，分早晚饭后温服，巩固疗效即可。

【体会】本案患者病情有9年，再发3天，红斑、丘疹色红，舌质红，苔黄，脉滑，属于风热型，治宜清热凉血，祛风止痒，兼以养血润燥。方中金银花、黄芩清气分之热，防风、蝉蜕、刺蒺藜、地肤子祛风止痒，还有清热作用；全身皮肤干燥，肘窝、腘窝、双手腕、双脚踝处纹理粗糙，病程日久，存在阴血耗伤，生地黄清血分之热，且能滋阴养血，丹皮入血分，退虚热，玉竹养阴生津，陈皮、怀山药理气健脾，甘草调和诸药。并嘱患者尽量穿纯棉衣物，多使用润肤保湿剂，忌食海鲜、辛辣等刺激性食物。二诊患者小便黄、舌苔黄，体内有热，且仍瘙痒明显，故加以栀子清热，白鲜皮止痒。三诊患者症状明显好转，瘙痒减轻，故去蝉蜕、防风、白鲜皮，双下肢皮损消退较慢，加川牛膝引药下行。临床取得良好疗效。

医案二

方某，男，27岁。初诊日期：2016年3月1日。

【主诉】全身起红斑、丘疹伴痒20余年。

【现病史】患者 20 余年前无明显诱因全身出现红斑、丘疹，瘙痒明显，曾多次多处去医院就诊，诊为"特应性皮炎""湿疹"，经治疗病情可缓解，但易反复发作，且瘙痒剧烈，近来双上臂起红斑，遂来我处就诊。

【刻诊】饮食尚可，眠差，大便干，小便少，舌质暗，苔薄黄，脉沉。

【专科情况】全身皮肤干燥，双手背、双前臂伸侧、背部、双小腿皮损肥厚粗糙，表面有明显抓痕，双上臂散在粟米大小红丘疹。

【西医诊断】特应性皮炎。

【中医诊断】浸淫疮。

【辨证】血虚风燥。

【治法】养血祛风。

【方药】
生地黄 15g	当归 15g	赤芍 10g	荆芥 10g
川芎 10g	薄荷 3g 后下	蝉蜕 6g	柴胡 10g
黄芩 10g	甘草 6g		

14 剂，水煎服，每日 1 剂，分早晚饭后温服。

嘱患者反复多次搽润肤剂。

【二诊】2016 年 3 月 15 日。患者自述服药后无不适症状，自诉瘙痒稍减轻，查体见全身皮肤干燥，双手背、双前臂伸侧、背部、双小腿皮损肥厚粗糙，表面抓痕减少，双上臂丘疹减少，近来纳尚可，眠欠佳，二便可，舌质暗，苔薄黄，脉沉。守上方加刺蒺藜 15g，地肤子 15g，麦冬 15g，14 剂，水煎服，每日 1 剂，分早晚饭后温服。并嘱患者反复多次搽润肤剂。

【三诊】2016 年 4 月 2 日。自诉瘙痒明显减轻，查体见全身皮肤干燥，双手背、双前臂伸侧、背部、双小腿皮损肥厚粗糙，表面抓痕明显减少，双上臂丘疹消退，近来纳眠可，二便可，舌质暗，苔薄，脉沉。守上方去薄荷，黄芩，蝉蜕，柴胡，加怀山药 15g，茯苓 15g，14 剂，水煎服，每日 1 剂，分早晚饭后温服。并嘱患者反复多次搽润肤剂。后期在此方基础上酌情加减再服用 2 个月，皮疹减少无新发，无明显瘙痒，皮肤干燥症状缓解大半。

【体会】本案患者以皮肤干燥，瘙痒剧烈为主要症状前来就诊，病程迁延日久，心火耗伤元气，脾虚气血生化乏源，以致血虚风燥，肌肤失养。所以在治疗上以养血祛风为主要治则，方用四物消风饮加减，为四物汤和消风散合方的加减，方中生地黄滋阴凉血，当归甘辛温，为补血良药，兼具活血作用，赤芍凉血散瘀，川芎活血行气，四药养血滋阴。痒自风而来，止痒先疏风，故以荆芥、蝉蜕、薄荷之辛散透达，疏风散邪，使风去则痒止。患者因瘙痒而烦躁，加柴胡疏肝解郁，舌红苔黄有热象，加黄芩清热，甘草调和诸药。诸药合用，扶正祛邪，使营血得补、风邪得散，再加上嘱咐病人配合以每日多次搽润肤剂，标本兼治，所以临床症状得到很大改善。

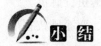 **小 结**

特应性皮炎是一种慢性、复发性、瘙痒剧烈的变态反应性疾病，是一种具有遗传倾向的过敏炎症性皮肤病。自幼发病，由儿童期延续到成年人，皮疹在不同的年龄有不同的表现。具有产生高IgE倾向，易伴发哮喘、过敏性鼻炎，易成慢性，反复发作，瘙痒剧烈。中医认为本病与"浸淫疮""乳癣""奶癣""胎敛疮""血风疮""四弯风"有相似的病因、发病机制、症状及体征。

刘巧教授认为本病是由于先天禀赋不耐，脾失健运，湿热内生，复感风湿热邪，郁于肌肤腠理而发病。反复发作，缠绵日久，致使脾虚血燥，肌肤失养。本病的临床表现多种多样，不同的年龄组在临床上有其特殊的表现。常在婴儿期开始发病，一般来说，随年龄增长，皮疹可自行缓解，也可反复发作，一般分为婴儿期、儿童期和成年期。在治疗上，婴儿期多见心脾积热证，治宜清心导赤，方用三心导赤散加减，在药物用量上要参照年龄和体重酌情加减；儿童期反复发作的急性期，临床多表现为心火脾湿症状，治宜清心培土，方用清心培土方加减；婴儿期和儿童反复发作的稳定期以脾虚有湿症状为主，治宜健脾渗湿，可选用小儿化湿汤，并酌情加减药物；病情日久易耗伤阴血，所以青少年或成人期反复发作的稳定期多表现为皮肤干燥，肘窝、腘窝常见苔藓样变等血虚风燥症状，治疗则以养血祛风为主旨，方用当归饮子加减。

近年来，刘巧教授科研团队在基于中医体质因素对海南地区特应性皮炎临床研究发现，海南地区特应性皮炎患者中医体质类型分布前三位分别是特禀质、平和质、阴虚质，在临床治疗上，根据患者中医体质酌情加用有助于调整偏颇体质药物，如乌梅、五味子、何首乌、柴胡、墨旱莲、紫草、黄芪等，往往能增强临床疗效。

在外用药的使用上，急性期皮肤潮红，丘疹无明显渗出者，可选用炉甘石洗剂、三黄洗剂外搽；渗出明显者，可选用艾大洗剂（艾叶、大黄、千里光、马齿苋、苦参等）或三黄洗剂湿敷；慢性期常用霜剂、膏剂，如青黛散

当代中医皮肤科临床家丛书（第三辑）

刘 巧

用麻油调成糊状外搽，润肤膏等，协助治疗。

此外，刘巧教授经常嘱咐患者在日常生活上尽量避免接触致病和诱发因子，可进行有抗原的皮肤过敏试验协助寻找，也可采用"日记法"寻找易过敏物质。着装要清洁、舒适、宽松、柔软，最好采用纯棉材质，尽量少使用各种洗涤液。海南地区气温高，平素洗澡次数不宜过频，每天1~2次，洗澡时间不宜过长，3~5分钟即可，水温不宜过高，且浴后要搽润肤剂保湿。慢性期一定要多搽润肤剂或护肤霜，夏季多选用水包油型，冬季多选用油包水型，全身涂抹，每天至少2次。另外要注意饮食的致敏作用，如鱼、虾、蛋、牛奶等，急性发作期避免食用，待病情稳定一段时间或儿童逐渐成长后可由少到多尝试食用。

三、激素依赖性皮炎

医案一

张某，女，47岁。初诊日期：2016年4月26日。

【主诉】面部红斑伴瘙痒1年余。

【病史】1年前因面部起红斑伴痒，至外院就诊，诊断为"过敏性皮炎"，予外用丁酸氢化可的松乳膏，皮疹好转，但停药后不久复发，复用丁酸氢化可的松乳膏，断续使用1年。

【刻诊】面部遇热后潮红灼热，并有瘙痒、紧绷感。二便正常，饮食可，舌红，苔薄黄，脉弦细数。

【专科情况】双侧面颊部对称分布淡红斑片，不规则，边界不清。面部皮肤变薄，可见明显的毛细血管扩张，略干燥，覆有少量糠秕状鳞屑。

【西医诊断】激素依赖性皮炎。

【中医诊断】激素依赖性皮炎。

【辨证】风毒蕴肤。

【治法】清热凉血，泄热解毒。

【方药】

丹皮10g	赤芍10g	知母10g	金银花15g
连翘10g	竹叶5g	生地黄30g	白茅根30g
怀山药15g	陈皮6g	玫瑰花10g	凌霄花10g
槐花10g	防风10g	蝉蜕6g	甘草6g

7剂，水煎服，每日1剂，分早晚饭后温服。

配合面部冷喷治疗。

嘱其立刻停用所有激素药膏，使用保湿护肤剂恢复肌肤屏障功能，少食辛辣刺激食物及牛羊肉等，注意防晒。

【二诊】：2016 年 5 月 3 日。面部鳞屑明显减少，瘙痒减轻。守上方减白茅根，加麦冬 15g，14 剂，水煎服，每日 1 剂，分早晚饭后温服。

【三诊】：2016 年 5 月 24 日。面部红斑基本消退，无瘙痒、灼热、紧绷感。守上方去防风、槐花，加茯苓 15g，加玄参 10g，继续服用 7 剂，巩固疗效。

【体会】 本案患者有明确的糖皮质激素长期使用史，结合患者临床症状和皮损特点，不难诊断。患者面部红斑、瘙痒、灼热、紧绷、有鳞屑，结合舌苔脉象，可辨证为风毒蕴肤，治疗要清热凉血、泄热解毒。方中生地黄入血分，可滋阴凉血，为君药；丹皮、赤芍、槐花入血分凉血活血，金银花、连翘、竹叶清气分热，白茅根，寒凉而味甚甘，能清血分之热，而不伤干燥，又不黏腻，故凉血而不虑其积瘀，知母清热生津，玫瑰花、凌霄花质轻，可引诸药上头面，防风、蝉蜕清热疏风止痒，怀山药、陈皮理气健脾，顾护胃气，甘草调和诸药。之后复诊，患者病情好转明显，根据舌脉和皮损表现，可逐渐减少寒凉之性药物，适当加以滋阴之麦冬、玄参顾护阴液。激素依赖性皮炎患者皮肤屏障功能受损，红肿脱屑，严重影响容貌，且此病缠绵难治，患者易出现悲观情绪，同时在治疗初期，停用激素三五天内会出现反跳症状，故对患者的心理疏导尤为重要，需告知患者该病发病原因、治疗的可行性及难度，以便患者有一定的心理准备。为了提高患者的依从性，刘巧教授提倡先控制红肿、瘙痒、干燥等不适，除口服药外，还可配合冷喷、冷湿敷、使用舒敏保湿类医学护肤品。在日常生活中教育患者减少刺激，用温清水洗面，不要使用洗面奶和肥皂，洗面后涂抹保湿润肤剂；注意防晒，建议戴帽子、打伞防晒。

小 结

激素依赖性皮炎，又称皮质类固醇激素依赖性皮炎，是指间断或长期滥用糖皮质激素或使用非法添加激素的化妆品所致的皮炎。

激素依赖性皮炎的发生机制尚不十分明确，目前认为与皮肤屏障功能破坏、微生物感染、炎症反应增强及神经血管高反应性有关。皮质类固醇激素具有抑制免疫反应的抗过敏作用，外用后能减轻充血和水肿，使瘙痒的程度

当代中医皮肤科临床家丛书（第三辑） 刘 巧

和某些皮肤损害的炎症反应暂时得以缓解和消退，但长期应用会引起真皮小血管功能失调，造成毛细血管扩张，且减少中性粒细胞的趋化作用，抑制皮肤免疫功能。同时糖皮质激素具有抗增殖作用，可使角蛋白、脂质及角化颗粒等减少而使皮肤萎缩变薄，影响皮肤屏障功能。临床上主要是激素使用不当、适应证选择不当、药物品种选择不当、用药部位选择不当、外用时间过长、使用含添加激素的化妆品等有关。

刘巧教授认为其病因病机为风、热、毒邪阻滞面部，浸淫血脉。本病为面部疾病，面部皮肤病与风邪密切相关，面部为诸阳之会，风为阳邪，易袭阳位。药毒之邪久滞留于面部，风邪与毒邪相结合为患，郁而化热，浸淫血脉，面部则出现潮红、毛细血管扩张；毒热之邪阻于面部，气血凝滞，故出现丘疹、脓疱；血热化燥伤津则见皮肤干燥脱屑及瘙痒。

糖皮质激素依赖性皮炎属于"药毒"范畴，激素类药物药性类于辛燥之品，久用助阳生热，耗伤阴血，肌肤失养，故患者皮疹色红，肿胀脱屑，多数舌质红苔黄，脉数或弦滑。临床治疗上，尤其是中青年女性患者，因为"面子"问题，多情绪紧张焦虑，或易怒，或因多处诊治效果不佳而丧失信心，所以首先要迅速改善其面部不适症状，即"治其标"，如红肿、瘙痒、干燥，减轻患者心理压力，不仅能树立治病的信心，大大提高患者的配合度，也有利于病情的恢复。治标的同时还要"求其本"，刘巧教授多年临床应用皮炎汤加减治疗激素依赖性皮炎效果显著。皮炎汤源自朱仁康老中医的经验方，由丹皮、赤芍、知母、金银花、连翘、竹叶、生石膏、生地黄、甘草组成，具有清热凉血、泄热解毒之功效。本方凉血稍弱，根据患者病情可配伍凉血五花汤增强其凉血解毒之效，本病后期，患者多表现为面部红斑颜色暗红，额部、鼻部、两颊处可见明显的毛细血管扩张，皮肤变薄，毳毛增多，此时在治疗上，不仅要清热凉血解毒，还要注意养护阴液，常加入玄参、麦冬等助阴液恢复。日常生活上，要避免过冷或过热的环境，用温水洗脸，洗脸毛巾要柔软，使用保湿修复的面霜，冬天戴口罩，夏天注意防晒。要保持良好的心态。治疗期间一定要注意忌口，如忌酒、辛辣食品、鱼、虾、蟹、牛肉、羊肉等。

四、接触性皮炎

医案一

王某，女，9岁。初诊日期：2014年10月11日。

【主诉】面部、四肢起红斑、丘疹伴瘙痒1天。

【现病史】患者 1 天前去一久未打扫的仓库玩耍，随后面部、四肢裸露部位出现红斑、丘疹，瘙痒明显，未予特殊治疗，今来我处门诊。患者既往对皮毛、尘螨过敏。

【刻诊】饮食尚可，睡眠欠佳，大便可，小便黄。舌质红，苔薄黄腻，脉数。

【专科情况】面部、双上肢、双小腿、双脚见片状玫瑰色红斑，其间可见散在粟米大小红丘疹，面部肿胀，双眼睑为甚，全身皮肤干燥，皮温略高。衣物及鞋带覆盖部位皮肤正常。

【西医诊断】接触性皮炎。

【辨证】湿热毒盛。

【治法】清热解毒，除湿止痒。

【方药】

荆芥 10g	防风 10g	生地黄 10g	丹皮 5g
金银花 10g	黄芩 5g	薄荷 3g 后下	牛蒡子 5g
地肤子 10g	麦冬 10g	蝉蜕 3g	车前草 5g
白鲜皮 5g	甘草 3g		

5 剂，水煎服，每日 1 剂，分早晚饭后温服。

配合面部冷喷治疗。

【二诊】2014 年 10 月 16 日。患者服药后无不适。自诉瘙痒明显减轻，面部、双上肢、双小腿、双脚红斑范围明显缩小，部分消退，丘疹数量减少，面部无明显肿胀，全身皮肤干燥，皮温正常。舌质红，苔薄黄，脉平。守上方去车前草，加白茅根 10g，大青叶 10g，怀山药 10g。5 剂，水煎服，每日 1 剂，分早晚饭后温服。

【三诊】2014 年 10 月 21 日。患者自述无明显瘙痒，面部、四肢红斑消退，散在数个丘疹，舌尖红，苔薄黄，脉平。守上方不变，3 剂，水煎服，每日 1 剂，分早晚饭后温服。巩固疗效。

【体会】本案患者皮损发生在暴露部位，病程短，且有尘螨接触史与过敏史，故诊断接触性皮炎。本病尚在早期，结合患者皮损特点及舌脉，热毒重于湿毒，方中荆芥、防风散风邪、清气分热；生地黄、丹皮入血分清热；金银花、黄芩能清热燥湿；薄荷、牛蒡子疏散风热；地肤子、白鲜皮、蝉蜕清热止痒；车前草祛湿；麦冬滋阴，避免苦寒伤阴液；甘草调和诸药。二诊时，患者病情明显好转，湿重不明显，去车前草，热象仍明显，加白茅根、大青叶清热，怀山药健脾胃。患者病程短，及时处理，临床奏效较捷。

当代中医皮肤科临床家丛书（第三辑）

刘
巧

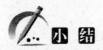 **小 结**

接触性皮炎是指由于接触某种外界物质后，在皮肤及黏膜接触部位发生的炎症性反应。病程多呈急性过程，去除接触物质后，损害很快消退，若再接触，皮炎可再发，长期反复接触，可反复发病时皮炎转成慢性皮炎。中医病名无确切性，有因接触漆而引起者，称"漆疮"；有因贴膏药引起者，称"膏药风"；有因接触马桶引起者，称为"马桶癣"；有因使用化妆品而引起者，称"粉花疮"。

接触性皮炎是临床常见皮肤病，详细了解病史，进行接触史询问调查，结合患者的皮损特点，诊断一般不难。但临床有些特殊病人，接触史不明确，皮损表现不典型，往往需要仔细观察皮损特点，并结合季节、气候、过敏史、近来外出情况等来综合考虑。

刘巧教授认为本病是由于禀赋不耐，皮肤腠理不密，接触某些物质后，毒邪侵入皮肤，蕴郁化热，邪热与气血相搏而发病。故临床以湿热毒盛型多见，临床主要表现为起病急骤，皮肤潮红，肿胀，其上有群集丘疹、水疱、糜烂渗出，自觉瘙痒灼痛，口渴不欲饮，大便干结，小便黄短，舌质红，苔黄腻，脉滑数。治以清热解毒、除湿止痒，方用五味消毒饮合萆薢渗湿汤加减，五味消毒饮清热解毒，萆薢渗湿汤利水渗湿，合方使热毒得解，湿邪消除，皮疹自退。

此外，局部治疗十分重要，外用药时，应尽量避免外用刺激性较强或易致敏的药物。急性期只有红肿，水疱无渗出时，可选用炉甘石洗剂、三黄洗剂、丁酸氢化的可的松、糠酸莫米松等；有水疱、大疱、糜烂渗出者，可用大黄、千里光、野菊花、一见喜煎水冷湿敷；亚急性期及慢性期则以霜剂及油膏外用为主。

在日常生活上，要避免再次接触可能的过敏源，不要刺激皮损如避免搔抓、摩擦、热水等，如发病与职业有关，应加强防护措施，改进供需及操作过程，必要时调换工作岗位。

五、荨麻疹

医案一

李某，女，45岁，就诊日期2015年3月18日。

【主诉】全身反复起红斑风团伴痒4年，加重半月。

【现病史】患者4年前无明显诱因躯干四肢起红斑风团，瘙痒，在当地诊所治疗，具体药物不详，服药后皮疹消退，停药复发，病情反复，服药多为抗组胺药物，嗜睡症状明显，为求中医药治疗，遂至我院门诊治疗，无其他不适。

【刻诊】烦躁、易怒，饮食可，睡眠欠佳，二便调，舌淡红，苔少，脉细滑。

【专科检查】躯干四肢见数个散在分布形状不规则风团，伴抓痕，皮肤干燥，皮肤划痕症阳性。

【西医诊断】慢性荨麻疹。

【中医诊断】瘾疹。

【辨证】血虚风恋。

【治法】养血祛风、扶正固表。

【方药】
当归15g	生地黄30g	白芍15g	川芎10g
柴胡10g	荆芥10g	薄荷6g	地肤子15g
防风10g	刺蒺藜15g	黄芪30g	白术10g
甘草6g			

7剂，水煎服，每日一剂，分早晚饭后温服。

【二诊】2015年3月25日。服7剂后，患者自诉服药后无不适症状，发作次数减少，皮损范围减少，瘙痒较前缓解。睡眠仍差，食纳可，二便调，舌淡红，苔少，脉细滑。守上方加合欢皮10g，7剂，水煎服，每日一剂，分早晚饭后温服。

【三诊】2015年4月2日。患者自诉发作次数及范围明显减少，情绪缓和，睡眠改善，食纳可，二便调，舌淡红，苔少，脉滑。守上方去合欢皮、柴胡，加乌梅10g，14剂，水煎服，每日1剂，分早晚饭后温服。

【四诊】2015年4月16日。患者自诉近期发作时未见皮损，偶觉瘙痒，纳眠可，二便调。舌淡红，苔少，脉滑。巩固治疗，守上方连续服用1月，皮损完全控制，停药观察1月，未见复发。

【体会】本案患者病情5年，反复发作，加重半月，红斑色红，舌淡红，苔少，脉细滑，属于血虚风恋证，治宜养血祛风、扶正固表。患者皮肤干燥、粗糙，病程日久，精血耗伤，予当归养血活血、生地黄清血分之热，且滋阴养血、白芍柔肝养血；荆芥、薄荷、防风、地肤子、刺蒺藜祛风、止痒、解毒；柴胡疏肝解郁，解表退热，主外感发热；黄芪、白术益气固表；甘草调和诸药。并嘱患者平时需要注意皮肤护理、避免接触诱发本病的外界刺激、注意饮食、注意气温变化、注意卫生、加强锻炼。（1）皮肤护理：避免滥用外用药物，切忌热水、肥皂水湿敷以加重病情。可以以麦饭石（粉）泡浴缓解瘙痒。（2）饮食宜忌：1. 尽量找出食物中的发病诱因。2. 注意调整饮食结构，合理搭配，营养全面。疾病进展期忌食辛辣刺激性食物，多吃含丰富维生素的新鲜水果和蔬菜，或口服维生素C和维生素B_6，可适当多吃碱性食物。3. 日常生活中避免使用容易引起过敏的食物，如海鲜、香菇、竹笋、蚕豆、芒果等。二诊患者发作次数减少，皮损范围减少。睡眠仍差，食纳可，二便调。舌淡红，苔少，脉细滑。故加合欢皮解郁、和血、宁心。三诊患者发作次数及范围明显减少，情绪缓和，睡眠改善，食纳可，二便调。舌淡红，苔少，脉滑。故守上方去合欢皮、柴胡，加乌梅10g。四诊患者诉近期发作时未见皮损，偶觉瘙痒，纳眠可，二便调。舌淡红，苔少，脉滑。临床取得良好疗效。

医案二

林某某，男，74 岁，就诊日期 2015 年 6 月 19 日。

【主诉】全身反复起风团伴痒 2 月余。

【现病史】患者两月前因感冒出现全身起红斑及风团，瘙痒剧烈，一般晨起起风团，傍晚逐渐消退，食用辛辣刺激食物、汗后发作明显，病情反复，为求进一步治疗，遂至我院就诊。

【刻诊】饮食可，睡眠较差，二便调。舌质淡，苔薄白，脉沉细。

【专科检查】全身散在分布米粒至指甲盖大小风团，色淡红，部分风团融合成片，皮肤划痕症阳性。

【西医诊断】慢性荨麻疹。

【中医诊断】瘾疹。

【辨证】气血不足，卫表不固，风湿热恋。

【治法】补气益血，祛风，清热，固表。

【方药】玉屏风散加减。

黄芪30g	白术10g	防风10g	蝉蜕6g
麦冬15g	生地黄15g	丹皮10g	地肤子15g
金银花10g	茯苓10g	白茅根30g	甘草6g

7剂，水煎服，每日一剂，分早晚饭后温服。

【二诊】2015年6月26日。患者自诉服用7剂后未觉不适，每日清晨发作，瘙痒较前减轻。饮食可，睡眠较差，二便调。舌质淡，苔薄白，脉沉细。守上方去地肤子，加煅牡蛎20g，乌梅10g，合欢皮10g。7剂，水煎服，每日1剂，分早晚饭后温服。

【三诊】2015年6月2日。患者诉服7剂后，皮损较前减少，发作次数减少，睡眠质量改善，诉近期大便2~3日一行。舌质淡，苔薄白，脉沉细。原方去合欢皮，加芦荟3g，7剂，水煎服，每日1剂，分早晚饭后温服。

【四诊】2015年6月8日。患者诉近期发作未见明显皮损，瘙痒明显缓解。食纳可，睡眠可，小便正常，大便1日一行。舌质淡，苔薄白，脉滑。巩固治疗，连续服用1月，皮损完全控制，停药观察2月，未见复发。

【体会】本案患者病情有2月余，且反复发作，瘙痒剧烈，全身散在分布米粒至指甲盖大小风团，色淡红，部分风团融合成片，饮食可，睡眠较差，二便调，舌质淡，苔薄白，脉沉细，属于气血不足、卫表不固、风湿热恋，治以补气益血、祛风、清热、固表，予玉屏风散加减。方中黄芪、白术益气固表；舌质淡，苔薄白，脉沉细说明患者久病暗耗精血，阴血亏虚，予生地黄清血分之热，滋阴养血；丹皮入血分，退虚热；防风、蝉蜕、金银花、白茅根、地肤子祛风、止痒、解毒；麦冬生津润燥；茯苓健脾祛湿；甘草调和诸药。

医案三

雄某某，男，27岁，就诊日期：2016年7月10日。

【主诉】全身反复起风团伴痒半月。

【现病史】患者半月前因喝酒后出现全身起红斑及风团，瘙痒剧烈，一般晨起、睡前起风团，病情反复，为求进一步治疗，遂至我院就诊。

【刻诊】饮食可，睡眠较差，小便黄，大便2~3天一行，舌质淡红，苔薄黄，脉浮数。

【专科检查】全身散在分布指甲盖大小风团，色淡红，部分风团融合成片，伴见抓痕，皮肤划痕症阳性。

【中医诊断】瘾疹。

【辨证】风热证。

【西医诊断】急性荨麻疹。

【治法】疏风清热。

【方药】荆防方加减。

荆芥 10g	防风 10g	蝉蜕 6g	僵蚕 6g
金银花 15g	黄芩 10g	牛蒡子 10g	生地黄 15g
牡丹皮 10g	薄荷 6g 后下	合欢皮 10g	陈皮 6g
煅牡蛎 20g	甘草 3g		

7剂，水煎服，每日1剂，分早晚饭后温服。

【二诊】2016年7月17日。患者服7剂后未诉不适，皮损明显减少，发作次数明显减少，睡眠质量改善，食纳可，大小便可。舌质淡红，苔薄黄，脉浮数。原方继续服7剂，水煎服，每日1剂，分早晚饭后温服。

【三诊】2016年7月24日。患者诉皮损完全控制，未见复发。纳眠可，大小便调。舌质淡红，苔薄黄，脉滑。停药观察。

【体会】本案患者病程为半月，因喝酒后全身起红斑及风团，瘙痒剧烈，一般晨起、睡前起风团，病情反复，红斑颜色淡红，饮食可，睡眠较差，小便黄，大便2~3天一行，舌质淡红，苔薄黄，脉浮数。属于风热证，治以疏风清热，予荆防方加减。荆芥、防风、蝉蜕、僵蚕、金银花、薄荷、牛蒡子共奏祛风止痒、清热解毒之功；黄芩清上焦实火；血虚则皮肤失痒，诱发瘙痒，生地黄清血分之热，滋阴养血；丹皮入血分，退虚热；煅牡蛎、合欢皮安神、宁心；陈皮具有健脾和胃、行气宽中、降逆化痰的功效；甘草调和诸药。荨麻疹急性发作大多属于正盛邪实，邪退则病解。其发病原因离不开一个"风"字，疹发于体表肌肤腠理，走窜不定，时隐时现，此起彼伏，瘙痒无度，都体现了风为阳邪，轻扬开泄，易袭阳位，善行而数变的特征。再细究风之由来，无外乎有二：一为外感四时不正之气，二为精血暗耗、风气内动。

小 结

荨麻疹是一种以风团时隐时现为主的瘙痒性过敏性皮肤病。根据病程，一般可分为急性荨麻疹和慢性荨麻疹。是由各种因素致皮肤和黏膜发生血管扩张、大量液体透出而引起的一种暂时性皮肤局部水肿性损害，主要症状为瘙痒。它本身既是一个人独立的疾病，又是许多疾病的症状之一。中医称本病为瘾疹、风疹、赤疹、白疹、赤白游风、风丹等。俗称鬼风疙瘩、风疹块、风包等。《诸病源候论》就有对此病的记载，曰："解脱衣裳，风入腠理，与气血相搏，结聚起，相连成瘾疹。""邪气客于肌肤，复风寒相折，则起风瘙瘾疹。"皮疹为发作性的皮肤黏膜潮红或风团，风团形态不一、大小不等，颜色苍白或鲜红，时起时消，反复发作，单个风团持续时间不超过 24～36 小时，消退后不留痕迹。自觉瘙痒剧烈和灼热，部位不定，少数伴发热、关节肿痛、头痛、恶心、呕吐、腹痛、腹泻、胸闷、气憋、呼吸困难、心悸等全身症状。

刘巧教授认为本病是由于禀赋不足，卫外不固；或因风寒、风热之邪客于肌肤皮毛腠理之间，营卫不和、毛窍阻滞；或因过食膏粱厚味、鱼腥发物，肠中有虫、肠胃不和、蕴湿生热、郁于肌肤；或因平素体弱、气血不足，或情志不遂、肝郁气滞、肝肾失于濡养，生风生燥，阻于肌肤而生风团。急性发作大多属于正盛邪实，邪退则病解；若病久气血亏虚，常呈慢性易复发之势。

除口服药物治疗外，刘巧教授还主张使用炉甘石洗剂外搽。

刘巧教授强调，除了药物治疗外，患者平时需要注意皮肤护理、避免接触诱发本病的外界刺激、注意饮食、注意气温变化、注意卫生、加强锻炼。

1. 皮肤护理：避免滥用外用药物，切忌热水、肥皂水湿敷以加重病情。可以以麦饭石（粉）泡浴缓解瘙痒。

2. 饮食宜忌：①尽量找出食物中的发病诱因。②注意调整饮食结构，合理搭配，营养全面。疾病进展期忌食辛辣刺激性食物，多吃含丰富维生素的新鲜水果和蔬或口服维生素 C 和维生素 B_6，可适当多吃碱性食物。③日常生活中避免使用容易引起过敏的食物，如海鲜、香菇、竹笋、蚕豆、芒果等。

六、丘疹性荨麻疹

医案一

高某某，女，5 岁。就诊日期：2015 年 10 月 7 日。

【主诉】四肢伸侧丘疹伴痒 5 日。

【现病史】患儿母亲诉患儿 5 日前左下肢外侧被蚊虫叮咬后出现米粒大小红色丘疹，搔抓后呈风团样改变，未予重视，后皮疹发展至四肢，自觉瘙痒剧烈，喜搔抓，为求治疗，遂至我院名老中医工作室诊治。

【刻诊】烦躁，睡眠欠佳，饮食可，大便干硬，小便黄。舌质红，苔薄黄，脉浮数。

【专科检查】四肢伸侧可见散在风团样丘疹，大小不等，中心有小水疱，部分消退留暗红色色沉，少量糜烂面，结痂，抓痕。

【西医诊断】丘疹性荨麻疹。

【中医诊断】土风疮。

【辨证】风热袭表。

【治法】清热解毒，疏风止痒。

【方药】荆芥6g　　　防风6g　　　金银花10g　　　牡丹皮6g

　　　　蝉蜕3g　　　地肤子10g　　甘草2g

7剂，水煎服，每日一剂，分早晚饭后温服。

　　　　艾叶20g　　　大黄10g　　　千里光20g　　　苦参20g

　　　　地肤子20g　　白鲜皮20g　　野菊花20g　　　土茯苓20g。

7剂，水煎，每日一剂，外洗。

【二诊】2015年10月14日。患儿母亲诉外洗内服7剂后无不适，水疱干涸，丘疹基本平复，糜烂面结痂，留下暂时性色素沉着，瘙痒明显减轻，睡眠质量改善。观察2周，无新发及复发。

【体会】本案患儿病程5日，因被蚊虫叮咬后出现米粒大小红色丘疹，搔抓后呈风团样改变，后皮疹发展至四肢，四肢伸侧可见散在风团样丘疹，大小不等，中心有小水疱，部分消退留暗红色色沉，少量糜烂面，结痂，抓痕，自觉瘙痒剧烈，烦躁，睡眠欠佳，饮食可，大便干硬，小便黄，舌质红，苔薄黄，脉浮数，属于风热袭表证，治以清热解毒、疏风止痒，予荆防汤加减。中医认为，该病的发生多因素体禀性不耐，湿热内蕴，特别是暑湿之邪困脾、风热之邪困表或过食生冷造成脾胃运化水湿不利，水湿停滞肌肤而发病，兼昆虫咬伤，毒邪内侵皮肤，或因过敏体质，由鱼虾食物、肠寄生虫等过敏而发生。方中荆芥、防风、地肤子主治祛风、除湿、清热解毒、止痒；防风，味辛甘，性微温，具有祛风解表、胜湿止痛以及止痉定搐的良好功效，临床中可用于外感表证、风疹瘙痒、风湿痹痛和破伤风等的治疗；蝉蜕具有散风除热、利咽、透疹以及解痉等功效，常用于治疗风热感冒、麻疹不透、风疹瘙痒、目赤翳障和破伤风等的治疗。外用艾大洗剂消炎、抗菌、止痒、解毒。

医案二

符某某，女，4岁。就诊日期：2016年5月4日。

【主诉】双下肢丘疹伴痒 10 日。

【现病史】10 日前下午患儿至公园玩耍，夜间其双下肢出现散在红色丘疹，瘙痒剧烈，喜搔抓，伴抓痕、糜烂面、痂皮，自行用"草药"泡澡，未见明显好转，夜间瘙痒尤甚，难以入睡，为求治疗，遂至我院诊治。

【刻诊】不思饮食，睡眠差，小便黄，大便 3 天一行。舌质红，苔厚腻，脉滑。

【专科检查】双下肢散在点滴状红色丘疹，伴见抓痕、糜烂面、黄褐色痂皮。

【西医诊断】丘疹性荨麻疹。

【中医诊断】土风疮。

【辨证】饮食积滞。

【治法】清热消导，疏风止痒。

【方药】防风通圣散加减。

防风6g	黄芩6g	栀子6g	赤芍6g
焦三仙各10g	白鲜皮10g	山药10g	陈皮3g
合欢皮6g	茯苓6g		

7 剂，水煎服，每日一剂，分早晚饭后温服。

艾叶20g	大黄10g	千里光20g	苦参20g
地肤子20g	白鲜皮20g	野菊花20g	土茯苓20g。

7 剂，水煎，每日一剂，外洗。

【二诊】2016 年 5 月 11 日。患儿母亲诉外洗内服 7 剂后无不适，皮疹部分消退，糜烂面结痂，未见新发，瘙痒减轻，饮食、睡眠质量改善。舌质红，苔厚腻，脉滑。守上方去合欢皮，加蝉蜕3g。7 剂，水煎服，每日一剂，分早晚饭后温服。辅助治疗：艾叶20g，大黄10g，千里光20g，苦参20g，地肤子20g，白鲜皮20g，野菊花20g，土茯苓20g。7 剂，水煎，每日一剂，外洗。

【三诊】2016 年 5 月 18 日。患儿母亲诉外洗内服 7 剂后，皮疹基本消退，留下暂时性色素沉着，瘙痒明显减轻，大便 1 日一行。观察 2 周，无新发及复发。

【体会】本案患者双下肢丘疹 10 日，且瘙痒剧烈，喜搔抓，双下肢散在点滴状红色丘疹，伴见抓痕、糜烂面、黄褐色痂皮，瘙痒剧烈，夜间尤甚。不思饮食，睡眠差，小便黄，大便 3 天一行。舌质红，苔厚腻，脉滑。属于饮食积滞证，治以清热消导，疏风止痒，予防风通圣散加减。方中防风、白鲜皮祛风止痒；黄芩、栀子清热解毒；赤芍凉血消肿；焦三仙、山药、茯苓、陈皮健脾消食、行气导滞。二诊患儿皮疹部分消退，未见新发，瘙痒减轻，饮食、睡眠质量改善。舌质红，苔厚腻，脉滑。守上方去合欢皮，加蝉蜕3g，加强祛风止痒之功。三诊患儿皮疹基本消退，留下暂时性色素沉着，瘙痒明显减轻，大便1日一行。观察2周，无新发及复发。丘疹性荨麻疹为"内因"和"外因"共同作用所引发的疾病，"内因"是由于"禀赋不耐"，"外因"为节肢动物的叮咬，因此本病属于过敏反应，特点为瘙痒剧烈。刘巧教授嘱咐患者除药物治疗外，应以预防为主，注意个人卫生，勤洗澡，勤换衣；搞好环境卫生，清除垃圾及污水，避免到草丛玩耍，避免蚊虫叮咬；卧具保持干燥清洁，草席，床单经常洗晒和消毒；避免食鱼腥发物及牛奶、鸡蛋等。幼儿的治疗以外用药为主，考虑患儿的依从性，且中药外洗止痒，消炎，抗菌效果较好。

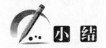

小 结

　　丘疹性荨麻疹又称荨麻疹性苔藓，该病是婴幼儿比较常见的过敏性皮肤疾病，好发于学龄前儿童、幼儿，成年人和老人也可患病。以散在性、质稍坚硬、顶端有小疱的丘疹、周缘有纺锤形红晕、自觉瘙痒为丘疹性荨麻疹的主要临床表现。该病多发于夏季和秋季，且反复发作，迁延难愈，瘙痒剧烈，严重影响患儿睡眠，进而影响小儿的生长发育。丘疹性荨麻疹是一种过敏性皮肤病，因此临床中治疗该病主要以抗过敏治疗为主，可外加止痒的外用药。中医称本病为"土风疮""水疥""风丹""细皮风疹""水疱湿疡"。本病与昆虫叮咬有关，如臭虫、跳蚤、虱、蚊、螨、恙虫等叮咬，或老鼠、猫、狗的疥螨，鸡或鸽子的鸟螨等叮咬所致的过敏反应。也有人认为本病与胃肠道功能紊乱，食用鱼、虾、蛋、牛奶等和出牙有关。刘巧教授认为本病主要是由于禀赋不耐，外受虫毒或食入腥发动风助火之物，脾胃运化失调，湿热郁阻，复感风热之邪而发于肌肤而成。考虑发病人群一般为婴幼儿，口服药物治疗依从能力差，为达到较好的治疗效果，刘巧教授主张使用外治法辅助治疗：1. 中药：大黄20g，千里光20g，苦参20g，地肤子20g，野菊花20g，一见喜20g煎水外洗。2. 炉甘石洗剂或三黄洗剂外搽。3. 糖皮质激素软膏外用。4. 局部感染者，外用莫匹罗星软膏，绿药膏及红霉素软膏。并指出本病以预防为主：1. 注意个人卫生，勤洗澡，勤换衣。2. 搞好环境卫生，清除垃坂及污水，消灭虱，跳蚤，螨，蚊等昆虫。3. 卧具保持干燥清洁，草席，床单经常洗晒和消毒。4. 避免食鱼腥发物及牛奶，鸡蛋等。多食蔬菜，水果，保持大便通畅。5. 避免搔抓，防止继发感染。

七、带状疱疹

医案一

李某，女，67岁。初诊日期：2012年10月13日。

【主诉】左侧头皮疼痛3个月。

【病史】患者诉左侧额部及头皮3月前起红斑水疱，在当地医院诊疗，具体治疗告知不详，红斑水疱消退，遗留神经疼痛，疼痛难忍，有轻生念头，3月来多处诊疗治疗效果不明显。

【刻诊】左侧头皮遗留色素沉着，口干、口黏、口苦，不欲饮食，大便2~3天一次，胃脘闷痛。舌淡，苔白，脉沉细。

【专科情况】左侧头皮见散在不融合的片状淡褐色斑片。

【中医诊断】蛇串疮。

【西医诊断】带状疱疹后遗神经痛。

【辨证】少阳阳明合病，气滞血瘀。

【治法】和解少阳阳明，行气活血。

【方药】大柴胡汤合桂枝茯苓丸加减。

柴胡10g	黄芩10g	半夏15g	白芍10g
枳实10g	桂枝10g	茯苓10g	丹皮10g
桃仁10g	大黄5g	大枣4枚	生姜3片

3剂，水煎服，每日1剂，分早晚两次温服。

【二诊】2012年10月16日。患者疼痛明显缓解，口干口苦改善，大便1日1次。继续服用4剂，水煎服，每日1剂，分早晚两次温服。

【三诊】2012年10月20日。患者喜笑颜开，与前有轻生念头判若两人，诉疼痛大减，续服7剂，水煎服，每日1剂，分早晚两次温服，全身症状基本改善。

【体会】对于带状疱疹后遗神经痛治疗，中医西医均较棘手，西药常有普瑞巴林、阿米替林、加巴喷丁、布洛芬等，但药物副作用较明显。药物无效者严重局部封闭甚至神经阻断。中医药对于后遗神经痛一般以活血化瘀止痛为主。本医案学习经方的经验，根据六经辨证，选用经方治疗。所用之大柴胡汤出自《伤寒论》，刘巧教授强调本方证的辨证要点为：胸胁苦满、口苦咽干、心下急、里实者，舌淡，苔白，脉沉细。桂枝茯苓丸多用于妇科癥瘕积聚病证，但临床运用桂枝茯苓丸，仍以方证为准，不拘泥于妇科疾患。大柴胡汤合桂枝茯苓丸合用，用于少阳阳明合病夹瘀，若辨证准确，则疗效突出。只有见到少阳阳明合病夹瘀的大柴胡汤和桂枝茯苓丸方证，与之方能应手而效。

医案二

韩某，女，52岁。初诊日期：2016年6月18日。

【主诉】右腰部疼痛10天，起红斑水疱3天。

【病史】患者10天前无明显诱因右侧腰部出现疼痛，自认为是抬重物后引起腰肌劳损，未予在意，卧床休息，但疼痛未见缓解，3天前在右侧腰背、腹部出现红斑，上有水疱，红斑迅速融合扩大，疼痛更明显，予以涂用炉甘石洗剂，未见改善。

【刻诊】右侧腰腹背部、腹部见片状鲜红斑，其上水疱及糜烂。睡眠差，饮食减少，小便黄，大便干，舌红，苔黄腻，脉数。血常规示：白细胞数 3.6×10^9/L，淋巴细胞比率41.5%。

【专科情况】右侧腰背腹部可见片状融合性的鲜红色斑片，其上可见密集多发的针尖至绿豆大小的水疱，部分水疱破溃糜烂，皮损未超过中线。

【中医诊断】蛇串疮。

【西医诊断】带状疱疹。

【辨证】肝胆湿热证。

【治法】清肝热，利湿热。

【方药】龙胆泻肝汤加减。

黄芩10g	柴胡10g	生地黄15g	栀子10g
板蓝根20g	丹皮10g	赤芍10g	龙胆草10g
当归10g	川楝子10g	延胡索10g	陈皮6g
丹参15g	甘草6g		

7剂，水煎服，每日一剂，分早晚两次温服。

其他治法：伐昔洛韦片1g每日三次；甲钴胺片500ug每日两次；阿昔洛韦软膏外涂。

【二诊】2016年6月25日。患者红斑面积缩小，水疱大部分干涸，但较疼痛，睡眠较差，入睡困难，舌红，苔黄腻，脉数。守上方去延胡索，加用苍术 10g，车前草 10g，白茅根 30g，5 剂，水煎服，每日一剂，分早晚两次温服。加服维生素 B_1 片 10mg 每日三次。

【三诊】2016 年 6 月 30 日。水疱已基本干涸结痂，仍有疼痛，睡眠较差。舌红，苔薄黄，脉弦，予以大柴胡汤加减。

柴胡 10g	陈皮 6g	川芎 10g	赤芍 10g
枳壳 10g	香附 10g	桃仁 5g	生地黄 15g
红花 5g	川楝子 10g	桑叶 6g	板蓝根 20g
连翘 10g	芦根 10g	川贝母 10g	甘草 6g

7 剂，水煎服，每日一剂，分早晚两次温服。

并加用维生素 E 软胶囊 0.1g 每日三次，外涂多磺酸黏多糖乳膏。

随访病人疼痛明显缓解，睡眠改善，继续服用 7 剂巩固疗效，疼痛不明显，红斑水疱已干涸结痂。

【体会】本案病史 10 天，初起并未出现皮损，疼痛为主，随后出现红斑水疱，小便黄，大便干，舌红，苔黄腻，脉数，辨证为肝胆湿热证，予以龙胆泻肝汤加减。方中龙胆草大苦大寒，既能清利肝胆实火，又能清利肝经湿热，故为君药；黄芩、栀子苦寒泻火、燥湿清热，共为臣药；当归、生地养血滋阴；共为佐药；柴胡舒畅肝经之气，引诸药归肝经；甘草调和诸药，共为佐使药。配以丹参活血化瘀，板蓝根、丹皮、赤芍清利湿热，川楝子、延胡索行气止痛，陈皮理气燥湿。二诊仍觉较疼痛，舌红，苔黄腻，脉数，按上方去延胡索，加用苍术 10g，车前草 10g，白茅根 30g，5 剂，水煎服，每日一剂，分早晚两次温服。服用 5 剂后，三诊红斑水疱已基本干涸，疼痛较明显，按六经辨证，舌红，苔薄黄，脉弦，属于少阳阳明合病，予以大柴胡汤加减。方中用柴胡为君药，轻用枳壳以内泻阳明热结，行气消痞，亦为臣药；胁肋部疼痛配用桃仁、红花、川楝子、川芎、香附行气活血止痛；板蓝根、连翘、赤芍清利湿热解毒；生地、桑叶养血滋阴生津；芦根清热生津，清泻肝火；陈皮理气燥湿；甘草调和诸药。服用 7 剂后疼痛明显减轻，睡眠改善。继续服用 7 剂巩固疗效。

 小 结

带状疱疹是由水痘－带状疱疹病毒感染引起的急性疱疹性皮肤病，以累积感觉神经节及所属的相应皮区，带状排列的簇集性水疱，常沿单侧性周围神经分布，伴神经痛，愈合极少复发为特点。相当于中医学中的蛇串疮，在中医学文献中有相类似的记载。《医宗金鉴·外科心法》缠腰火丹记载："此证俗名蛇串疮，有干、湿不同，红黄之异，皆如累累珠形，干者色赤红，形如云片，上起风粟，作痒发热，此属肝心两经风火，治宜龙胆泻肝汤，湿者色黄白，水疱大小不等，作烂流水，较干者多疼，此属脾肺两经湿热，治宜除湿胃苓汤。"

西医认为带状疱疹的病原体为水痘-带状疱疹病毒，儿童初感，发为水痘，不表现症状者则为隐形感染。此后病毒进入皮肤的感觉神经末梢，且沿着脊髓后根或三叉神经节的神经纤维向中心移动，持久地以一种潜伏的形式长期存在脊髓神经节内或三叉神经节内。当宿主的细胞免疫功能减退时，身体免疫力低下时，如某些感染（感冒）、恶性肿瘤（白血病、淋巴肿瘤）、系统性红斑狼疮、烧伤、严重外伤、放射治疗、使用某些药物（砷剂、锑剂、免疫抑制剂）、神经系统障碍及疲劳等，此种潜伏的病毒可被激发而引起该神经区的带状疱疹。

刘巧教授认为，本病主要是由于情志内伤，肝气郁结，久而化火，肝经火毒，外溢皮肤而发；或饮食失节，脾失健运，湿热内生，蕴湿化热，湿热搏结，蕴结肌肤而成；或湿热蕴蒸于皮肤，壅阻经络，而致气血瘀滞，疼痛日久不止。本病初起多为湿热困阻，中期多为湿毒火盛，后期多为火热伤阴，气滞血瘀或脾虚湿阻，余毒不清。

内治治疗方面，刘巧教授认为主要分为四型：①肝胆湿热型，主症见皮疹鲜红，疱壁紧张，密集成片，焮红灼热，痛如针扎，口苦咽干，烦躁易怒，小便短赤，大便干结，舌质红，苔黄，脉弦数。治法：清肝热、利湿热。方药：龙胆泻肝汤加减。龙胆草6g，栀子10g，黄芩10g，柴胡6g，板蓝根30g，生地黄15g，泽泻10g，车前子10g，木通10g，赤芍10g，甘草3g。用法：每日1剂，水煎，分2次服。按语：本型相当于一般型的带状疱疹。如发于头面者，加菊花；发于上肢者加片姜黄；发于下肢者，加牛膝；继发感染者，加金银花、蒲公英、紫花地丁；大便干者，加生大黄；年老体弱者，加黄芪、党参。②脾湿内蕴型，主症见皮疹淡红，疱壁松弛，易于破溃，糜烂渗出，纳呆腹胀，大便时溏，舌体胖，苔白或白腻，脉沉缓或滑。治法：健脾利湿解毒。方药：除湿胃苓汤加减。苍术10g，猪苓10g，厚朴6g，陈皮6g，白术10g，黄柏10g，茯苓15g，泽泻10g，大青叶10g，甘草3g。用法：每日1剂，水煎，分2次服。按语：本型相当于带状疱疹湿烂流水，胃肠症状明显者，由于脾失健运，湿热阻络，兼感毒邪而致，若纳呆腹胀者，加神曲、木香。③湿毒火盛型，主症见水疱多而胀大，基底鲜红，痛如火燎，夜寐不安，或水疱浑浊溃破，或伴脓疱脓痂，或伴发热、头痛、全身不适；口苦口干，小便黄赤，大便干结，舌红苔黄厚干，脉滑数。治法：清热利湿、解毒泻火。方药：龙胆泻肝汤加减。龙胆草12g，栀子15g，柴胡15g，生地黄20g，泽泻15g，茵陈蒿25g，紫草15g，板蓝根20g，大青叶15g，赤芍15g，郁金15g，甘草4g。用法：每日1剂，水煎，分2次服。按语：本型相当于带状疱疹疱多，火毒症状较重者，多因脾湿郁久，湿热内蕴，外感火热毒邪而发病，湿重者可配用除湿胃苓汤使用。④气滞血瘀型，主症多见于老年人，疱疹基底暗红，疱液成为血水，疼痛剧烈难忍。或皮疹消退后仍疼痛不止。舌质紫暗，或有瘀斑，苔白，脉弦细。治法：理气活血、通络镇痛。方药：桃红四物汤加味。桃红10g，红花10g，当归10g，生地黄15g，赤芍10g，川芎10g，川楝子10g，香附10g，陈皮6g，板蓝根30g。用法：每日1剂，水煎，分2次服。按语：本型相当于带状疱疹之疼痛明显者或疱疹消退仍后遗神经痛者。属于气滞血瘀，余毒未尽。气滞明显者，加郁金；血热明显加牡丹皮、栀子；气虚者，加黄芪、党参、白术；疼痛剧烈者，加乳香、没药、延胡索。

外治法方面，可用仙人掌1块，去刺，根据带状疱疹范围的大小，将仙人掌纵切成2片，将刀切面紧贴于疱疹部位，用力压紧，用胶布固定，每日更换1次，7d一疗程，连续1~2个疗程；也可用大黄30g，黄柏30g，非滑石21g，青黛60g，冰片5g，甘草10g，共研细末后混匀，加凡士林调膏备用，外敷患处；亦可用生大黄30g，冰片5g，蜈蚣3条，共研细末，香油调和擦患处，每日早晚各1次，临床观察，轻者3d愈，重者5~6天愈。此外，可配合体针、耳针或艾灸法，可取内关、足三里、支沟、阳陵泉作为主穴，再配用阿是穴。

八、扁平疣

医案一

何某，女，28岁。初诊日期：2016年4月26日。

【主诉】面部起丘疹2年余。

【病史】患者2年前无明显诱因面部起扁平丘疹，未做特殊处理，逐渐增多，蔓延至颈部，主诉运动或休息后皮损颜色稍有变淡，目前面颈部有散在丘疹，伴有轻度瘙痒。

【刻诊】饮食、睡眠尚可，大小便如常。舌红，苔黄腻，脉沉涩。

【专科情况】面颈部可见散在多发的粟米至绿豆大小的淡红色、淡褐色扁平丘疹，稍高于皮面，对称性分布。

【中医诊断】扁瘊。

【西医诊断】扁平疣。

【辨证】风热毒聚，气血不畅。

【治法】疏风清热解毒。

【方药】马齿苋合剂加减。

金银花 15g	黄芩 10g	菊花 10g	桑叶 6g
蝉蜕 6g	马齿苋 20g	板蓝根 20g	薏苡仁 30g
鸡内金 10g	赤芍 10g	紫草 20g	甘草 6g

7剂，水煎服，每日一剂，分早晚饭后温服。

其他治疗：重组人干扰素 α-2b 凝胶外涂。

【二诊】2016年5月3日。患者面部皮损未见明显变化，伴有腹胀，舌红，苔黄腻，脉沉涩。按上方加用陈皮6g，白茅根30g，继续服用7剂，水煎服，每日一剂，分早晚饭后温服。

【三诊】2016年5月10日。面部丘疹颜色有所变淡，部分丘疹有所变平，舌红，苔黄腻，脉沉涩。按上方加用木贼10g，香附10g，继续使用20剂，水煎服，每日一剂，分早晚饭后温服。

【四诊】2016年5月31日。患者面部丘疹颜色变淡，原有部分丘疹已消退，伴有两斜肋胀气腹胀，舌红，苔薄黄，脉弦，辨证为肝气郁结，气血阻遏，使用去疣方加减：

柴胡 10g	郁金 15g	木贼 10g	赤芍 10g
大青叶 15g	紫草 15g	丹皮 10g	夏枯草 20g
浙贝母 10g	白茅根 30g	马齿苋 20g	薏苡仁 20g
陈皮 6g	甘草 6g		

7剂，水煎服，每日一剂，分早晚饭后温服。

【五诊】2016年6月7日。服用上方后，面部丘疹大部分变平，颜色变淡，部分消退，上方去陈皮、大青叶，加用板蓝根20g，香附10g，使用7剂，水煎服，每日一剂，分早晚饭后温服。目前随访未见复发，原有皮损基本消退。

【体会】本案患者病史有 2 年余，淡红色、淡褐色丘疹，舌红，苔黄腻，脉沉涩，初始辨证为风热毒聚，气血不畅，治宜疏风清热解毒，使用马齿苋合剂加减治疗，方中金银花、菊花、桑叶、板蓝根清热解毒，黄芩、马齿苋清热燥湿解毒；蝉蜕宣散风热，薏苡仁利水渗湿、解毒散结；赤芍清热凉血散瘀；紫草凉血活血；鸡内金健脾消食，甘草调和诸药。二诊后部分丘疹有所变平，加用木贼疏风散热，香附疏肝解郁理气。四诊时症状有变化，丘疹部分消退，颜色变淡，伴有两胁肋胀气腹胀，舌红，苔薄黄，脉弦，辨证为肝气郁结，气血阻遏，更换去疣方加减，方中柴胡、郁金疏肝解郁，木贼疏风散热；夏枯草、浙贝母清肝泻火、解毒散结；赤芍、丹皮、白茅根清热凉血；紫草凉血活血；大青叶清热解毒凉血；马齿苋清热利湿解毒，薏苡仁利水渗湿，陈皮理气健脾，甘草调和诸药。方中既有活血也有凉血，还有散结之效，使疣体驱散，达到治疗目的。

医案二

许某某，女，36 岁。初诊日期：2016 年 6 月 1 日。

【主诉】面部起丘疹 2 年余。

【病史】患者 2 年前无明显诱因额部、双侧下颌部、耳前可见黄褐色扁平丘疹，粟米至花生米大小，偶有自觉瘙痒，曾多次在本院及他院门诊就诊，病情变化不明显，反复发作，停药后复发。

【刻诊】饮食、睡眠尚可，大小便如常。舌红，苔黄腻，脉沉涩。

【专科情况】额部、双侧下颌部、耳前可见散在多发的粟米至花生米大小的扁平黄褐色丘疹。

【中医诊断】扁瘊。

【西医诊断】扁平疣。

【辨证】风热毒聚，气血不畅。

【治法】疏风清热解毒。

【方药】马齿苋合剂加减：

金银花 15g	黄芩 10g	菊花 10g	桑叶 6g
蝉蜕 6g	马齿苋 20g	板蓝根 20g	薏苡仁 30g
鸡内金 10g	赤芍 10g	紫草 30g	木贼 5g
香附 10g	甘草 6g		

7 剂，水煎服，每日一剂，分早晚饭后温服。

【二诊】2016 年 6 月 8 日。患者面部丘疹颜色变淡，原有部分丘疹已消退，伴有两斜肋胀气腹胀，舌红，苔薄黄，脉弦，辨证为肝气郁结，气血阻遏，使用去疣方加减。

柴胡 10g	郁金 15g	木贼 10g	赤芍 10g
大青叶 15g	紫草 15g	丹皮 10g	夏枯草 20g
刺蒺藜 15g	浙贝母 10g	白术 10g	甘草 6g

7 剂，水煎服，每日一剂，分早晚饭后温服。

【三诊】2016 年 6 月 15 日。患者面部丘疹已大部分脱落，但食欲欠佳，上方去紫草，加怀山药 15g，续服 7 剂，水煎服，每日一剂，分早晚饭后温服。原有丘疹已基本消退，部分见色素沉着，继续服用 7 剂未见复发。

【体会】本案患者病史 2 年余，黄褐色丘疹，舌红，苔黄腻，脉沉涩，辨证为风热毒聚，气血不畅，治宜疏风清热解毒，使用马齿苋合剂加减治疗，方中金银花、菊花、桑叶、板蓝根清热解毒，黄芩、马齿苋清热燥湿解毒；蝉蜕宣散风热，薏苡仁利水渗湿、解毒散结；赤芍清热凉血散瘀；紫草凉血活血；木贼疏风散热，香附疏肝解郁理气；鸡内金健脾消食，甘草调和诸药。全方气行活血、解毒散结，使得疣体去除。二诊后症状有变化，原有部分丘疹已消退，伴有两斜肋胀气腹胀，舌红，苔薄黄，脉弦，辨证为肝气郁结，气血阻遏，更换去疣方加减，此方中柴胡、郁金疏肝解郁，木贼疏风散热；夏枯草、浙贝母清肝泻火解毒散结；赤芍、丹皮清热凉血；紫草凉血活血；大青叶清热解毒凉血；白术有益气燥湿利水功效，刺蒺藜祛风行血，甘草调和诸药。

小 结

扁平疣又称青年扁平疣，是一种常见的病毒性赘生物为表现的皮肤病，以好发于青年人面部或手背及前臂，米粒至黄豆大的扁平丘疹为特点。中医称本病为"扁瘊"。清代《洞天奥旨·卷九》记载："千日疮生于人手足上，一名疣疮，一名瘊子，一名晦气疮。状如鱼鳞排集，层叠不已，不痛不痒，生千日自落，故又以千日疮名之。"

扁平疣的病原体亦为人体乳头瘤病毒。刘巧教授认为本病是由于外感风热之毒，蕴阻肌肤；或肝失疏泄，肝经郁热，血燥聚结；或由于气血不和，脾虚痰湿阻络所致。

在内治治疗上，刘巧教授主要分为三型：①风热毒聚型，主症见红褐色或淡红褐色扁平丘疹，急骤播散，量多密集、口渴、身热、大便不畅、小便黄、心烦不安，舌质红、苔薄，脉浮数。治法：疏风清热解毒。方药：马齿苋合剂加减。马齿苋30g，板蓝根30g，紫草30g，金银花15g，菊花15g，黄芩10g，蝉蜕6g，薏苡仁30g，赤芍10g，石决明10g，鸡内金10g，甘草3g。用法：每日1剂，水煎，分2次服。按语：本型相当于新起皮疹，病程短，发病急，为风邪侵犯上部，风热毒聚，外侵肌肤经络不畅所致。咽喉肿痛明显，加马勃10g，蒲公英10g，浙贝母10g；小便黄赤疼痛者，加滑石10~15g，黄芩10g，通草3~5g。②肝郁血瘀型，主症见病程较长，皮疹黄褐或暗红，日久不消，胸肋胀满或疼痛，烦躁易怒，肌肤甲错，舌质黯红或有瘀斑，苔薄白，脉细涩。治法：疏肝解郁、活血化瘀。方药：桃红四物汤加减。桃仁10g，红花10g，当归10g，熟地黄12g，白芍10g，川芎6g，牛膝10g，穿山甲10g，香附10g，郁金10g，板蓝根30g，薏苡仁30g。用法：每日1剂，水煎，分2次服。

按语：本型多见于扁平疣久治不愈者，由于肝气郁结，气机不畅，津液不布，结聚肌肤而致。皮色紫黯，质硬难消者加三棱、莪术。③气血不和型，主症见疣体分布稀疏，呈肤色，日久不退，食少大便溏，四肢困倦，舌质淡红苔薄白，脉细。治法：补脾益气，调和气血。方药：芪术苓仁汤。黄芪20g，白术15g，茯苓15g，薏苡仁30g，香附15g，白芍12g，山药15g，川芎6g，鸡血藤30g，穿山甲12g，甘草5g。用法：每日1剂，水煎，分2次服。按语：本型多见于素体虚弱，或大病、久病之后营养缺乏，正气不足，气血两亏，内热毒邪乘虚而侵袭者。病程较长者可加三棱、莪术各10g。月经不调加益母草；乳房胀痛加郁金、延胡索、川楝子。

在外治法方面，可以中药木贼草20g，香附20g，金银花20g，大青叶20g，马齿苋20g，红花10g，水煎，温热时外洗皮疹，每日1~2次；也可以用三棱50g，莪术50g，香附25g，板蓝根30g，75%乙醇500ml浸泡1周后，取药液外擦疣体，每日2~3次；亦可以去白鲜皮30g，明矾30g，马齿苋30g，板蓝根30g，红花15g，加水2000ml，煮沸15分钟后，先熏后洗患部，每日2次，每次30分钟，一般2剂后皮损变白、变软，6剂后皮损全部消退而愈，而且不易复发。此外，可用针刺法取合谷、曲池、列缺，用泻法，耳针用燃针或耳针留于双侧耳的"肺"和"皮质下"两穴，外贴胶布，早晚用手轻压留针处，或用火针放在乙醇等上烧红，迅速点刺疣体使之炭化，疣体多者分次电灼，每次以 4~6 个为宜。

九、手癣、足癣

医案一

李某，56 岁。初诊：2014 年 6 月 17 日。

【主诉】双足部反复起鳞屑伴痒 2 年余。

【病史】患者 2 年前左足趾缝出现红斑脱屑，伴瘙痒，自行外用皮康王，病情好转，每于夏季复发，皮损逐渐蔓延到右足。

【刻诊】皮损处真菌镜检阴性。饮食、睡眠、大小便无异常。舌质淡红，苔薄，脉细。

【专科情况】双足底及趾间皮肤干燥、皲裂、脱屑明显。

【西医诊断】足癣。

【中医诊断】脚湿气。

【辨证】血虚风燥型。

【治法】养血润燥祛风。

【方药】当归饮子加减：当归、川芎、鸡血藤、荆芥、防风、何首乌各 10g，黄芪、刺蒺藜、白芍、生地黄、白鲜皮各 15g，甘草 3g。水煎，每日 2 次内服，每次 200mL。外用苍肤洗方加减，水煎后，浸泡双足，每日 2~3 次，每次 15 分钟。

【二诊】4 天后复诊，双足干燥脱屑症状消退，皲裂好转，继用上方治疗。

【三诊】1 周后复诊，病情痊愈。

【体会】本型相当于手足癣的角化过度型，是由于燥邪伤阴，阴血被耗，生风化燥，肌肤失养所致。主方用当归饮子祛风利湿，养血润燥。加鸡血藤，长于清热解毒，消痈止痛，为疮家要药。加白鲜皮清热燥湿解毒、祛风止痒，该药外用还有抗真菌作用。全方功在润燥止痒，辅以抑菌解毒。

医案二

杨某，32 岁。初诊：2015 年 3 月 20 日。

【主诉】双足趾缝反复起丘疹水疱伴痒 1 年余。

【病史】患者 1 年前左足第 3、4 趾缝出现丘疹水疱伴瘙痒，自行间断外用萘替芬酮康唑乳膏，病情可好转，未坚持治疗，遂复发，皮损逐渐蔓延双足。

【刻诊】自觉口干，喜饮茶，皮损处瘙痒影响睡眠，饮食、二便正常。皮损处真菌镜检阳性。舌红，苔薄白，脉弦。

【专科情况】双足第3、4趾缝和足底散在丘疹水疱，或圈状脱屑，皮损散在或群集。

【西医诊断】足癣。

【中医诊断】脚湿气。

【辨证】风热湿壅型。

【治法】清热利湿，祛风杀虫。

【方药】三妙丸加减：黄柏12g，防风、川牛膝各10g，苍术、金银花、紫花地丁、土茯苓各15g，甘草3g。水煎，每日2次内服，每次200mL。外用苍肤洗方加减，水煎后，浸泡双足，每日2~3次，每次15分钟。

【二诊】1周后复诊，双足水疱消退，丘疹变平，外用复方土荆皮酊局部涂擦。

【三诊】1周后复诊，病情痊愈。

【体会】本型相当于手足癣的丘疹水疱型，因外感风湿热邪，蕴结肌肤而致。黄柏、苍术、川牛膝燥湿清热，防风、土茯苓燥湿止痒，为避免湿热化毒，予金银花、紫花地丁清热解毒。

医案三

刘某，18岁。初诊：2015年9月15日。

【主诉】双足趾缝起水疱继发糜烂伴痒痛1周。

【病史】患者1周前双足第3、4趾缝出现水疱伴瘙痒，自行搔抓后继发糜烂渗出，自觉痒痛不适。

【刻诊】双足趾缝糜烂渗出，足趾侧面红肿，基底潮红，自觉痒痛难忍。皮损处真菌镜检阴性。舌淡红，苔微黄，脉滑。

【专科情况】双足趾缝糜烂渗出，足趾侧面红肿，基底潮红。

【西医诊断】足癣。

【中医诊断】脚湿气。

【辨证】湿热毒聚型。

【治法】清热解毒，燥湿止痒。

【方药】五味消毒饮合萆薢渗湿汤加减：金银花、紫花地丁、茯苓、地肤子、野菊花各15g，连翘、黄芩、黄柏、丹皮、泽泻各10g，甘草6g。水煎，每日2次内服，每次200mL。外用苍肤洗方加减，水煎后，浸泡双足，每日2~3次，每次15分钟。

【二诊】1周后复诊，双足糜烂面愈合，足趾红肿消退，少量脱屑，痒痛症状消退，改用二妙丸口服，外洗方不变。

【三诊】1周后皮损和症状消退，病情治愈。

【体会】本型相当于手足癣浸渍糜烂型。用五味消毒饮清热解毒，萆薢渗湿汤燥湿止痒，有利于湿热毒邪的化解。

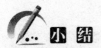

小 结

手足癣是指发生于是指发生于指、趾间，掌跖面及其侧面部位的皮肤癣菌感染，一般足癣发生率高于手癣。手足癣的致病真菌主要为红色毛癣菌、须癣毛癣菌、紫色毛癣菌和絮状毛癣菌，其次为白念珠菌和其他酵母样菌感染。该病的发病与接触传染有关，尤其手足多汗以及局部潮湿导致皮肤角质层完整性差的人群易被传染。

《医宗金鉴·外科心法》记载："此证由胃经湿热下注而生，脚趾破烂，其患甚小，其痒搓之不能作，心搓至皮烂，津腥臭小觉痛时，其痒方止，次日仍痒，经年不愈，极其缠绵。"又记载："田螺疱，此证多生足掌而手掌罕见。本病的形成多由脾胃两经湿热下注而成。或久居湿地，水中工作，水浆浸渍，感染湿毒所致。病久湿热化燥，伤血则肌肤失养致皮肤粗糙、干裂，经久不愈。"刘巧教授认为该病病因多因外感湿热，毒蕴皮肤；或密切接触，毒邪相染或虫毒沾染而生；或湿热屯毒郁阻皮肤，久则脉络郁阻，血不荣肤而致。本病的临床辨证可分为风湿热壅、湿热毒聚和血虚风燥型。治疗该病应强调中医外治疗法，结合中药外洗、湿渍或熏药等，苍肤洗剂组方可作为基本方：苍耳子、地肤子、蛇床子、黄精、茵陈各30g，丘疹水疱型加明矾、苦参；浸渍糜烂型加千里光、一见喜；角化过度型加红花、地榆。

十、体癣、股癣

医案一

杜某，男，16岁。2016年7月12日就诊。

【主诉】双侧腹股沟和臀部红斑伴痒2个月。

【病史】患者2个月前双侧腹股沟出现红斑丘疹伴痒，自行外用"皮炎平"涂擦后丘疹消退，红斑减轻，但范围逐渐扩大，皮损逐渐发展至臀部。

【刻诊】患者情绪焦虑，自觉皮损处出汗发热时瘙痒明显，饮食睡眠一般，二便正常。舌淡黯，苔微黄，脉弦。

【专科情况】双侧腹股沟和臀部大片红斑，边缘散在粟粒大小丘疹，皮损上覆少量鳞屑。

【西医诊断】股癣。

【中医诊断】阴癣。

【辨证】血虚风燥，兼染虫邪。

【治法】养血祛风，润燥止痒，驱虫。

【方药】苍耳子、地肤子、大黄、苦参、土茯苓、白鲜皮、黄精、黄柏各20g，每日1剂，水煎，分2次外洗患处，再外用萘替芬酮康唑乳膏，每日2次。

【二诊】2周后皮损消退，查真菌阴性。病情治愈。

【体会】苍耳子、白鲜皮清热燥湿、祛风解毒，治诸疮；苦参、千里光清热解毒、燥湿止痒、杀虫；苍耳子祛湿止痒；地肤子清热利湿止痒；大黄清湿热、凉血祛瘀；现代研究表明大黄煎剂对水、醇、醚提取物在体外对许兰黄癣菌及蒙古变种、同心性毛癣菌等有较高的抑制作用；土茯苓甘淡平，清热除湿、泄浊解毒、通利关节，《纲目》："治拘挛骨痛，恶疮痈肿。黄精具有养阴润肺、补脾益气、补肾填精。"《吉林中草药》："治脚癣，虫病。"黄柏苦寒，清热燥湿、泻火解毒。黄柏煎剂对各种致病真菌均有抑制作用。

小结

刘巧教授认为本病是因湿热之邪蕴结肌肤，外感虫邪所致。治疗时以外治为主，一般不需内服中药汤剂，若皮损广泛，伴瘙痒剧烈者可辨证施以汤药。中医辨证为"湿热内蕴、外感虫毒"和"血虚风燥、兼染虫邪"两型，前者治宜清热利湿杀虫，方用三仁汤加减，后者治宜养血祛风、润燥杀虫，方用当归饮子加减。但治疗时必须强调外治疗法，外用以苍肤洗剂为基础加减，若皮损鲜红，边缘可见脓疱等，加大苦参、白鲜皮用量以加强清热燥湿，多皮损日久粗糙干燥，色黯红，则加大黄精、茵陈的用量以润肤杀虫止痒。外洗方使用时注意不宜久煎，减少药物中挥发油等有效成分的丢失。同时配合外用抗真菌软膏，见效快，患者依从性好，复发率低。

十一、脓疱疮

医案一

张某，女 2 岁。初诊：2016 年 7 月 27 日。

【主诉】全身起红斑、丘疹、脓疱伴痒 1 周。

【病史】患儿 1 周前不明诱因于鼻翼左侧出现丘疹水疱伴痒，未予重视，2 天后左侧鼻翼和皮损周边出现脓疱，脓疱破溃后面部躯干四肢出现红斑丘疹和脓疱，继发糜烂。

【刻诊】患儿哭闹不显，语声低怯，食少，大便烂。舌淡红，苔白，脉细。

【专科情况】双面颊、口周、鼻部可见片状红斑，表面糜烂，表面见蜜黄色痂皮。右腋下、右胸部见散在黄豆大小红斑，绿豆大小红色斑丘疹，部分红斑表面见绿豆大小至黄豆大小脓疱，右手臂见核桃大小红斑，表面糜烂，上覆蜜黄色痂皮。

【西医诊断】脓疱疮。

【中医诊断】黄水疮。

【辨证】脾虚型。

【治法】健脾渗湿。

【方药】参苓白术散加减：薏苡仁、莲子肉、党参、白术各 6g，茯苓、怀山药各 10g，扁豆 5g，砂仁 3g，甘草 2g。水煎，每日 2 次内服，每次 100mL。外用 0.1% 依沙吖啶溶液湿敷。

【二诊】3 天后脓液十涸，无明显渗出，红斑及结痂处外用莫匹罗星软膏涂擦。

【三诊】4 天后复诊，皮损消退，病情治愈。

【体会】方中党参、白术、茯苓益气健脾渗湿为君。配伍怀山药、莲子肉助党参以健脾益气，兼能止泻；扁豆、薏苡仁助白术、茯苓以健脾渗湿，均为臣药。佐以砂仁醒脾和胃、行气化滞。甘草健脾和中、调和诸药，为使药。

医案二

许某，男，4 岁。初诊：2016 年 7 月 10 日。

【主诉】口鼻周围脓疱伴痒 3 天。

【病史】患儿3天前口鼻周围出现红色斑疹和小丘疹，迅速转变为脓疱，周围有明显红晕，搔抓后双手、躯干和小腿均出现类似皮损。幼儿园有类似皮疹的患儿。

【刻诊】患儿哭闹不休，语声高亢，进食正常，大便干。舌淡红，苔白，脉细。

【专科情况】面部、躯干和四肢散在红色斑疹、脓疱，疱壁薄，部分疱破溃，继发糜烂和蜜黄色厚痂。

【西医诊断】脓疱疮。

【中医诊断】黄水疮。

【辨证】湿热型。

【治法】清暑利湿解毒。

【方药】清暑汤加减：金银花10g，连翘、赤芍、滑石、茯苓各6g，车前子、花粉、丹皮各5g，甘草3g。水煎，每日2次内服，每次100mL。外用0.1%依沙吖啶溶液湿敷。

【二诊】3天后脓液干涸，无明显渗出，红斑及结痂处外用莫匹罗星软膏涂擦。

【三诊】4天后复诊，皮损消退，病情治愈。

【体会】方中金银花、连翘、赤芍、花粉、丹皮、甘草解毒凉血，滑石、车前子、茯苓清暑利湿，共奏清暑利湿解毒之功。

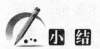 小 结

脓疱疮是一种常见的急性化脓性皮肤病，病原菌以金黄色葡萄球菌为主，少数为乙型溶血性链球菌单独感染和混合感染。中医认为本病是由于夏秋季节气候炎热，感受暑湿热毒，以致气机不畅，疏泄障碍，熏蒸皮肤所致，小儿机体虚弱，皮肤娇嫩，汗出湿重，暑邪湿毒侵袭，更易发生本病，且互相传染。治疗时以消毒隔离、杀菌消炎、收敛干燥和清洁创面为原则。

十二、丹毒

医案一

陈某某，女，59岁。初诊日期：2013年12月5日。

【主诉】右足背红肿疼痛20天。

【病史】20 天前，患者右足背出现红肿，疼痛明显，无丘疹、水疱，曾自购药膏外搽（具体药物不详），效果不明显，于今日至我院就诊。

【刻诊】局部灼热、胀痛，饮食、睡眠可，大小便正常，舌质淡红，苔薄黄，脉弦。

【专科情况】右足背见约 6cm×5cm 大小局限性红肿，边界清楚，表面光滑，无丘疹、水疱，皮温稍高，有触痛。

【西医诊断】丹毒。

【中医诊断】赤游丹。

【辨证】湿热证。

【治法】和营利湿，清热解毒。

【方药】五神汤合二妙散加减。

金银花 15g	紫花地丁 10g	生地黄 15g	茯苓 15g
紫草 15g	川牛膝 10g	苍术 10g	黄柏 10g
白茅根 30g	茜草 10g	天花粉 10g	赤芍 15g
甘草 6g			

7 剂，水煎服，每日 1 剂，分早晚饭后温服。

三顿激光照射局部，每日 1 次，每次 20 分钟。

【二诊】2013 年 12 月 12 日。患者诉疼痛基本缓解，查体见右足处红肿基本消退，皮温正常，饮食、睡眠可，大小便正常，舌质淡红，苔薄白，脉弦。守上方续服 3 剂，以巩固疗效。

【体会】本案患者病情 20 天，患处为右足，属下焦，红肿疼痛明显，舌质淡红，苔薄黄，脉弦，属下焦湿热证，治以和营利湿，清热解毒。方选五神汤合二妙散加减。该五神汤出自《辨证录》，原方组成为茯苓、车前子、金银花、牛膝、紫花地丁。金银花、紫花地丁清热解毒；茯苓健脾利湿；因患者热重于湿，热为阳邪，易伤阴液，故去车前子，加生地黄、紫草、赤芍、白茅根以清热凉血；川牛膝既可活血祛瘀，又可引药下行，使药力直达病所；茜草、天花粉清热消痈；二妙散善清下焦湿热；甘草调和诸药。全方共奏清下焦湿热邪毒，凉血消痈之效。

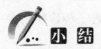 小 结

丹毒是由溶血性链球菌感染引起的皮肤和皮下组织内的淋巴管及周围软

组织的急性炎症。以好发于颜面及下肢的局限性红肿，边界清楚，扩展迅速，罕见化脓为特点。中医依据本病的发病部位及临床特点，称之为抱头火丹、腿游风、赤游丹、丹毒等。中医学认为本病的发生，多由血分有热，火毒侵犯肌肤，血热内蕴，破伤染毒，复感风热湿邪，内外合邪，热毒之气暴发于皮肤之间，不得外泄，蕴热而发病。皮肤破损外感，全身营养状况不良，嗜食辛辣刺激之品，正气亏虚，卫外乏力，均与本病的发生有关。

丹毒的治疗，以凉血清热，解毒化瘀为原则。刘巧教授在临床中，常根据病位及病情轻重的不同，分而治之。发于头面及上肢者，治以散风清热解毒，方选普济消毒饮加减；发于胁下腰胯者，治以清肝火、利湿热，方选化斑解毒汤合柴胡清肝饮加减；发于下肢腿胫足部者，治以和营利湿、清热解毒，方选五神汤合二妙散加减；重症丹毒，热毒内攻者，治以清心凉血、解毒开窍，方选清瘟败毒饮加减；丹毒反复发作，湿阻血瘀者，治以清热利湿、活血化瘀，方选防己黄芪汤合草薢渗湿汤加减。

刘巧教授认为，在丹毒的治疗过程中，需要注意以下几点：首先，丹毒为热毒致病，兼夹他邪，热为阳邪，易伤阴液，故凉血养阴之法应贯穿始终。丹毒早期阴液未伤之时，可以起到未病先防之效；丹毒后期阴液已伤，则可起到已病防变之效，防止病情进一步加重或复发。该法充分体现了中医"治未病"的特点。其次，也可外用金黄散茶水调涂患处，辅以三顿激光、氦氖激光照射等物理疗法以抗炎止痛，既可提高疗效，又可减少抗生素的使用。另外，生活的调护也很关键，保持健康的作息状态，忌饮酒，少食辛辣刺激之品，可以促进疾病的恢复，减少复发的可能。

十三、日光性皮炎

王某，男，35 岁。初诊：2016 年 7 月 11 日。

【主诉】颈部起红斑水疱伴痛 1 周。

【现病史】患者 1 周前因在工地做工长时间暴晒太阳，出现面部、双前臂曝光部位、颈部 V 型区红肿疼痛，自用炉甘石洗剂外涂，继续在工地做工，皮疹仍未消退，遂前往"海口市某医院"拟"日光性皮炎"予"枸地氯雷他定片、酮替芬片、外用黄柏洗液、卤米松乳膏"治疗后瘙痒加重，面部、双前臂、颈部 V 型区红斑仍未消退，且有新发水疱。患者为求进一步诊疗，遂来我院刘巧教授处进行诊疗。

【刻诊】患者自觉皮疹处瘙痒，灼热感，自觉烦热，口渴，舌红，大便 2

天1次，小便晨起黄，苔黄腻，双寸脉浮滑数有力。

【专科情况】皮肤专科情况：面部、颈部、双前臂曝光部位可见边界清楚弥漫性红色肿胀性斑片，斑片上可见散在数粒拇指至鸡蛋大小水疱，疱液清晰，疱壁较薄，易破溃。

【西医诊断】日光性皮炎。

【中医诊断】日晒疮。

【辨证】风热湿毒。

【治法】疏风清热，利湿解毒。

【方药】普济消毒饮加减。

桑叶 10g	薄荷 6g(后下)	藿香 5g	黄连 10g
桔梗 10g	板蓝根 30g	栀子 10g	蒲公英 10g
白僵蚕 10g	丹皮 10g	芦根 20g	生甘草 6g

3剂，日1剂，水煎分两次服。

外用三黄洗剂外涂，停所有西药，嘱咐患者避免日晒，休息。

【二诊】7月13日复诊，面部、双上肢红斑颜色变淡，水疱干扁，舌质红，苔黄，脉：双寸浮滑。上方去藿香、黄连、板蓝根、蒲公英，加薏苡仁20g，怀山药15g。3剂，日1剂水煎分两次服。继续五味消毒饮外洗。

3天后电话随访，红斑水疱全都消退，皮肤恢复正常，无瘙痒及疼痛。

【体会】该患者患病部位都集中于面、颈、双前臂曝光部位，皮损以红斑为主兼以水疱，且舌脉多以风热毒邪为主兼夹湿邪，所以辨证考虑风热湿毒证，选用普济消毒饮加减。方中桑叶、薄荷疏散风热，给邪以去路，反佐以藿香辛温之药，去在表之湿邪，《金匮要略》云"病痰饮者当以温药和之"。湿与痰饮同为阴邪，治法同；黄连清心火，丹皮泄肝火，《小儿药证直诀》"其疮出有五名：肝为水疱，以泪出如水，其色青小。心为斑，主心血，色赤而小，次于水疱"；桔梗、蒲公英、板蓝根合用清热解毒排脓；栀子泻三焦实火；芦根宣肺中伏火；白僵蚕通大便，《伤寒瘟疫条辨》云："蚕食而不饮，有大便无小便"；生甘草调和诸药，解毒。二诊患者皮疹消退，考虑急性期已控制，减少苦寒药，防止损伤正气，苦寒多败胃。患者脉仍有滑像，考虑海南天气近期多雨，故加薏苡仁利水渗湿，怀山药补脾胃之气。五味消毒饮出自《医宗金鉴·外科心法》解毒疗疗，刘巧教授在这个基础上进行拓展，治疗红斑炎症性皮肤病，由内服改为外洗，避免过度寒凉伤及脾胃的副作用。

小结

日光性皮炎又称日晒伤，是烈日光照射皮肤引起的急性损伤性皮肤病，于暴晒处发生红斑、水肿甚至水疱，中医称本病为风毒肿或日晒疮，认为多由素体禀赋不足，腠理不密，复因多食紫云英、灰菜等，以致脾气不升，胃气不降，加之日兴暴晒，使热阻于肌肤而成毒。刘巧教授治疗本病一般分为2型。风热湿毒证辨证要点多以皮肤焮红漫肿，自觉灼热，伴瘙痒或刺痛，为主，舌脉表现一派火热之像，选方以清热解毒法，拟普济消毒饮为主；湿毒搏结证辨证要点多以肿胀性红斑为主，有水疱、大疱，破溃后流水，糜烂结痂，自觉灼热，口不渴或渴不多饮，舌脉多以湿热之像为主。

刘巧教授在红斑期和水疱未破溃期会选用三黄洗剂或炉甘石洗剂外涂；在水疱破溃后呈糜烂面时会选用蒲公英、野菊花、地榆、马齿苋适量煎汤冷湿敷，每次15~20分钟，每日3~4次。

刘巧教授在饮食调护上注重与患者的宣教，让患者在阳光不剧烈的情况下增加户外的活动，增加皮肤对日晒的抵抗力，避免长时间烈日暴晒，应穿长衫、撑伞、手套等保护措施，外涂防晒霜。

十四、玫瑰痤疮

医案一

刘某，女，44岁。初诊日期：2016年5月17日。

【主诉】面部对称性红斑、丘疹3年，脓疱1个月。

【病史】患者3年前左面部起红斑，日晒后症状加重，并出现口腔溃疡，至外院就诊，诊断为"痤疮"，治疗不详，症状未有改善。又到其他医院就诊，免疫学检查示抗核抗体阳性（1∶320），抗心磷脂抗体IgG阳性，诊断为"未分化结缔组织病"，予以硫酸羟氯喹每日0.4g，分2次口服治疗，治疗6个月症状缓解，丘疹减少，红斑变淡，遂硫酸氢氯喹减量至每日0.2g，分2次服，服用至今。3个月前再次复查免疫指标，抗核抗体弱阳性（1∶100）。1月前病情加重，右面部亦出现红斑，双面颊红斑上出现绿豆大小的丘疹脓疱，今为求进一步治疗，遂来我院就诊。

【刻诊】面部有灼热感，自觉干燥紧绷。饮食睡眠可，二便正常，月经正常，舌质红，苔黄腻，脉弦滑。

【专科情况】双侧面颊部对称分布淡红斑片，边界清，其上散在绿豆大小的丘疹、脓疱，部分脓疱破裂结黄色脓痂。

【西医诊断】玫瑰痤疮。

【中医诊断】酒渣鼻。

【辨证】脾胃蕴热。

【治法】清热解毒，健脾除湿。

【方药】
金银花 15g	黄芩 10g	野菊花 15g	生地黄 15g
丹皮 10g	栀子 10g	陈皮 6g	白茅根 30
蒲公英 10g	怀山药 15g	茯苓 15g	甘草 6g

14 剂，水煎服，每日 1 剂，分早晚饭后温服。

配合 3% 硼酸溶液湿敷。

嘱其忌食辛辣刺激和油腻高糖食物及酒，多食水果蔬菜；不熬夜；避免暴晒和过冷过热刺激；保持大便通畅；保持稳定情绪；避免过度刺激。

【二诊】2016 年 5 月 31 日。面部痂皮基本脱落，脓疱大部分消退，皮疹仍红。

丹皮 10g	赤芍 10g	知母 10g	金银花 15g
连翘 10g	竹叶 5g	石膏 30g	生地黄 30g
白茅根 30g	玫瑰花 10g	凌霄花 10g	槐花 10g
怀山药 15g	陈皮 6g	茯苓 15g	甘草 6g

7 剂，水煎服，每日 1 剂，分早晚饭后温服。

【三诊】2016 年 6 月 6 日。面部对称性红斑，红斑上脓痂全部脱落，散在少许脓疱。

守上方减石膏，加白术 10g，14 剂。水煎服，每日 1 剂，分早晚饭后温服。

此后在上方基础上辨证加减，加丹参以凉血活血、清瘀热；加天花粉、麦冬以清热养阴生津。2 月后复诊，面部红斑部分消退，色较前明显变淡，无脓疱。

【体会】本案患者初诊时面颊部散在丘疹、脓疱，舌质红，苔黄腻，脉滑，为脾胃湿热之象，所以治疗上首先清脾胃湿热。一诊方中金银花、黄芩、野菊花、白茅根、蒲公英可入脾胃经清热燥湿；栀子清三焦之热，泻热除烦，更适宜于面部红斑且心火旺盛、心烦易怒的患者；治斑不离血，患者面部为红斑，故需佐以生地、丹皮凉血活血；怀山药、茯苓健脾胃。二诊时，可见患者疗效明显，面中部丘疹、丘脓疱疹大部分消退，此时面中部红斑最主要矛盾，红斑时轻时重，选用清热之药以质轻为佳。方中金银花、连翘、竹叶清热解毒，轻清透泄，使热邪有外达之机；石膏、知母配伍，既清且润，使祛邪不伤正；丹皮、赤芍、槐花入血分清热凉血又活血；凌霄花、玫瑰花引诸药上头面；白茅根清脾胃之热；怀山药、陈皮、茯苓则理气健脾；甘草调和诸药。玫瑰痤疮最常初发于鼻部，但该患者初发于面颊部位，刘巧教授多年临床经验发现初发于面颊部的玫瑰痤疮发生鼻赘者少数，皮肤屏障功能破坏较鼻部者严重，可伴有灼热、瘙痒、干燥、紧绷等自觉症状。这样的患者在治疗中要注意皮肤屏障功能的修复，嘱患者使用医学护肤品加强保湿修复，避免接触有刺激性的化妆品。同时在日常生活中要注意忌烟酒、辛辣刺激食物，少喝浓茶咖啡；避免暴晒；注意劳逸结合；纠正胃肠功能紊乱，保持大便通畅；避免局部过冷、过热及剧烈的情绪波动等可引起面部潮红的因素。

医案二

吴某，男，29岁。初诊日期：2016年6月23日。

【**主诉**】鼻唇沟红斑丘疹2年。

【**病史**】患者2年前无明显诱因鼻唇沟起红斑，日晒、饮酒及情绪激动后症状加重，未予重视，红斑持久不退，皮脂分泌较旺盛，3个月前症状加重，鼻唇沟及口角处出现红斑丘疹脓疱，伴轻微瘙痒。

【**刻诊**】饮食可，大便正常，小便黄，舌红，苔黄，脉滑数。

【**专科情况**】鼻唇沟对称红斑，散在少量米粒大丘疹，双侧口角处散在红斑、丘疹、丘脓疱疹，伴少许糠状鳞屑，左侧口角红斑上可见散在点状剥蚀面。

【**西医诊断**】玫瑰痤疮。

【**中医诊断**】酒渣鼻。

【**辨证**】湿热血瘀。

【**治法**】凉血清热，和营祛瘀。

【**方药**】
金银花15g	野菊花15g	生地黄15g	栀子10g
陈皮6g	白茅根30g	怀山药15g	鱼腥草10g
茯苓15g	紫草20g	槐花10g	凌霄花10g
板蓝根20g	甘草6g		

7剂，水煎服，每日1剂，分早晚饭后温服。

忌食辛辣刺激和油腻高糖食物及饮酒,多食水果蔬菜;不熬夜;避免暴晒和过冷过热刺激;保持大便通畅;保持稳定情绪;避免过度刺激。

【二诊】2016 年 6 月 30 日。鼻唇沟红斑颜变浅,口角丘疹、丘脓疱疹部分消退。守上方减野菊花、鱼腥草、紫草,加蒲公英 10g、白术 10g、知母 10g,7 剂,水煎服,每日 1 剂,分早晚饭后温服。

【三诊】2016 年 7 月 8 日。下颏处 2 个新发炎性丘疹,诉有胃肠不适感,无腹泻。

金银花 15g	栀子 10g	陈皮 6g	怀山药 15g
茯苓 15g	槐花 10g	凌霄花 10g	板蓝根 20g
蒲公英 10g	白术 10g	知母 10g	厚朴 5g
赤芍 10g	甘草 6g		

14 剂,水煎服,每日 1 剂,分早晚饭后温服。

【四诊】2016 年 7 月 26 日。面部无新发丘疹,红斑变淡,面部油脂分泌仍较多。守上方减凌霄花,加天花粉 10g,14 剂,水煎服,每日 1 剂,分早晚饭后温服。

【体会】本案患者颜面中部红斑持久不退,皮损主要表现为丘疹、丘脓疱疹,属于酒渣鼻的丘疹期。《素问·热论》中就有记载:"脾热病者,鼻先赤。"颜面中部红斑首先考虑脾胃蕴热,红斑日久,煎熬血液,则易形成血瘀,故表现为红斑颜色鲜红或暗红且日久不退。故在治疗上,多以凉血清热、和营祛瘀为治则,适当重用入血分凉血活血之药。方中赤芍、紫草、生地黄、槐花入血分,清热凉血、活血化瘀;金银花、野菊花、栀子、白茅根、鱼腥草归脾、胃经,能清脾胃之热,佐以怀山药、茯苓、白术、厚朴、陈皮理气健脾,顾护胃气;苦寒药物多燥,加天花粉养护阴液;板蓝根清热解毒;凌霄花为引经药,能引诸药上头面;甘草调和诸药。诸药合用,既能使面部红斑快速消退,亦能清脾胃之热而治其本,从而达到标本兼治的目的。

🔨 小 结

玫瑰痤疮又名酒渣鼻,是一种常见的、累及以鼻为中央的面部血管和毛囊皮脂腺的慢性充血性炎症性皮肤病。该病好发于 30~50 岁,女性高于男性。特征性临床表现为以面中部为主的一过性或持久性红斑、毛细血管扩张,可有丘疹、脓疱,严重者可以出现鼻赘与眼部损害。

玫瑰痤疮的病因至今尚不完全明了，目前倾向于综合因素所致，可能与遗传因素、先天免疫失调、神经血管功能失调、毛囊蠕形螨感染、共生菌过度生长、皮肤屏障功能受损相关，其他如日晒、情绪应急、刺激性食物、剧烈运动、化妆品、极端天气和温度均有可能诱发该病。

中医上该病亦称酒渣鼻，早在《素问·热论》中就有记载："脾热病者，鼻先赤。"《素问·生气通天论》中说："劳汗当风，寒薄为皶，郁乃痤"；《诸病源候论》云："此由饮酒，热势冲面，而遇风冷之气相搏所生，故令鼻面生皶，赤疱匝匝然也。"《医宗金鉴·外科心法》指出酒渣鼻"生鼻准头及鼻两侧，由胃火熏肺，更因风寒外束，血瘀凝结，故鲜红后紫，久变为黑，最为缠绵"。刘巧教授认为本病多由肺胃积热上蒸，每遇风寒外束，血瘀凝结而成；或饮食辛辣刺激之物、嗜酒之人，酒气熏蒸，复遇风寒之邪，交阻肌肤所致。脓疱丘疹较多者，多有脾胃湿热，治疗以清脾胃之热为主，方用清痤方加减，主要由金银花、黄芩、野菊花、生地黄、丹皮、茵陈、栀子、夏枯草、陈皮、白茅根、甘草组成，方中清脾胃湿热药物为主，佐以凉血活血药物，且不忘理气健脾；以红斑鲜红时轻时重为主者，多为风热兼有脾胃湿热，治疗宜祛风清热，佐以清脾胃湿热和凉血活血药物；面部红斑深红且持久不退则需注重血热血瘀问题，方用皮炎方加减，根据患者具体情况灵活运用，主要由丹皮、赤芍、知母、金银花、连翘、竹叶、石膏、生地、白茅根、甘草组成。方中生地黄、丹皮和槐花入血分，清热凉血活血，赤芍清热凉血，活血化瘀，有凉血不滞留、活血不妄行之特点；金银花、连翘入气分，清热解毒；知母清热生津；竹叶清热除烦；石膏清脾胃热，寒凉不伤正；白茅根可清脾胃湿热；甘草调和诸药。

结合外用药物及物理治疗，可及时缓解患者不适症状，缩短病程。丘疹、脓疱为主可使用克林霉素凝胶、夫西地酸乳膏、甲硝唑凝胶等利于丘疹、脓疱的消退；红斑色红且有灼热感者，可联合冷喷、湿敷等物理治疗镇静退红，减轻患者的不适症状。

日常生活上，嘱患者避免滥用糖皮质激素类或成分不明的药物，防止造成激素依赖性皮炎，可使用医学护肤品修复肌肤屏障功能；避免诱发加重因素，如避免刺激性食物如辛辣、酒类食品，补充新鲜蔬菜、水果；不要熬夜，保持大便通畅，注意防晒。

十五、疥疮

李某，男，17岁。初诊：2016年6月20日。

【主诉】手指缝、阴囊起丘疱疹伴痒1周。

【现病史】患者诉1周前手指缝起丘疹、丘疱疹伴夜间瘙痒，未重视，无特殊处理，丘疹、丘疱疹逐渐泛发至躯干、阴囊部位，夜间瘙痒加重难忍。遂来我院刘巧教授处就诊。

【刻诊】患者夜间瘙痒较重，舌淡红、苔薄白，脉缓。

【专科情况】双手指缝、阴囊、肚脐周围可见散在孤立的米粒大小红色丘疹、丘疱疹，伴散在抓痕，部分丘疹破溃呈剥蚀面，未见明显渗液及糜烂面。

【西医诊断】疥疮。

【中医诊断】虫疥。

【辨证】虫毒。

【治法】杀虫止痒。

【方药】刘巧教授自拟疥疮方。

花椒 10g	藿香 20g	大黄 20g	荆芥 20g
防风 20g	百部 20g	艾叶 20g	苦参 20g

3剂，日1剂水煎外洗1次。

外用10%硫黄软膏从颈部往下至双手足，1天两次，夜间用中药煎汤外洗，代替洗澡。

【二诊】患者经治疗，丘疹、丘疱疹基本消退。无新发。嘱咐患者将所有衣被用开水烫洗，在烈日下暴晒。

【体会】花椒辛温，温中止痛、杀虫止痒；百部味苦，略甘，色白入肺，能杀疥、蛔等虫；大黄，苦寒，外用能泄热凉血、解毒消肿；荆芥、防风、藿香相伍祛风除湿止痒，火郁发之之意，给邪以去路；艾叶辛苦温，外用可止痒杀疥虫；苦参清热、燥湿、杀虫。

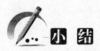 小 结

疥疮是由疥螨引起的接触传染性皮肤病，易在家庭及集体单位中流行，夫妻间和同性恋之间也常互相传染。中医称本病为"疥疮""疥""湿疥""虫疥"等，其好发部位多为手足指缝间、指蹼、手腕屈侧、肘窝、脐周、

腰、女子乳房下、男子外生殖器等皮肤皱褶薄嫩处，皮疹表现以丘疹、丘疱疹、水疱、隧道为主。剧烈瘙痒，可伴抓痕、脓疱。刘巧教授认为本病是由于沾染疥虫，风湿热虫，郁于皮肤所致，刘巧教授治疗一般不用内治，如严重者，可内服散风清热利湿、杀虫止痒之剂，荆芥、桑叶、苦参、黄柏、金银花、生地黄、牡丹皮、土茯苓、地肤子、茵陈、甘草煎水内服。外治考虑到海南地区特点，主要用杀虫止痒的中药外洗，再用硫软膏外涂。治疗结束后，需要观察2周，如无新皮损出现，方可认为治愈。刘巧教授认为本病预防隔离、清洁卫生很重要，一定要叮嘱患者注意个人卫生，勤洗澡，勤换衣，发现患者应进行隔离并消毒，家中及集体中的患者应同时治疗，患者穿过的衣服及被褥应煮沸或暴晒。

十六、神经性皮炎

病案一

郑某，女，32 岁。初诊：2013 年 6 月 11 日。

【主诉】右侧肘部起红色斑片伴痒 1 年。

【现病史】患者 1 年前因情绪波动，右侧肘部瘙痒剧烈，搔抓后起肥厚性红斑，曾多次在其他医院以"神经性皮炎"进行诊疗，予"糖皮质激素药膏、口服抗组胺药"等治疗好转。每次因精神因素发作，今日患者为求进一步诊疗，遂来我院刘巧教授处进行诊疗。

【刻诊】患者皮损粗糙肥厚，颜色呈暗红色，阵法剧烈瘙痒，小便黄，大便正常，舌质淡红，苔薄黄，脉弦数。

【专科情况】右侧肘部伸侧可见 1 处鸡蛋大小边界清楚暗红色斑块，皮纹加深、皮嵴隆起的苔藓样改变，斑块上可见糠秕状细碎鳞屑。

【西医诊断】神经性皮炎。

【中医诊断】牛皮癣。

【辨证】风湿热。

【治法】清热利湿，祛风止痒。

【方药】消风散加减。

荆芥 10g	防风 10g	生地黄 15g	蝉蜕 6g
白芍 20g	苍术 10g	当归 10g	甘草 6g

5 剂，日 1 剂水煎分两次服。

外配合局部皮损刺络放血。

【二诊】6月15日复诊，患者诉瘙痒情况有所缓解，右侧肘部仍有明显红斑，舌淡红，苔黄燥，脉右寸弦数有力，上方加麦冬10g、黄芩10g、白术10g，去生地黄、苍术。4剂，日1剂水煎分两次服。继续配合局部皮损刺络放血。

【三诊】6月19日电话随访，患者红斑基本消退，无瘙痒，临床治愈。

【体会】荆芥、防风、蝉蜕辛散在肌表之风邪，以达到止痒的目的，同时风药又能祛上焦之湿；生地黄甘寒清血中之热，与当归并为补血清热之用；苍术苦温健脾祛湿，使中焦运转，不被湿困；白芍酸寒收敛可降胆火，甘草调和诸药，又能培补中焦。二诊，在上方基础上加大运转中焦的力度和清肺的力度以达到降相火的目的，故予麦冬、黄芩清肺中伏火，加白术健脾燥湿，使得中焦运转。

医案二

于某，男，66岁。初诊：2015年7月7日。

【主诉】颈部、臀部起红色斑片伴痒半年。

【现病史】患者半年前无明显诱因，颈部瘙痒剧烈，搔抓后起肥厚性斑块，上敷较多干燥、脱屑，半年内患者曾多次在当地诊所，以"湿疹"进行诊疗，具体用药告知不详，病情时好时坏，皮疹逐渐泛发至臀部，今日患者为求进一步诊疗，遂来我院刘巧教授处进行诊疗。

【刻诊】患者皮损粗糙肥厚，颜色呈灰白色，干痒难忍，乏力气短，心悸失眠，小便黄，大便干燥2天1次，舌质淡，苔薄白，脉弦细。

【专科情况】颈部、臀部可见2处约拇指至巴掌大小边界清楚淡白色斑块，皮纹加深、皮嵴隆起的苔藓样改变，斑块上可见肥厚性干燥灰白色鳞屑。

【西医诊断】神经性皮炎。

【中医诊断】牛皮癣。

【辨证】血虚风燥。

【治法】养血，祛风，润燥。

【方药】

当归10g	生地黄15g	白芍15g	川芎5g
荆芥10g	防风10g	何首乌10g	黄芪10g
刺蒺藜10g	地肤子10g	酸枣仁10g	

7剂，日1剂水煎，分两次服。

配合局部皮损刺络放血法。

【二诊】7月14日复诊，患者诉瘙痒情况较前一次诊疗好转，鳞屑较前有所减少，乏力情况有所好转，心悸失眠的情况改善，大便仍干燥。舌质淡，苔薄白，脉弦细。患者经治疗病情控制理想，上方14剂，加生大黄5g，以通便。

【三诊】患者复诊，皮疹基本消退呈淡褐色斑片，精神可，无心悸失眠的症状，大便通畅1天1次，小便正常。舌淡，苔薄白，脉弦。患者经治疗，病情基本得以控制，取得临床满意疗效。

【体会】该患者为老年男性，皮肤干燥，皮损处红斑不明显，通过舌脉辨证为血虚风燥证，予当归饮子加减，其中当归辛甘补肝血，生地黄甘寒补肾水，白芍酸苦泻胆火同时又能养肝柔肝，配合川芎、荆芥、防风祛风解毒止痒，酸枣仁敛肝阴改善睡眠，何首乌苦温，平补肝肾之血，入血分。黄芪补脾升阳固护肌表之卫阳，刺蒺藜、地肤子祛风止痒。宗"治风先治血，血行风自灭"。二诊，患者服上方后瘙痒情况好转、心悸失眠的情况好转提示心肾之阴较前有所回复，乏力情况改善提示脾气回复，大便仍干燥提示大肠有燥屎不能排除，故予少剂量大黄以通便。

小 结

神经性皮炎是一种慢性常见的皮肤神经功能障碍性皮肤病，中医因其"如牛项之皮，顽硬且坚，抓之如朽木"而称之为牛皮癣，又因其好发于颈项部，故又名摄领疮，其他还有"顽癣""干癣"等称谓。

中医认为本病初起多与风湿热邪瘀滞经络，使气血不能上达肌肤，郁化热生风；或与七情内伤导致气机郁结而化火；或与局部刺激有关，或血虚肝旺，情绪过度紧张，思虑、忧愁、烦恼而致；或外感风邪，内脾胃湿热，风湿热蕴阻肌肤而发，病程多缠绵难愈，反复发作。刘巧教授在临床治疗中一般分为风湿热型和血虚风燥型，风湿热型皮损成片，淡褐色或者红色，皮损粗糙，间断性剧烈瘙痒，夜间尤甚为辨证要点，舌脉多倾向于湿热证，治法以清热利湿，祛风止痒法拟方，用药消风散加减；血虚风燥型辨证要点为局部肥厚干燥的皮损、脱屑状如牛皮，色淡或灰白，乏力气短，心悸失眠，舌脉偏于血虚证，治法以养血祛风润燥法拟方，用药当归饮子加减。但皮损的变化多端，需要结合病因：外感还是内伤；结合病机：表里寒热虚实；结合病所：脏腑经络。进行系统整体地认识疾病，治疗疾病根本是中医的精髓。

刘巧教授指出，本病除了精神因素引起以外，需要避免过度劳累，经云"烦劳则张"，过度消损阳气会导致人体气机升降失常，病理物质堆积形成垃圾。同时因忌食烟酒，辛辣食品及浓茶、咖啡等。避免搔抓，热水烫洗，多汗及日光照射。

十七、皮肤瘙痒症

医案一

李某，女，45 岁。初诊：2014 年 9 月 1 日。

【主诉】躯干四肢剧烈瘙痒 1 个月。

【现病史】患者 1 月前无明显诱因躯干四肢皮肤干燥瘙痒，在当地多家医院进行诊疗，以"瘙痒症"予"西替利嗪片"口服止痒，患者瘙痒情况暂时控制，但停药后再次出现皮肤瘙痒情况，患者为求进一步诊疗，遂来我院刘巧教授处就诊。

【刻诊】患者夜间瘙痒剧烈，触之灼热，搔破处呈条状血痕，夜间瘙痒睡眠差，胃口佳，大便干燥 5～7 日 1 次，小便黄，舌质红，苔薄黄，脉浮数。

【专科情况】躯干四肢皮肤干燥脱屑，伴散在较多血性抓痕。

【西医诊断】皮肤瘙痒症。

【中医诊断】风瘙痒。

【辨证】风热血热。

【治法】疏风，凉血，清热。

【方药】四物消风饮。

荆芥 5g	防风 5g	当归 10g	生地黄 10g
赤芍 10g	川芎 5g	薏苡仁 20g	丹皮 10g
蝉蜕 6g	苦参 10g	白鲜皮 15g	甘草 3g

7 剂，日 1 剂水煎分两次服。

【二诊】9 月 8 日复诊，患者诉瘙痒情况较之前明显好转，皮温恢复正常，大便 3～5 天 1 次，小便黄，舌质红，苔薄白，脉浮数。上方加玄参 10g，麦冬 10g。7 剂，日 1 剂水煎分两次服。

【三诊】9 月 15 日复诊，患者诉皮肤瘙痒情况基本控制，大便 1 天 1 次。小便略黄，舌质红，苔薄白润，脉滑。守上方予 14 剂，日 1 剂水煎分两次服。

电话随访，患者告知皮肤已无瘙痒，大便正常，临床效果佳。

【体会】该患者为中年女性，皮肤瘙痒且无原发皮疹，从舌脉及症状上考虑血热动风引起的瘙痒，治疗上予荆芥、防风、蝉蜕祛风止痒散瘀滞在表之风热，以当归养肝血，生地滋肾水以涵木，川芎行血中之滞，不使寒凉过度引起气机闭阻。赤芍、丹皮清热活血，薏苡仁利湿化浊，苦参苦寒泻火、燥湿又能祛风、逐水，白鲜皮苦燥，除脾胃风湿热。二诊，患者经服药后瘙痒情况有所缓解，大便仍然干燥，舌脉均是一派火热之象，在清热的基础上因固护阴液，以甘寒育阴法治疗，故予麦冬、玄参滋养金水之阴。三诊，患者大便通畅，提示阴液基本恢复，继续守上方治疗，临床疗效满意。

医案二

胡某，男，74岁。初诊：2014年7月18日。

【主诉】阴囊瘙痒3个月。

【现病史】患者3个月前无明显诱因阴囊部位皮肤干燥瘙痒，自用草药外洗，具体用药告知不详，瘙痒情况控制欠佳，患者为求进一步诊疗，遂来我院刘巧教授处就诊。

【刻诊】患者阴囊瘙痒明显，皮肤干燥，有明显抓痕及血痂，睡眠差，胃口佳，大便干燥、2天1次，小便黄，舌质红，苔薄黄，脉弦细。

【专科情况】阴囊未见明显原发皮疹，皮肤干燥呈苔藓样改变，伴散在抓痕。

【西医诊断】皮肤瘙痒症。

【中医诊断】风瘙痒。

【辨证】阴虚血燥。

【治法】养血平肝，滋阴润燥。

【方药】

沙参10g	麦冬10g	桑叶6g	扁豆10g
丹皮10g	怀山药10g	陈皮6g	防风10g
蝉蜕6g	地肤子10g	甘草6g	茯苓15g
熟地10g	火麻仁5g		

7剂，日1剂水煎分两次服。

【二诊】7月25日复诊，患者诉服上药后瘙痒明显减轻，抓痕较前减少，皮肤较前润泽，睡眠较前改善，大便1天1次略干，小便略黄，舌质红，苔薄白，脉弦。上方去火麻仁，继续服7剂，日1剂水煎分两次服。

【三诊】7月31日复诊，患者诉瘙痒情况基本控制，大便正常，睡眠佳，小便正常。继续守上方服7剂，日1剂水煎分两次服。

【体会】该患者为老年男性，症状主要为阴囊部位的反复瘙痒，无原发皮疹，首先考虑瘙痒症，该患者皮肤干燥，大便不畅，症状、舌脉均支持阴虚血燥证。予自拟滋阴润肤汤加减。沙参、麦冬、熟地甘寒育阴滋养肺肾之阴以润肤，桑叶甘苦寒、疏散风热、清肺润燥，扁豆、怀山药、陈皮、茯苓健脾化湿消痰，丹皮清热凉血活血，防风、蝉蜕、地肤子祛风止痒，甘草调和诸药补脾胃，火麻仁润燥滑肠以通便。二诊，患者服上药后瘙痒情况有所缓解，大便较前通畅，皮肤情况虽有好转但仍较干，提示津液有所回复，考虑患者为老年男性，正气偏不足，故去火麻仁，继续予上方进行治疗。三诊，患者病情基本得以控制，临床疗效较好，继续予上方继续巩固治疗。

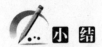 **小 结**

皮肤瘙痒症是临床上无原发皮损，而以瘙痒为主的感觉神经功能异常性皮肤病。在发病过程中，疾病的主要表现为各种继发性皮肤变化如抓痕、血痂、皮肤肥厚、苔藓样变等。

刘巧教授认为本病多因禀赋不耐，血热内蕴，年老体弱或久病体虚的病人，因气血不足以运化，肌肤长时间得不到气血的滋养，导致皮肤干燥如旱地，血不足内生风热致瘙痒难忍。或因过度劳累导致卫气不能固护肌表，兼外感风热之邪，耗伤营卫之气，致皮肤异常瘙痒。

刘巧教授将本病分为风热血热型和血虚肝旺型。风热血热型多见于中青年，皮肤瘙痒剧烈，触之灼热，抓破处呈条状血痕，心烦口渴，大便结，小便黄，舌淡红或红，苔黄或黄腻，脉浮数或弦数；血虚肝旺型多见于老年人，津血亏虚引起的皮肤干燥脱屑，有明显抓痕及血痂，同时伴有头晕目眩，心烦失眠等血虚证的表现，舌红或红绛，苔薄或干裂，脉弦细。

刘巧教授在调护方面强调忌饮酒，少吃鱼、虾、蟹、牛羊肉及辛辣刺激的食物。对于皮肤干燥引起的瘙痒症强调使用尿囊素、硅油乳膏等润肤保护剂的广泛应用。

十八、结节性痒疹

彭某，女，45岁。初诊：2014年6月3日。

【主诉】因双下肢反复起红斑丘疹结节伴痒10年。

【现病史】患者10年前无明显诱因出现双下肢起红斑丘疹结节伴痒，曾多次在当地医院以"结节性痒疹"进行诊疗，曾长期服用"泼尼松片"达1年左右，外用激素软膏好转，停药后又复发，结节逐渐泛发至躯干四肢。今日患者为求进一步诊疗，遂来我院刘巧教授处就诊。

【刻诊】患者体略胖，全身皮损处瘙痒剧烈，因夜间瘙痒明显睡眠较差，胃口佳，大小便如常，舌淡红，苔白腻，脉滑。

【专科情况】躯干、四肢可见散在米粒至蚕豆大小圆形暗红色斑疹、丘疹、结节；皮肤表面较红，部分丘疹破溃结痂，伴抓痕。

【西医诊断】结节性痒疹。

【中医诊断】痒风。

【辨证】风湿毒蕴。

【治法】除湿解毒，疏风止痒。

【方药】

全蝎5g	刺蒺藜10g	白鲜皮10g	苦参10g
皂角刺10g	当归10g	地肤子15g	生地黄10g
陈皮6g	赤芍10g	栀子10g	甘草6g

7剂，日1剂水煎分两次服。

配合梅花针扣刺。

【二诊】6月10日，躯干、四肢红斑颜色较前一次变暗，全身皮损处瘙痒较前有所减轻，夜间能入睡，胃口佳，大小便如常，舌淡红，苔白，脉滑。上方加麦冬10g，继续服7剂，日1剂水煎分两次服。配合梅花针皮损处扣刺治疗。

【三诊】6月17日，偶有轻度瘙痒，双下肢红斑颜色变暗，丘疹、结节较前次复诊明显减少，纳眠尚可，大小便如常。舌淡红，苔薄白，脉滑。提示上方治疗有效，继续按上方治疗14剂。

跟踪随访，患者躯干、四肢红斑、结节均消退，瘙痒症状基本控制。临床疗效尚可。

【体会】该患者为中年女性患者，根据皮损形态诊断结节性痒疹。治疗上根据四诊合参辨证为风湿毒蕴证，予刘巧教授自拟全虫方，功在祛风热、除湿毒、止痒，方中全蝎辛平入肝经，走而不守，息风攻毒散结，刺蒺藜、白鲜皮、皂角刺、地肤子祛风止痒消结，当归、生地养血息风，陈皮化痰散结，赤芍清热凉血活血，栀子清泻三焦热毒，甘草补中调和诸药，使中焦健运。外用梅花针扣刺，一则可以排毒，二则可以起到"开鬼门、洁净府"的目的。

当代中医皮肤科临床家丛书（第三辑）

刘

巧

二诊，患者服药后病情明显好转，提示治疗方案有效，上方加麦冬以养肺清热，金水相生以养津液。三诊患者病情基本控制，继续守上方巩固治疗。

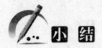 **小 结**

　　结节性痒疹是一种慢性炎症性皮肤病，以剧烈瘙痒和结节性损害为特征。病因多与昆虫叮咬，胃肠功能紊乱，内分泌代谢障碍及神经、精神因素有关。

　　刘巧教授认为本病多是风邪外侵皮肤，湿邪内蕴，致使风湿之邪凝聚成毒，气血凝滞运行不畅，形成结节作痒或被毒虫叮咬，毒汁蕴结为毒所致。

　　刘巧教授认为结节性痒疹应分为风湿毒蕴证和气滞血瘀证，风湿毒蕴证辨证要点为皮损表面粗糙，色暗红，瘙痒剧烈，部分抓破结痂，舌淡红，苔白或白腻，脉滑，以全蝎方合乌蛇祛风汤加减。气滞血瘀证皮损表面肥厚，色紫暗，瘙痒剧烈，夜间较重，舌暗红或淡紫，苔薄白或白腻，脉弦或涩，以加味逍遥丸合桂枝茯苓丸加减。若皮损肥厚，明显色沉，可加用当归、丹参，严重者可加大黄䗪虫丸；若大便干燥者加大黄。临床可取得满意疗效。

十九、寻常型银屑病

医案一

张某某，女，27 岁。初诊时间：2016 年 7 月 5 日。

【主诉】全身起红斑、丘疹鳞屑 10 年，复发 2 个月。

【病史】患者自述 10 年前感冒后下肢出现鳞屑性红斑、丘疹，曾至当地诊所治疗，诊断为"寻常型银屑病"，经治疗皮损消退，但病情反复，每因感冒发热等复发，红斑、丘疹逐渐泛发至全身，2 个月前患者因感冒发热，皮损再次出现，今为求中医药治疗，遂来找刘巧教授诊治。

【刻诊】头皮、躯干、四肢散在鳞屑性红斑、丘疹，伴瘙痒，寐尚安，纳食可，二便平，舌红，苔薄黄，脉滑。

【专科情况】头皮、躯干、四肢散在绿豆至指甲盖大小红斑、丘疹，上覆银白色鳞屑，刮之有蜡滴现象和点状出血现象，无束状发及指（趾）甲改变。

【西医诊断】寻常型银屑病。

【中医诊断】白疕。

【辨证】血热蕴毒。

【治法】清热凉血，活血解毒。

【方药】 土茯苓20g　　丹皮15g　　　紫草20g　　　麦冬15g

　　　　　生地20g　　　大青叶15g　　白鲜皮15g　　赤芍15g

　　　　　白花蛇舌草20g　白茅根30g　　槐花10g　　　丹参15g

　　　　　怀山药15g　　　虎杖10g　　　陈皮6g　　　　甘草6g

7剂，水煎，每日1剂，早晚饭后温服。

清血毒胶囊口服，每日3次。

【二诊】 2016年7月12日。

　　　　　麦冬10g　　　　生地15g　　　玄参15g　　　丹参15g

　　　　　鸡血藤10g　　　紫草10g　　　天花粉10g　　当归10g

　　　　　怀山药15g　　　陈皮6g　　　　知母10g　　　甘草6g

14剂，水煎，每日1剂，早晚饭后温服。

清血毒胶囊口服，每日3次。

【三诊】 2016年7月26日。四肢红斑颜色减淡，鳞屑减少。患者诉3天前起感咽喉疼痛不适，不伴发热，亦无新发皮疹。加板蓝根20g，茯苓10g，10剂，水煎，每日1剂，早晚饭后温服。清血毒胶囊口服，每日3次。

【四诊】 2016年8月6日。复诊，咽痛消失，皮损基本消退，无新发。嘱患者平素注意加强锻炼，提高免疫力，注意休息，预防感冒。

【体会】 本例为急性点滴状银屑病，是寻常型银屑病中的一种特殊类型，常由感冒等上呼吸道感染诱发。方中用丹皮、赤芍、生地清热凉血，紫草、大青叶、槐花凉血消斑，土茯苓、白花蛇舌草、虎杖、白茅根清热解毒，配合麦冬、怀山药养阴生津，咽痛则加入板蓝根解毒利咽。本方在辨证论治基础上加入清血毒胶囊治疗，增强解毒之力。清血毒胶囊为刘巧教授治疗寻常型银屑病的经验方，由羚羊角、全蝎、蜈蚣、土茯苓、生地等组成，该方中羚羊角清热泻火解毒之力较强，偏入血分，清热解毒，切合"血热蕴毒"之病机，为本方主药。全蝎、蜈蚣、土茯苓均有较强解毒功效，并各有侧重，全方合用，功能清热凉血解毒，尤其以解毒功效最为突出。

医案二

潘某，男，42岁。初诊时间：2016年3月25日。

【主诉】 全身红斑、鳞屑10余年。

【病史】 患者自诉10余年前无明显诱因头皮起红斑、丘疹，伴瘙痒，至当地医院就诊，诊断为"银屑病"，予糖皮质激素软膏外搽等治疗，皮损可好转，但很快复发，红斑、鳞屑逐渐泛发之躯干、四肢。为求刘巧教授中医治疗，今来我院治疗。

【刻诊】全身散在大小不等鳞屑性红斑，口干，大便干，小便正常，胃纳差，眠尚可，舌淡红，苔薄白，脉沉。

【专科情况】头皮、躯干、四肢散在大小不等淡红色斑，上覆银白色鳞屑，全身皮肤干燥脱屑。

【西医诊断】寻常型银屑病。

【中医诊断】白疕。

【辨证】血燥证。

【治法】养血滋阴，解毒活血。

【方药】

生地 15g	麦冬 15g	丹参 15g	鸡血藤 10g
紫草 10g	天花粉 10g	当归 10g	怀山药 15g
白花蛇舌草 20g	川牛膝 10g	虎杖 10g	茯苓 15g
陈皮 6g	甘草 6g		

14 剂，水煎服，每日 1 剂，早晚饭后温服。

清血毒胶囊口服，每日 3 次，外用尿囊素软膏润燥保湿。

【二诊】2016 年 4 月 9 日。鳞屑减少，部分红斑消退，无新发皮损。纳可，二便平。效不更方，守原方 14 剂，水煎服，每日 1 剂，早晚饭后温服。继予清血毒胶囊口服，每日 3 次。尿囊素外搽保湿。

【三诊】红斑、鳞屑明显消退，遗留色素脱失斑。去白花蛇舌草、虎杖，再服 14 剂，水煎服，每日 1 剂，早晚饭后温服。

【四诊】14 日后复诊见皮损基本消退，停中药煎服，继予清血毒胶囊口服巩固疗效，佐尿囊素保湿护理。

【体会】本例为寻常型银屑病（静止期），病程日久，患者皮疹色淡红，伴口干及皮肤干燥脱屑等症，舌红，苔少，脉细，辨证属血燥证。方用当归饮子加减，方中当归、丹参养血，麦冬、天花粉滋阴，生地、紫草凉血，川牛膝、虎杖活血通经，白花蛇舌草、虎杖清热解毒，怀山药、茯苓陈皮合用理气健脾。诸药合用，共奏养血滋阴、解毒活血之功。配合刘巧教授经验方清血毒胶囊增强解毒之力。

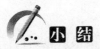 小 结

银屑病分为寻常型银屑病、红皮病型银屑病、脓疱型银屑病和关节型银

屑病。而以寻常型银屑病最为多见。寻常型银屑病以红斑鳞屑伴薄膜现象和点状出血现象为主要特征，可伴束状发、指甲顶针样改变等，一般无自觉症状，或伴不同程度的瘙痒。发病年龄以青壮年居多，病程慢性，易反复发作，多冬季加重或复发，夏季减轻或消退。按病程分为三期：进行期、静止期和消退期。进行期表现为新疹不断出现，炎症剧烈，可有同形反应；静止期基本无新疹出现，病情稳定，炎症较轻。退行期皮疹渐退，可遗留暂时色沉或色素脱失斑。

寻常型银屑病是一种常见的慢性、复发性、红斑鳞屑性皮肤病，一般认为是多基因遗传背景下 T 细胞介导的免疫性疾病。刘巧教授认为寻常型银屑病病因复杂，在传统的外感六淫、七情、饮食等病因之外另有毒邪发病因素。毒邪是寻常型银屑病发病的重要因素，寻常型银屑病是由毒邪侵害人体，积聚皮肤腠理，而致气血凝滞、营卫失和、经络阻塞，毒气深沉，积久难化而成。毒邪因素贯穿寻常型银屑病发病始终，所以刘巧教授治疗寻常型银屑病会在辨证基础上加入其经验方清血毒胶囊，疗效明显，反过来又验证了寻常型银屑病毒邪发病因素的存在。

刘巧教授重视情志心理因素在银屑病发病中的重要作用，认为银屑病是一种心身疾病，并开展了"系统行为干预对银屑病患者研究"课题，证实系统心理行为干预对改善症状、延缓复发、提高银屑病患者生活质量有重要意义。《素问·举痛论》云："百病生于气也。怒则气上，喜则气缓，悲则气消，恐则气下，思则气结，惊则气乱。"人体患病可致七情变化，而七情变化又可反过来影响病情发展。除了心理干预之外，刘巧教授在遣方用药上注意根据患者情志变化情况加入柴胡、郁金、合欢皮、白芍等疏肝理气、调和气血之品。另外，强调银屑病患者的健康教育的必要性，认为银屑病的治疗具有特殊性，不合理用药可导致病情的加重或反跳。通过健康教育，可以帮助患者树立起对银屑病的正确认识和正确心态，有利于疾病的治疗和康复。

二十、关节病型银屑病

袁某某，49 岁。初诊日期：2016 年 3 月 3 日。

【主诉】躯干四肢红斑鳞屑伴关节疼痛 10 年，加重 1 周。

【病史】10 年前患者无明显诱因下头皮起红斑，红斑上覆银白色鳞屑，至当地诊所治疗，予激素软膏外搽，皮损消退，2 周后因加班熬夜头皮、躯干、四肢泛发红斑、鳞屑，遂至当地医院就诊，诊断为"牛皮癣"，经治疗皮损好转，此后皮损反复发作，5年前患者皮损再次加重，并出现左膝关节肿痛，住院治疗1月，症状减轻，5年以来患者皮损和关节症状反复出现，且关节受累部位不固定，1周前病情再次加重，遂来我院就诊。

【刻诊】全身散在红斑，上覆银白色鳞屑，伴瘙痒，右侧腕关节及指间关节肿胀，疼痛剧烈，口干，纳差，夜寐不安，大便干，小便黄，舌红，苔白腻，脉弦滑数。

【专科情况】头面、躯干、四肢散在大小不等红斑、斑块，上覆厚层鳞屑，指甲轻度增厚，有顶针样改变，右侧腕关节及指间关节疼痛，右手肿胀明显，活动受限。右侧腕关节及手指关节X片未见异常改变，化验：抗"O"阴性。

【西医诊断】关节病型银屑病。

【中医诊断】白疕。

【辨证】风湿热毒，经络痹阻。

【治法】清热凉血，解毒通络。

【方药】

丹皮15g	白花蛇舌草20g	土茯苓20g	川芎10g
生地20g	赤芍15g	紫草15g	大青叶10g
秦艽10g	防己10g	桑寄生10g	地肤子15g
甘草6g			

7剂，水煎，每日1剂，早晚饭后温服。

配合全身中药药浴，肥厚斑块处予外用药封包，右手关节肿胀疼痛处予如意金黄散调涂外敷，一日2次。雷公藤多苷片口服抗炎调节免疫。

【二诊】2016年3月10日。患者躯干、四肢红斑颜色减淡，斑块变薄，鳞屑减少，瘙痒减轻，无新发皮损，右手关节疼痛明显，右手肿胀减轻，纳食及睡眠改善，大小便正常，舌红，苔白腻，脉弦滑数。调整方药，在原方基础上加桃仁、鸡血藤，14剂，水煎，每日1剂，早晚饭后温服。

【三诊】2016年3月24日。服前方14剂后患者红斑明显变淡，部分消退，斑块明显变薄，鳞屑已不明显，关节肿胀明显减轻，关节轻度疼痛，无关节畸形。舌红，苔白，脉细数。上方去白花蛇舌草、大青叶，加丹参10g，当归10g，14剂，水煎，每日1剂，早晚饭后温服。

【四诊】2016年4月8日。

躯干四肢皮疹基本消退，关节疼痛不明显，寐安，纳食可，二便平，有口干微渴，舌红，苔少，脉细数。上方加麦冬、天花粉、怀山药养阴生津，14剂，水煎，每日1剂，早晚饭后温服。随访数月，病情无复发。

【体会】本例患者原来只有银屑病皮损表现，后期出现关节症状，转变为关节病型银屑病，为热毒炽盛，经络痹阻所致，治疗宜清热凉血，解毒通络，方中以白花蛇舌草、紫草、大青叶清热解毒消斑；丹皮、赤芍清热凉血；秦艽、防己、桑寄生祛风而强筋骨；土茯苓解毒除湿通络，善利关节；地肤子清热止痒；关节疼痛症状较皮损迁延，"痛则不通，通则不痛"，故加桃仁、鸡血藤等加强通络之力；后期营阴耗伤，酌加当归、丹参养血活血，麦冬、天花粉、怀山药养阴生津，使邪去而正气不虚。

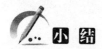 小 结

关节病型银屑病是银屑病中较严重的一种类型，发病率占银屑病患者的1%。多数病例继发于其他类型银屑病之后，或其他类型银屑病多次发病，症状恶化而发生关节改变，也可以与脓疱型银屑病或红皮病型银屑病并发。关节病型银屑病除了银屑病损害，还有关节病变，轻者关节肿痛，重者可致不可逆的关节畸形。关节病变可累及各大小关节，而且关节症状的严重程度与银屑病皮损严重程度一致，其重则重，其轻亦轻。病程慢性，迁延不愈。关节病变进行性发展，而类风湿因子阴性。

刘巧教授认为关节病型银屑病是由风湿热毒，经络痹阻或寒湿痹阻，气血瘀滞，瘀久化热所致。以关节红肿疼痛，遇热加重者，辨证属风湿热毒为患；而关节肿胀，变形，疼痛，每遇阴雨天加重者，辨证属寒湿为患。刘巧教授认为关节病型银屑病病程迁延，关节病变进行性发展，治疗目的一方面在于控制皮损，另一方面在于延缓关节病变的进展。治疗上应该采用中西医结合，内治和外治相结合的综合疗法。在中医药方面，在辨证用药的基础上，可配合如意金黄散等外用、中药熏洗、针灸、拔罐等；在西药方面，可根据患者病情，口服雷公藤多苷、环孢素，有条件者，可考虑应用生物制剂。

二十一、脓疱型银屑病

夏某某，男，10岁。初诊：2015年10月23日。

【主诉】全身反复起红斑、脓疱伴痒，再发2周。

【病史】患者奶奶代诉患者6年前躯干、四肢无明显诱因出现红斑、鳞屑

和脓疱，伴发热，曾至江西某医院治疗，诊断为"脓疱型银屑病"，予糖皮质激素口服，具体用量不详，症状好转，后经人介绍至我院刘巧教授处诊治，予中药辨证治疗，同时逐渐将激素减量至停用，病情好转。此后病情反复，为了方便找刘巧教授治疗和孩子上学，其家人为此特意从江西搬到海口定居。2周前患者无明显诱因下臀部再次出现红斑、脓疱，皮损逐渐泛发至躯干、四肢和耳部，瘙痒明显，伴发热畏寒，遂再次来我院就诊。

【刻诊】全身鳞屑性红斑丘疹，脓疱，以躯干及双下肢内侧为主，瘙痒明显，畏寒发热，精神差，神疲乏力，纳差，夜寐不安，大便干，大便尚可，口干，口苦，舌红，苔黄，脉弦细数。

【专科检查】耳部见片状红斑，上覆盖薄层鳞屑，躯干散在米粒至绿豆大小丘疹，部分融合成大片斑块，上有少许米粒大小脓疱；臀部、阴囊可见片状红斑，红斑上可见脓液和脓痂，双下肢内侧见多数红色丘疹，部分融合成斑块。部分指（趾）甲可见顶针样改变，束发征阴性，无关节肿胀疼痛。

【西医诊断】脓疱型银屑病。

【中医诊断】白疕。

【辨证】毒热内蕴，兼感湿邪。

【治法】清热凉血，解毒除湿。

【方药】
生地 15g	丹皮 10g	黄芩 10g	玄参 10g
金银花 10g	地肤子 10g	白花蛇舌草 10g	麦冬 10g
怀山药 10g	连翘 10g	陈皮 6g	羚羊角粉 0.4g 冲服
栀子 5g	甘草 3g		

3剂，水煎，每日1剂，早晚饭后温服。同时予清血毒胶囊口服，每日3次；中药熏洗加药浴，每日1次；复方甘草酸苷针静滴。

【二诊】2015年10月27日。服药3剂后患者全身红斑丘疹无新发，少量新发脓疱，畏寒发热症状减轻，口干，纳眠尚可，舌红，苔薄黄，脉数，在原方基础上加天冬10g，玉竹10g。5剂，水煎，每日1剂，早晚饭后温服。

【三诊】2015年11月3日。鳞屑较前减少，无新发脓疱，大部脓疱、脓液消退，热退，随症加减用药，去羚羊角粉、玉竹、白花蛇舌草，加板蓝根10g、土茯苓10g。14剂，水煎，每日1剂，早晚饭后温服。

【四诊】2015年11月17日。患儿耳部、躯干、下肢红斑颜色明显减淡，已无脓疱，皮肤干燥脱屑，感轻度瘙痒，乏力，口干微渴，舌红，苔少，脉细数，为气阴两虚之象，调整用方：地肤子10g，麦冬10g，怀山药10g，陈皮 6g，天冬 10g，板蓝根 10g，玉竹 10g，太子参 10g，沙参 5g，黄芪 10g，熟地 10g，甘草 3g。5 剂，水煎，每日 14 剂，早晚饭后温服。同时予尿囊素软膏外搽润肤保湿。随访数月，至今无复发。

【体会】 本例为泛发性脓疱型银屑病，早期毒热炽盛，兼有湿邪，表现为红斑、脓疱伴发热，病情急重，以功擅清热凉血解毒之羚羊角粉冲服以助退热，使热退则体自安；以轻清之金银花、连翘、白花蛇舌草清热解毒，寓温病"火郁发之"之意；黄芩、栀子清热燥湿，使湿去而脓疱自干。后期邪热渐退，气阴已伤，表现为皮肤干燥脱屑，乏力、口干等，治宜益气养阴，加入熟地、太子参、黄芪等益气养阴之品。本例患者为 10 岁小儿，小儿脏腑娇嫩，而脾胃为后天之本，为防热邪耗伤胃阴、伤及胃气，以天冬、麦冬、玉竹益胃生津，黄芪、太子参、怀山药、陈皮益气健脾。

小 结

脓疱型银屑病非继发感染，脓液细菌培养阴性。主要分为泛发性脓疱型银屑病和掌跖脓疱病两种，另外尚有 Hallopeau 连续性肢端皮炎这一罕见类型。

泛发性脓疱型银屑病比较少见，诱发因素包括妊娠、糖皮质激素的快速减量、低钙血症、感染等，局部的病变可由局部刺激所致。本病多见于青壮年，临床以红斑、无菌性脓疱为主要表现。皮损可泛发全身，而以四肢屈侧及皱襞处为多见，也可自掌跖发疹，然后蔓延全身。大多急性发病，大多数在数周内泛发全身，常伴高热、全身不适、白细胞升高等全身表现。病程慢性，多数周期性反复发作，也可发展为红皮病型银屑病。掌跖脓疱病病变局限于掌跖部位，以掌跖部位对称性红斑，上有大小不等无菌性脓疱的特征。

刘巧教授认为脓疱型银屑病为毒热内蕴，兼感湿邪所致。红斑、高热等属毒热炽盛表现，而无菌性脓疱为湿邪留恋所致，治疗上在清热凉血同时应配伍黄芩、栀子等清热燥湿之品。本病尤其是后期常伴乏力、口渴等表现，为热毒耗伤清阴所致，此时往往是病情的关键阶段，如不兼顾正气，则可导致正不胜邪，毒邪难以排出，造成病危。所以在遣方用药时多加入天冬、麦冬、黄芪、太子参等药，一方面益气养阴以补不足；另一方面通过益气养阴之法增强人体对毒邪的抵抗能力，寓补气抗毒、养阴抗毒之意。

二十二、红皮病型银屑病

陈某某，女，65 岁。初诊时间：2016 年 6 月 22 日。

【主诉】全身红斑鳞屑伴痒 5 年，关节疼痛 2 个月。

【病史】患者诉 5 年前无明显诱因头皮起红斑，表面附着银白色鳞屑，伴瘙痒，于当地医院就诊，诊断为"银屑病"，予外用中草药治疗，症状好转。但病情反复发作。2 个月前患者全身泛发红斑鳞屑，伴双手指关节疼痛，活动受限，至我院住院治疗，予甲氨蝶呤及雷公藤多苷片抗炎及其他对症支持治疗，治疗 3 周，好转后出院，半月前皮损再次加重，并出现皮肤痒痛，再次住院治疗。

【刻诊】全身弥漫性红斑，散在丘疹，全身皮肤痒痛明显，皮肤干燥脱屑，发热，心烦，大便干，小便黄，舌红，苔少，脉细数。

【专科检查】头部、躯干、四肢可见弥漫性红斑，期间可见散在粟米至绿豆大小红色丘疹，全身皮肤干燥脱屑，双手小指关节轻度肿胀，屈曲受限，双手指甲及双足趾甲黄厚变形，无脓疱。

【中医诊断】白疕。

【西医诊断】红皮病型银屑病。

【辨证】毒热炽盛，气阴两亏。

【治法】凉血解毒，养阴清热。

【方药】

羚羊角 0.6g(冲服)	丹皮 10g	生地 20g	玄参 15g
麦冬 10g	金银花 15g	白花蛇舌草 20g	白茅根 30g
连翘 10g	竹叶 5g	大青叶 10g	地肤子 15g
怀山药 15g	甘草 6g		

14 剂，水煎服，每日 1 剂，早晚饭后温服。

同时配合中药熏蒸及药浴治疗，外用硅油、尿囊素润肤保湿。

【二诊】2016 年 7 月 6 日。躯干四肢红斑颜色变淡，脱屑减少，皮肤较前变薄，无新发红斑及丘疹，瘙痒仍较明显，已无发热，感口干口渴，大便干，小便正常，舌红少津，脉细数。原方去白花蛇舌草及白茅根，加玉竹 10g，防风 10g，蝉蜕 6g。14 剂，水煎服，每日 1 剂，早晚饭后温服。

【三诊】躯干四肢红斑明显变淡，鳞屑基本消失，已无明显瘙痒，守上方 14 剂，润燥止痒胶囊口服，每日 3 次，外搽硅油、尿囊素润肤保湿。随访 1 月，无复发。

【体会】 本案患者以全身弥漫红斑、脱屑伴发热为主要症状，为红皮病型银屑病，是因毒热炽盛，热入营血，熏灼肌肤热而发，治疗当以凉血解毒、清热养阴为主要治疗原则。方中羚羊角苦咸，入肝经、心经，善泻心肝邪热，清热凉血解毒之力强，为本方主药，《药性论》言其"能治一切热毒风攻注……"《本经逢原》曰："诸角皆能入肝，散血解毒……"；金银花、白花蛇舌草、连翘、竹叶清热解毒；丹皮、大青叶清热凉血消斑；生地、玄参、麦冬养阴清热生津；地肤子清热止痒。本病进展期以热毒炽盛为主，后期热邪伤阴耗气，气阴两亏症状明显，加怀山药、玉竹滋阴生津。

小 结

红皮病型银屑病，又称银屑病性剥脱性皮炎，占银屑病总数的1%。多因治疗不当，特别是在寻常型银屑病急性进行期应用刺激性较强的外用药物或长期应用大量激素突然停药或减量不当所致。表现为全身皮肤潮红，上有大量麸皮样鳞屑，其间可有正常皮岛，可伴口腔、眼结膜、鼻咽部黏膜充血。病情顽固，常数月至数年不愈，且易于复发。常伴高热、低蛋白血症、贫血及水电解质紊乱等全身表现。

刘巧教授认为红皮病型银屑病是因毒热炽盛，热入营血，熏灼肌肤而发，治法仍以凉血解毒为主，兼顾养阴，故本病用方中有以清热凉血和清热解毒药为主，佐以养阴生津及益气之品。发热者，可加入退热效果优良的羚羊角粉；因热在营血，"入营犹可透热转气"，方中配伍金银花、连翘、竹叶等轻清透热之品；瘙痒明显者，加地肤子、刺蒺藜清热止痒；津伤而口干、口渴者，加天冬、麦冬、天花粉、怀山药、玉竹等养阴生津；气虚而乏力者，可加黄芪、党参、太子参等补气。

刘巧教授认为红皮病型银屑病的治疗、护理及预防应该注意以下几个方面。

首先是发热的处理，可选用中药羚羊角粉，羚羊角粉降温效果好，而且副作用小，开水冲服。其次应加强营养，及时纠正由于高热及大量脱屑等导致的水电解紊乱及低蛋白血症。其次是局部皮肤的护理，患者全身弥漫性红斑、水肿，此时若同时伴发大面积的皮肤感染，有可能造成败血症，所以加强局部皮肤的护理、预防感染非常重要。关于外用药的使用，应注意选择温和无刺激的外用制剂，如硅油、尿囊素、植物油等，避免使用煤焦油等可能加重症状的刺激性外用制剂，同时应注意嘱咐患者避免搔抓和热水烫洗皮肤。最后是预防复发和加重的问题，应注意避免焦虑、紧张、情绪紧张，不要过度疲劳，预防感冒，定期复诊，避免外伤和滥用药物。

二十三、玫瑰糠疹

病案一

罗某，女，27 岁。初诊时间：2015 年 9 月 12 日。

【主诉】四肢红斑鳞屑伴痒 1 周。

【病史】患者 1 周前无明显诱因下四肢出现红斑，红斑长轴与皮纹一致，上覆糠状鳞屑，伴轻度瘙痒，故于当地皮肤科门诊就诊，诊断为"玫瑰糠疹"，予依巴斯汀、赛庚定口服等药物治疗，未见明显好转。发病以来患者纳差，失眠，小便黄，大便干。

【刻诊】四肢近端散在椭圆及圆形玫瑰色斑疹，上覆糠状鳞屑，伴瘙痒，心烦，口干，口苦，纳差，失眠，小便黄，大便干，舌红，苔黄，脉弦数。

【专科情况】四肢近端大小不等椭圆及类圆形玫瑰色斑疹，上覆糠状鳞屑，红斑长轴与皮纹一致。真菌镜检阴性。咽喉及扁桃体正常。

【西医诊断】玫瑰糠疹。

【中医诊断】风热疮。

【辨证】血热风盛。

【治法】清热凉血，祛风止痒。

【方药】

生地 15g	丹皮 10g	栀子 10g	麦冬 10g
知母 10g	地肤子 10g	怀山药 10g	陈皮 6g
大青叶 10g	茯苓 10g	合欢皮 10g	甘草 6g

7 剂，水煎，每日 1 剂，早晚饭后温服。

【二诊】2015 年 9 月 17 日。四肢原红斑颜色减淡，鳞屑减少，少量新发，瘙痒稍减，睡眠改善，口干，大便正常，舌红，苔黄，脉数。继上方，加玄参 10g，防风 10g，蝉蜕 6g。7 剂，水煎，每日 1 剂，早晚饭后温服。

【三诊】2015 年 9 月 24 日。四肢红斑大部分消退，无新发，瘙痒明显减轻，口微干，纳眠可，二便平。于上方去大青叶，10 剂。

【四诊】2015 年 10 月 4 日。四肢红斑消退，部分遗留色素减退斑，无瘙痒。继服 10 剂巩固疗效，水煎，每日 1 剂，早晚饭后温服。随访 1 月，无复发。

【体会】本例患者以红斑、鳞屑、瘙痒前来就诊，诊断为"风热疮"，辨证属血热风盛。血热蕴肤，故见四肢散发红斑；内火扰心，故见心烦、失眠；热邪伤阴，故见口干口苦，便干尿黄；风邪外客肌肤故见皮肤瘙痒。治疗以清热凉血、祛风止痒为主要原则，方中生地、丹皮、栀子、大青叶清热凉血，为方中主药；地肤子、防风、蝉蜕祛风止痒；玄参、麦冬、知母等清热生津。诸药合用，共奏清热凉血、祛风止痒之功。本例患者因心火炽盛、热扰心神，导致心烦、失眠，故加合欢皮活血解郁安神。

病案二

段某某，女，69岁。初诊时间：2016年5月7日。

【主诉】四肢红斑鳞屑伴痒2个月。

【病史】患者2个月前感冒后不久右上臂内侧起一钱币大小红斑，伴鳞屑和瘙痒，很快泛发躯干及左上臂，至当地诊所就诊，予外用药治疗，具体不详，病情未见好转。斑疹颜色逐渐转为淡褐色，迁延不退，故今来我院就诊。

【刻诊】躯干、双上臂散在淡褐色斑片，上覆鳞屑，瘙痒，口干，微渴，大便干，小便正常，寐一般，纳差，舌红，苔少，脉细数。

【专科情况】躯干、双上臂散在大小不等淡褐色斑片，上覆糠状鳞屑，红斑长轴与皮纹一致。

【西医诊断】玫瑰糠疹。

【中医诊断】风热疮。

【辨证】毒邪留恋，血虚风燥。

【治法】养血润燥，兼清余毒。

【方药】 生地15g　　丹皮10g　　栀子10g　　当归10g

川芎6g　　　麦冬10g　　知母10g　　防风10g

蝉蜕6g　　　怀山药10g　陈皮6g　　　茯苓10g

甘草6g

7剂，水煎，每日1剂，早晚饭后温服。

中药煎水外洗：大青叶20g，千里光20g，马齿苋20g，苦参20g，野菊花20g，土茯苓20g，地肤子20g，白鲜皮20g。7剂，水煎外洗，每日1剂。

【二诊】2016年5月14日。躯干、双上肢斑疹颜色减淡，表面鳞屑减少，部分消退，遗留色素减退斑，大便干，2日1次。加鸡血藤10g，桃仁10g。7剂，水煎，每日1剂，早晚饭后温服。

【三诊】2016年5月23日。躯干、上肢斑疹大部消退。纳眠可，二便平，无口干，效不更方再服14剂，水煎，每日1剂，早晚饭后温服。

【四诊】2016年6月7日。斑疹消退，遗留色素减退斑，无瘙痒。继服10剂巩固疗效，水煎，每日1剂，早晚饭后温服。随访2月，无复发。

【体会】本例患者为老年女性，素体阴虚内热，复感风热之邪，邪热蕴结肌肤而发病，方用当归饮子加减，方中生地、当归、川芎养血活血，丹皮、栀子清热凉血，麦冬、知母清热养阴生津，防风、蝉蜕疏风止痒；纳差，故加怀山药、陈皮、茯苓、甘草理气健脾。病程日久，邪热留恋煎熬，煎熬阴血，日久成瘀，故斑疹色暗而迁延难退，故在养血滋阴、清热凉血的同时酌加桃仁、鸡血藤活血散瘀，同时行血以助郁热消散。配合中药外洗方外洗，内服外用，可缩短病程，外洗方中大青叶、千里光、马齿苋、野菊花、土茯苓清热解毒，苦参、地肤子、白鲜皮止痒。

小 结

玫瑰糠疹是一种急性自限性炎症性皮肤病，皮损为椭圆或圆形玫瑰色斑疹，上覆糠状鳞屑，皮损好发于躯干和四肢近心端。本病为临床常见病，好发于青壮年，春秋季常见。病程4～6周，可以自愈，愈后一般不再复发。本病病因目前尚不明确，因有自限性和一般不复发，故一般学者倾向于认为是病毒感染所致。但该学说未被流行病学和实验证实。也有部分学者认为该病与真菌、细菌、寄生虫感染或过敏反应有关。近来有人认为系自身免疫性疾病。本病应注意与花斑癣、二期梅毒疹、银屑病、体癣等鉴别。本病属于中医"风热疮"范畴，又有"风癣""血疳疮"等病名。风热疮病名首见《外科秘录》，风癣则见于《外科正宗》，其曰："风癣如云朵，皮肤娇嫩，抓之则起白屑。"中医学认为本病为素体有热，外感风邪，风热之邪郁于肌肤，闭塞腠理或风邪外郁肌肤，日久化热，津伤血燥而发病。

刘巧教授认为本病以素体血热为内因，风热外袭为外因，内外因合而为病，此二者为本病病机之要。七情内伤、气机不畅或饮食不节、湿邪内生均可郁而化热。血热则斑疹色红，风盛或血虚风燥则瘙痒且搔起白屑。治疗当以清热凉血为主，兼祛风止痒，如以生地、丹皮、栀子、大青叶等清热凉血，以地肤子、防风、蝉蜕等祛风止痒；风邪、热邪均为阳邪，易伤及津血，津血耗伤则瘙痒、脱屑益剧，且栀子等清热之品药性苦燥，故处方中多加入玄参、麦冬、知母等生津之品以顾护津液。"风热疮"为体内有热，红斑鳞屑为其外在表现，采用内治外治相结合的方法，可有效减轻症状，缩短病程，为此刘巧教授自拟中药方外洗，配合搽炉甘石洗剂外搽止痒。感冒、热水澡、外用刺激性药物等有可能诱发或加重本病，故应嘱咐注意预防感冒，及时治疗上呼吸道感染，避免热水烫洗皮肤和不合理用药。

二十四、掌跖脓疱病

杨某某，男，45 岁。初诊日期：2016 年 5 月 5 日。

【主诉】双手足起红斑脓疱伴渗液 1 年余。

【病史】患者 1 年前无明显诱因双手掌、足底出现对称性红斑，皮损从手掌大小鱼际逐渐蔓延至掌心，并迅速出现脱屑，在鳞屑下有密集多发的针尖大小的水疱，水疱迅速形成脓疱，瘙痒明显，曾在外院及我院门诊多次诊断"湿疹"，予以药物治疗，脓疱能干涸，但瘙痒无法缓解，红斑不能完全消退，病情反复发作。

【刻诊】掌跖部弥漫性红斑，间有水疱、脓疱。患者睡眠一般，饮食可，小便调，大便稀。舌淡胖，苔薄白，脉滑。血常规、小便常规未见异常。

【专科情况】双手掌、足底可见片状弥漫性鲜红色斑片，其上见密集分布的针尖大小的水疱、脓疱，脓疱干涸处有结痂及鳞屑。

【中医诊断】掌跖脓疱。

【西医诊断】掌跖脓疱病。

【辨证】脾虚湿盛证。

【治法】健脾利湿，理气和中。

【方药】除湿胃苓汤加减。

茯苓 15g	泽泻 10g	苍术 10g	白术 10g
白鲜皮 20g	厚朴 5g	猪苓 15g	陈皮 10g
栀子 10g	白花蛇舌草 20g	虎杖 10g	金银花 15g
蚤休 10g	鸡血藤 10g	怀牛膝 10g	甘草 6g

7 剂，水煎服，每日一剂，分早晚两次温服。

其他治疗：外用卡泊三醇软膏，并使用丙酸氯倍他索软膏、黑豆馏油软膏封包双手、双足治疗。

【二诊】2016 年 5 月 12 日。患者掌跖部水疱、脓疱完全干涸，但仍诉瘙痒，予以停用卡泊三醇软膏，改用尿囊素乳膏。舌淡红，苔薄白，脉细。予

当代中医皮肤科临床家丛书（第三辑）

刘
巧

以当归饮子加减。

川芎 10g	防风 10g	蝉蜕 6g	刺蒺藜 15g
黄芪 15g	白芍 15g	生地 15g	地肤子 15g
当归 10g	怀山药 15g	陈皮 6g	白花蛇舌草 20g
蚤休 10g	甘草 6g		

7剂，水煎服，每日一剂，分早晚两次温服。

【三诊】2016年5月19日。患者瘙痒明显缓解，但诉腹部胀闷，舌淡红，苔薄白，脉细。将上方去生地，加厚朴5g，其余成分不变，继续服用7剂，水煎服，每日一剂，分早晚两次温服。

【四诊】2016年5月26日。患者掌跖部红斑颜色明显变淡，无新发水疱、脓疱，瘙痒明显缓解，掌跖部明显干涸，鳞屑脱皮明显，继续使用尿囊素乳膏外用，并加服雷公藤多苷片20mg每日二次口服。舌红，苔薄，脉细涩，使用自拟润肤汤养血滋阴治疗，方药如下：

生地 15g	熟地 10g	丹参 15g	鸡血藤 10g
麦冬 15g	天冬 10g	玄参 10g	白芍 10g
赤芍 10g	天花粉 10g	白鲜皮 10g	地肤子 15g
当归 10g	甘草 6g		

7剂，水煎服，每日一剂，分早晚两次温服。

【五诊】2016年6月2日。患者掌跖部仅有少许红斑鳞屑，皮肤触之稍干燥，未诉明显瘙痒。继续使用上方服用半月，疗效较好，目前已停用中药内服，仅外用尿囊素乳膏保持局部柔润，随访未诉复发。

【体会】本案患者病史1年余，掌跖部弥漫性红斑，间有水疱、脓疱，舌淡胖，苔薄白，脉滑，辨证为脾虚湿盛证，选用除湿胃苓汤加减，方中苍术燥湿健脾、祛风散寒，白术健脾益气，燥湿利水；茯苓、猪苓、泽泻利水渗湿、健脾、宁心；金银花、栀子、白花蛇舌草、白鲜皮、蚤休、虎杖清热解毒；鸡血藤养血活血；陈皮、厚朴理气健脾燥湿；怀牛膝引火归元；甘草调和诸药。共奏健脾利湿、理气和中之效。二诊时患者手掌、足跖部位水疱干涸脱屑，舌淡红，苔薄白，脉细，证属血虚风燥，使用当归饮子加减治疗，实火所伤，损伤阴血，方中当归、生地、白芍养血滋阴，邪去而不伤阴血；白花蛇舌草、蚤休清热解毒；地肤子清热利湿；黄芪益气温阳；川芎、防风行气，陈皮、怀山药理气健脾，蝉蜕宣散透疹，刺蒺藜散风行血；甘草调和诸药。三诊瘙痒明显缓解，但诉腹部胀闷，舌淡红，苔薄白，脉细，上方去生地，加厚朴 5g，其余成分不变，继续服用 7 剂，水煎服，每日一剂，分早晚两次温服。四诊时患者掌跖部红斑颜色明显变淡，无新发水疱、脓疱，瘙痒明显缓解，掌跖部明显干涸，鳞屑脱皮明显，舌红，苔薄，脉细涩，予以自拟润肤汤养血滋阴治疗。实火所伤，损伤阴血，方中当归、生地、白芍、赤芍、熟地养血滋阴，邪去而不伤阴血；天冬、麦冬养阴生津；玄参、天花粉清热凉血滋阴；丹参、鸡血藤养血活血化瘀；白鲜皮、地肤子清热解毒利湿；甘草调和诸药。使皮肤达到润泽，重新建立皮肤屏障，减少疾病复发。整个医案从表治本，各个阶段辨证施治，有经方选取也有自拟验方共奏疗效。

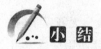 小 结

掌跖脓疱病又称脓疱性细菌疹，持久性脓疱型汗疱疹，是一种发生于手掌或足跖部的慢性复方性无菌性脓疱病。本病属于中医浸淫疮范畴。

本病病因尚不明确，过去认为与感染病灶有关，近年有人提出与金属过敏有关。刘巧教授认为本病是暑热火毒，外客肌肤，肌中蕴热，浸于肌表，两热相搏，化火生毒，或久病多虚，脾经湿热，外溢肌表而致。

刘巧教授认为内治方面，中医治疗本病宜清热利湿解毒，方选萆薢渗湿汤加减：萆薢 10g，苍术 10g，土茯苓 20g，泽泻 10g，茯苓 15g，生地黄 15g，牡丹皮 10g，黄柏 10g，金银花 15g，连翘 15g，车前子 10g，茵陈 10g，甘草 3g。每日 1 剂，水煎，分两次服。

外治法方面上，可用黄连膏外擦，或用大黄 30g，黄芩 30g，黄柏 30g，苦参 30g。每日 1 剂，煎水湿敷或浸泡。

二十五、盘状红斑狼疮

医案一

张某某，女，10 岁。初诊日期：2015 年 8 月 14 日。

【主诉】面部起红斑 1 个月。

【病史】1 个月前患者无明显诱因头额部出现一红斑，无自觉症状，在当地门诊治疗，外用"地奈德乳膏"红斑颜色变淡，两周后额部红斑数量增多，为求进一步治疗，今遂至我院名老中医室就诊，无其他特殊不适。

【刻诊】睡眠可，饮食欠佳，大小便可。舌质红，无苔，脉细数。既往史、过敏史、家族史无特殊。

【专科情况】额部数个花生大小的盘状暗红斑，边界清楚，红斑间正常皮肤可见黄褐色色沉斑，皮肤萎缩。

【中医诊断】红蝴蝶疮。

【辨证】阴虚内热。

【西医诊断】盘状红斑狼疮。

【治法】滋阴清热。

【方药】知柏地黄丸加减。

怀山药 15g	茯苓 10g	生地黄 15g	丹皮 5g
知母 15g	山萸肉 5	陈皮 3g	川芎 5g
厚朴 5g	黄芪 10g	麦冬 5g	熟地黄 10g
玄参 5g	板蓝根 5g	甘草 3g	

7 剂，水煎服，每日一剂，分早晚两次温服。

其他治疗：甲泼尼龙片每天 4mg，0.03% 他克莫司 外用每日二次，尿囊素软膏 外用每日二次。

【二诊】2015 年 8 月 21 日。患者皮疹颜色明显变淡。患者随父母回老家读书，继续上方服用 2 个月后，皮损消退，无新发及复发。

【体会】刘巧教授认为红蝴蝶疮多由于先天禀赋不足，七情内伤，劳累过度而致肝肾亏损，精血不足或外感热毒，毒热炽盛，致使阴阳失调，运行不畅，气滞血瘀，阻隔经络，外阻肌肤发为面部红斑。本医案患者病史 1 月，舌质红，无苔，脉细数为阴虚内热之象。辨证为阴虚内热证，治宜滋阴清热，以知柏地黄丸加减，方中熟地黄滋肾阴、益精髓，山萸肉滋肾益肝，怀山药滋肾补脾，丹皮泻肝火，茯苓渗脾湿，知母清肾中伏火、清肝火，生地黄降虚火，麦冬养阴生津，陈皮、川芎、厚朴行气理气，玄参、板蓝根清热降火，黄芪补益阳气，甘草调和诸药。诸药滋阴潜阳、标本兼治，故患者服药后病情改善。

医案二

符某某，女，67 岁。初诊日期：2016 年 6 月 8 日。

【主诉】面部起红斑 2 个月。

【病史】2 个月前患者无明显诱因双侧面颊部出现数个红斑，无自觉症状，后红斑逐渐发展至额部、鼻部、手指，颜面部红斑部分糜烂，为求进一步治疗，今遂至我院名老中医室就诊，无其他特殊不适。

【刻诊】倦怠乏力，腹痛腹泻，饮食差，睡眠欠佳，舌质暗红，苔薄白，脉细涩。

【专科情况】双侧面颊部、额部、鼻部可见盘状暗红斑，部分融合，糜烂面，角栓形成及皮肤萎缩，手指指端暗红斑。

【中医诊断】红蝴蝶疮。

【辨证】气血凝滞。

【西医诊断】盘状红斑狼疮。

【治法】活血化瘀，软坚散结。

【方药】

黄芪 15g	丹参 10g	玫瑰花 10g	槐花 10g
白花蛇舌草 15g	连翘 15g	赤芍 10g	当归 10g
红花 6g	陈皮 6g	怀山药 10g	白术 10g
茯苓 15g	甘草 6g		

7 剂，水煎服，每日一剂，分早晚两次温服。

其他治疗：甲泼尼龙片每日 4mg，0.03％ 他克莫司 外用每日二次，尿囊素软膏 外用每日二次。

【二诊】2016 年 6 月 15 日。患者服药后无不适，红斑颜色变淡，糜烂面结痂，精神可，食纳可，睡眠欠佳，大小便正常，舌质暗红，苔薄白，脉细涩。守上方去茯苓，加凌霄花 10g，合欢皮 10g。7 剂，水煎服，每日一剂，分早晚两次温服。其他治疗：甲泼尼龙片每日 4mg，0.03％ 他克莫司 外用每天二次，尿囊素软膏 外用每天二次。

【三诊】2016 年 6 月 22 日。患者诉手指指端红斑基本消退，留下黑色色素沉着斑，皮肤萎缩，面部红斑大部分消退。精神可，食纳可，睡眠可，大小便正常，舌质红，苔薄白，脉细涩。守上方去茯苓。7 剂，水煎服，每日一剂，分早晚两次温服。其他治疗：甲泼尼龙片每日 4mg，0.03％ 他克莫司 外用每天二次，尿囊素软膏 外用每大二次。

【四诊】2016 年 6 月 29 日。患者诉面部红斑消退，原有皮损处皮肤萎缩。精神可，食纳可，睡眠可，大小便正常，舌质红，苔薄白，脉细涩。继续上方服用 2 个月后，皮损消退，无新发及复发。

【体会】本案患者面部起红斑 2 月，患者无明显诱因双侧面颊部出现数个红斑，无自觉症状，后红斑逐渐发展至额部、鼻部、手指，颜面部红斑部分糜烂，倦怠乏力，腹痛腹泻，饮食差，睡眠欠佳，舌质暗红，苔薄白，脉细涩。属于气血凝滞证，治以活血化瘀、软坚散结，予秦艽丸合血府逐瘀汤加减。患者倦怠乏力，予黄芪、白术益气固表，提高机体抵抗力；斑疹色暗，舌质暗红，故予红花、赤芍、丹参活血祛瘀；玫瑰花理气解郁、和血散瘀；槐花凉血止血、清肝泻火；白花蛇舌草、连翘清热解毒；陈皮行气导滞，气行则血行；怀山药、茯苓健脾利湿；甘草调和诸药。二诊患者面部红斑颜色变淡，糜烂面结痂，精神可，食纳可，睡眠欠佳，大小便正常，舌质暗红，苔薄白，脉细涩。守上方去茯苓，加凌霄花10g破瘀散寒、凉血去风，合欢皮10g宁心安神。三诊手指指端红斑基本消退，留下黑色色素沉着斑，皮肤萎缩，面部红斑大部分消退。精神可，食纳可，睡眠可，大小便正常，舌质红，苔薄白，脉细涩。患者饮食可故去茯苓。四诊患者面部红斑消退，原有皮损处皮肤萎缩。精神可，食纳可，睡眠可，大小便正常，舌质红，苔薄白，脉细涩。继续上方服用2个月后，皮损消退，无新发及复发。

小　结

红斑狼疮是一种炎症性结缔组织病，可累及全身多个脏器，多见于20~40岁的女性，为一种病谱性疾病，病谱的一端为盘状红斑狼疮，病变局限于皮肤，另一端为系统性红斑狼疮，除皮肤损害外尚有系统受累，中间有亚急性皮肤型红斑狼疮、肥厚性狼疮、狼疮性脂膜炎等。盘状红斑狼疮是一种炎症性结缔组织病，好发于面颊部，主要表现为皮肤损害，多为慢性局限性。一般见于年轻人，女性与男性之比2：1。中医称本病为红蝴蝶疮、鬼脸疮等。

本病病因不明，一般认为本病系自身免疫性疾病，在遗传素质基础上，加上病毒、环境（日光、寒冷）、外伤、手术及精神创伤、药物及内分泌因素有关。

刘巧教授认为本病由于先天禀赋不足，七情内伤，劳累过度而致肝肾亏损，精血不足或外感热毒，毒热炽盛，致使阴阳失调，运行不畅，气滞血瘀，阻隔经络，脏腑功能失调而成。

内治方面，刘巧教授认为本病主要为气血瘀滞型，主症：面部蝶形盘状红斑，色暗滞，角栓形成及皮肤萎缩，倦怠乏力，舌质暗红或有瘀斑，苔薄白，脉细涩。治法：活血化瘀、软坚散结。方药：秦艽丸合血府逐瘀汤。秦艽10g，玫瑰花10g，鬼箭羽10g，白花蛇舌草15g，连翘15g，赤芍10g，当归10g，红花6g，陈皮6g。用法：每日1剂，水煎，分2次服。

外治方面可用生肌白玉膏外擦，小片皮损可采用液氮冷冻或外科手术切除。

盘状红斑狼疮是慢性皮肤红斑狼疮中最常见的类型，有独特的临床表现和独特类型的细胞或体液免疫。病程慢性，皮损治疗50%可完全消退，部分可遗留萎缩性瘢痕和色素沉着或脱失，泛发者消退少见，新皮损的出现或皮损的加重往往提示病情活动。约5%的盘状红斑狼疮可转变为系统性红斑狼疮。在日常护理上要避免日光和紫外线照射，并避免劳累，注意保暖，急性期应卧床休息，加强营养，忌食酒类和刺激性食品，并积极配合医务人员进行治疗，勿自行停药。

二十六、系统性红斑狼疮

陈某某，女，37岁。初诊日期：2016年4月21日。

【主诉】面部红斑2个月余。

【病史】2个月前无明显诱因左侧面颊出现一花生大小的暗红斑，自行外搽"皮炎平"后皮损颜色稍变淡，但数目逐渐增多，持续低热，夜间汗出尤甚，且出现心悸、乏力，食欲减退，脱发明显等症状，为求治疗，遂至我院名老中医室刘巧教授诊治。

【刻诊】面部绿豆至花生大小的暗红斑，部分融合成片，糜烂、结痂，皮损范围呈蝶型。全身乏力，心悸，脱发，食欲减退，睡眠差，小便黄，腹痛腹泻。舌质红，无苔，脉细数。既往史、过敏史、家族史无特殊。

【专科情况】双侧面颊及鼻部可见绿豆至花生大小的暗红斑，部分融合成片，糜烂、结痂，未见渗液，皮损范围呈蝶型。辅助检查：血常规：白细胞1.03×10^9/L，血小板56×10^9/L；尿常规：尿蛋白＋＋；免疫学检查：ANA阳性，抗DsDNA阳性，抗Sm抗体阳性，补体C_3、C_4低于正常，胸片正常，心电图正常。

【中医诊断】面游风。

【西医诊断】系统性红斑狼疮。

【辨证】阴虚内热。

【治法】滋阴清热。

【方药】知柏地黄丸加减。

生地黄15g	知母10g	牡丹皮10g	泽泻10g
黄柏10g	山药15g	山茱萸10g	茯苓15g
地骨皮10g	陈皮6g	枸杞10g	合欢皮10g

7剂，水煎服，每日一剂，分早晚两次温服。

其他治疗：泼尼松片50mg口服，每天一次。

【二诊】2016年4月28日。患者皮疹颜色变淡，痂皮脱落，食欲改善，未见发热。守原方去陈皮，加熟地黄10g，墨旱莲10g，女贞子10g，7剂，水煎服，每日一剂，分早晚两次温服。继续泼尼松片口服50mg每天一次。

【三诊】2016年5月5日。患者皮疹大部分消退，饮食、睡眠可。原方去合欢皮，14剂，水煎服，每日一剂，分早晚两次温服。泼尼松片口服40mg每天一次。

【四诊】2016年5月19日。患者皮疹基本消退，脱发症状明显好转。复查血常规、尿常规，血常规正常，尿常规正常。原方继续服14剂，泼尼松口服30mg每日一次。巩固治疗，连续服用1个月，皮损完全控制。复查血常规、尿常规，血常规正常，尿常规正常。

【体会】患者病史有2个月，虚热耗伤津液则全身乏力，脱发，食欲减退；舌质红，无苔，脉细数为阴虚内热之象。辨证为阴虚内热证，治宜滋阴清热，以知柏地黄丸加减。方中生地黄降虚火，山萸肉、枸杞滋肾益肝，山药滋肾补脾，丹皮泻肝火，知母、黄柏清肾中伏火、清肝火，泽泻泻肾降浊，茯苓渗脾湿，陈皮理气健脾，地骨皮滋阴降火，合欢皮宁神安眠，紧扣患者证型及症状，对红斑狼疮患者疗效显著，配合西药可抑制病情进一步进展，又可减少糖皮质激素带来的不良反应。

小 结

红斑狼疮是一种炎症性结缔组织病，可累及全身多个脏器，多见于20~40岁的女性，为一种病谱性疾病，病谱的一端为盘状红斑狼疮，病变局限于皮肤，另一端为系统性红斑狼疮，除皮肤损害外尚有系统受累，中间有亚急性皮肤型红斑狼疮、肥厚性狼疮、狼疮性脂膜炎等。系统性红斑狼疮是一种累及全身多系统多脏器、病程迁延反复的慢性自身免疫性疾病，属结缔组织病范畴，多发于育龄期女性，男女发病之比约为1:5~10，有一定的遗传倾向。中医称本病为红蝴蝶疮、鬼脸疮、阴阳毒、面游风、茱萸丹、马缨丹等等。

本病病因不明，一般认为本病系自身免疫性疾病，在遗传素质基础上，加上病毒、环境（日光、寒冷）、外伤、手术及精神创伤、药物及内分泌因素有关。

刘巧教授认为本病系由于先天禀赋不足，七情内伤，劳累过度而致肝肾亏损，精血不足或外感热毒，毒热炽盛，致使阴阳失调，运行不畅，气滞血瘀，阻隔经络，脏腑功能失调而成。

内治方面，刘巧教授分为四型：①毒热炽盛型，主症见面部蝶形红斑，关节肌肉酸痛，皮肤紫斑，烦躁口渴，神昏谵语，壮热，手足抽搐，大便秘结，尿短赤，舌质红绛，苔黄腻，脉洪数或弦数。治法：清热凉血、化斑解毒。方药：犀角地黄汤加减。水牛角 30g，生地黄 15g，牡丹皮 10g，赤芍 10g，生石膏 15g，玄参 10g，金银花 15g，连翘 15g，知母 10g，黄连 10g，甘草 3g。用法：每日 1 剂，水煎，分 2 次服。按语：本型相当于系统性红斑狼疮急性期，发病急，全身中毒症状明显，为热入营血，气血两燔之重症。②阴虚内热型，主症见持续低热，手足心烦热，斑疹暗红，自汗，盗汗，心烦乏力，懒言，关节痛楚，足跟痛，腰酸，脱发，舌质红，或舌光无苔，脉细数。治法：滋阴清热。用法：每日 1 剂，水煎，分 2 次服。按语：本型相当于系统性红斑狼疮急性期以发热为主者。③脾肾阳虚型，主症见面色无华，面目四肢浮肿，腹胀满，腰膝酸软，乏力，面热肢冷，口感不渴，尿少或尿闭，舌质淡，舌体胖嫩，苔少，脉沉细弱。治法：温补脾肾、壮阳利水。方药：附桂八味丸合真武汤加减。制附子 6g，干姜 10g，茯苓 15g，白术 10g，陈皮 6g，淫羊藿 10g，菟丝子 15g，仙茅 10g，山药 15g，黄芪 15g，茯苓 15g，车前子 10g，甘草 3g。用法：每日 1 剂，水煎，分 2 次服。按语：本型相当于狼疮性肾炎，病久阴损及阳，脾肾阳气不足，不能熏蒸水液而致水液潴留于体内。④风湿热闭型，主症见大小关节肿胀酸痛，伸屈不利，肌肉酸痛不适，低热乏力，溲赤便秘，舌质红，苔黄糙，脉沉细弱。治法：祛风清热、化湿通络。方药：独活寄生汤加减。独活 10g，桑寄生 10g，牛膝 10g，生石膏 15g，知母 10g，虎杖 10g，伸筋草 10g，鬼箭羽 10g，丹参 10g，秦艽 10g，防风 10g，川芎 10g，当归 10g，生地黄 15g，甘草 3g。用法：每日 1 剂，水煎，分 2 次服。按语：本型相当于系统性红斑狼疮关节损害者。

外治方面可用生肌白玉膏外擦，小片皮损可采用液氮冷冻或外科手术切除。日常护理上，要避免日光和紫外线照射；并加强锻炼，增强体质，注意劳逸结合。多吃营养丰富的食物，忌烟酒和辛辣刺激的食品。避免大手术，消除病灶感染。

系统性红斑狼疮属终身性疾病，病情复杂多变，可累及全身多系统、多脏器，且病程长、缠绵难愈，目前治疗上尚无有效的方法，因此，积极寻求有效、方便、安全的治疗方法极为重要。中医学对本病的认识历史悠久，中医治疗不仅能提高疗效，还能减少激素用量，减轻西药的毒副作用，这是中医中药的优势。同时中药治疗在缓解临床症状、延缓病情进展、改善患者生活质量等方面，疗效确切、作用明显。目前中医药治疗系统性红斑狼疮的研究虽有一定的优势，但仍存在以下问题：①系统性红斑狼疮的辨证分型难、方法弥散，缺乏规范性，因此应制订统一、标准的分型方案，应针对系统性红斑狼疮制订个体化治疗方案；②中医对系统性红斑狼疮发病机制实验研究不够深入，临床研究样本量不够大、资料不够完善，数据缺乏科学性和可信度，今后应加大力度完善；③目前，对于从器官、组织、细胞、分子等不同层次的深入研究较少，今后应从细胞分子学、遗传学和中药药理学等层面探讨中药治疗系统性红斑狼疮的疗效、机制，为全面提高中医、中西医结合治疗系统性红斑狼疮的总体水平提供新的理论依据，使中医药治疗系统性红斑狼疮的优势进一步得到凸显。

二十七、硬皮病

符某，女，28岁。初诊日期：2015年4月29日。

【主诉】右下肢、腹部起斑片伴硬化2年。

【病史】患者2年前无明显诱因腹部出现指甲大小的圆形褐色斑片，边界清楚，触之较硬，曾在外院就诊，诊断为"硬皮病"，当时未予处理。皮疹缓慢增大、增多，右大腿及右上肢屈侧逐渐出现褐色斑片，呈带状分布，触之较硬，皮损上毳毛脱落、出汗减少。1年曾前在昆明当地中医院治疗，诊断为"局限性硬皮病"，予"中药治疗"（具体药物不详），自诉皮疹变软，颜色变淡。

【刻诊】右侧下肢、右腹部硬化性斑片。咽部不适，时有疼痛，患者睡眠一般，纳可，二便如常。舌淡红，苔薄白，脉沉细。

【专科情况】右侧腹部见一手掌大蜡黄色斑片，表面坚实发亮，毳毛消失，边界清楚。右大腿内侧可见一与肢体平行分布的带状褐色斑片，表面光亮紧绷，毳毛消失，边界清楚，触之皮革样硬度，其上可见散在瓷白色圆形、椭圆形斑片。右上肢屈侧带状分布圆形斑片，触之稍硬，部分表皮轻度萎缩。

【西医诊断】局限性硬皮病。

【中医诊断】皮痹。

【辨证】气滞血瘀型。

【治法】温阳散结，活血化瘀。

【方药】桃红四物汤加减。

当归 10g	熟地 15g	赤芍 10g	生地 15g
桃仁 10g	红花 10g	威灵仙 10g	桔梗 10g
桑寄生 15g			

7剂，水煎服，每日一剂，分早晚两次温服。

其他治疗：配合口服青霉胺片 0.25 每日二次；积雪苷片 6mg 每日二次；维生素 E 软胶囊 0.1 每日三次。

【二诊】2015 年 5 月 5 日。右侧腹部、右下肢斑片未见明显软化，但斑片颜色有所变淡。继续使用上方及口服西药，并配合腹部硬化斑片 UVA1 局部照射治疗，隔日照射一次。

【三诊】2015 年 5 月 12 日。右侧腹部、右下肢斑片质地稍有软化，颜色较上次变化不明显。口服西药不变，继续使用 UVA1 局部照射治疗，守服原方 14 剂。由于患者工作原因迁往外地，无法继续追踪治疗。

【体会】本案患者病史 2 年，皮肤斑片伴硬化，咽部不适，时有疼痛，舌淡红，苔薄白，脉沉细，辨证本案为气滞血瘀证，使用桃红四物汤加减。桃红四物汤以祛瘀为核心，辅以养血、行气。方中以强劲的破血之品桃花、红花为主，力主活血化瘀；以甘温之熟地、当归滋阴补肝、养血调经；赤芍养血和营，以增补血之力，生地养血滋阴生津；威灵仙祛风除湿、通络止痛；桑寄生补肝肾、强筋骨、除风湿、通经络，威灵仙、桑寄生为痹证常用之药；桔梗利咽祛痰；全方配伍得当，使瘀血去，新血生，气机畅，化瘀生新、祛风通络是该方的显著特点。

小结

硬皮病是一种以皮肤及各系统胶原纤维进行性硬化为特征的结缔组织病。分局限性和系统性两大类型。前者病变一般局限于皮肤及皮下组织，肌肉偶尔也可累及。后者除皮肤及皮下组织广泛侵犯外，也可累及内脏器官。本病属于中医的皮痹、风痹范畴。

目前病因尚不清楚，主要有免疫学说、胶原合成异常学说、血管学说等几种。另外外伤、感染、毒性刺激、自主神经功能失调、甲状腺或肾上腺功能紊乱等可能也与发病有关，有的还与遗传有关。

刘巧教授认为本病是由于内伤七情，肾阳不足，卫外不固，风寒湿邪乘虚外侵，阻于皮肤肌肉之间，以致营卫不和，气血凝滞，阻塞不通，或阻于脏腑，脏腑功能失调，气血失和而成。

内治方面，刘巧教授认为主要分为2型：①风湿痹阻型，主症为四肢或胸前皮肤发现片状或条状皮损呈弥漫性实质性肿胀，摸之坚硬如软骨，蜡样光泽，手捏不起，痛痒不显，舌质淡红，苔薄白，脉浮数。治法：祛风除湿，活血通络。方药：独活寄生汤加减。独活10g，桑寄生10g，防风10g，当归10g，白芍15g，黄芪15g，桑枝10g，川芎10g，伸筋草10g，牛膝10g，茯苓15g，生地黄15g，甘草3g。用法：每日1剂，水煎，分两次服。按语：本型相当于局限性硬皮病。②寒盛阳虚型，主症为周身皮肤板硬，手足尤甚，面少表情，眼睑不合，口唇缩小，指（趾）青紫，关节疼痛，腰酸膝软，畏寒肢冷，便溏溺清，或喘咳，胸闷短气，舌质淡红，舌体胖嫩，苔薄白，脉沉细。治疗：温阳散寒、活血通痹。方药：阳和汤加减。熟地黄15g，肉桂3g，麻黄2g，鹿角胶10g，白芥子6g，姜炭2g，生甘草3g，丹参10g，茯苓15g，白术10g，鸡血藤10g，黄芪15g。用法：每日1剂，水煎，分两次服。按语：本型相当于系统性硬皮病。是脾肾阳虚，寒凝腠理，运化温煦功能减弱所致。

外治方面，可用中药伸筋草20g，透骨草20g，艾叶20g，乳香5g，没药5g，煎水温浴，或在早期局部涂擦或封包皮质类固醇激素制剂如复方醋酸地塞米松乳膏、醋酸氟轻松软膏或恩肤霜，局部皮损内注射皮质类固醇。

二十八、寻常型天疱疮

李某，男，76岁。初诊：2015年9月10日。

【主诉】全身反复起水疱伴痒1年，加重3个月。

【病史】患者1年前无明显诱因出现躯干四肢起水疱，大小不一，水疱容易破溃渗液，天气炎热破溃处出现流脓，逐渐口腔出现大小不一的溃疡面，不易愈合，在当地医院行皮肤组织病理及直接免疫荧光检查确诊为寻常型天疱疮，予糖皮质激素及补钾补钙护胃等治疗，皮损有所好转，3月前自行将糖皮质激素减量到泼尼松20mg每天，面部躯干出现较多新发的红斑及水疱，轻度瘙痒，医师要求加大糖皮质激素用量，患者恐惧继续加大激素用量，遂来我院，要求中西医结合治疗。

【刻诊】口干，大便略稀，有轻度咳嗽咳少量白痰，睡眠一般，饮食减少。舌质淡红，苔白腻，脉弦滑。

【专科检查】口腔黏膜可见数粒黄豆大小的溃疡面，上覆白膜，躯干四肢可见散在大小不一的水疱，破壁松弛，尼氏征阳性，部分水疱破溃，其上可见少量淡黄色渗液及黏着性痂皮。

【西医诊断】寻常型天疱疮。

【中医诊断】天疱疮。

【辨证】脾虚湿盛。

【治法】健脾化湿。

【方药】

党参10g	白术15g	茯苓15g	薏苡仁20g
苍术15g	厚朴10g	陈皮6g	枳壳10g
车前子15g	滑石15g	萆薢10g	泽泻15g
生地黄30g			

14剂，日1剂，水煎服，分2次服。同时服用泼尼松片20mg每天。

【二诊】2015年9月24日。无新发的水疱，部分水疱干涸，患者表示满意，口腔溃疡未见好转，伴有心烦失眠，考虑夹有心火，继续在上方加减，加用黄连6g，黄芩10g，干姜10g，法夏10g。14剂。

【三诊】2015年10月8日。继续服用半月，口腔溃疡逐渐愈合，继续以参苓白术散合半夏泻心汤联合治疗2月，水疱大部分干涸，痂皮脱落，留下色素沉着斑。逐渐减少泼尼松用量，病情稳定，门诊一直坚持治疗。

【体会】本例天疱疮辨证考虑脾虚水盛，水液无制外溢肌肤。大便稀，饮食少，是脾虚之证，水疱及渗液是湿邪泛滥之候。舌淡苔白腻，也是脾虚湿蕴所致。治以参苓白术散合平胃散加用大量利湿药物。患者伴有口腔溃疡，疼痛明显，考虑夹有心火，脾湿心火，也是寒热错杂，以口腔溃疡为主，半夏泻心汤是为正治。加用生地黄，临床观察生地黄与糖皮质激素合用可以减少激素引起的阴虚阳亢的副作用。生地黄具有对抗地塞米松对垂体－肾上腺皮质系统的抑制作用，并能促进肾上腺皮质激素的合成，另外生地黄本身也有一定抗炎作用。

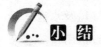 小 结

天疱疮是一种获得性自身免疫性大疱性皮肤病，患者体内存在钙黏蛋白的抗体，天疱疮的抗原主要在桥粒，天疱疮抗原的cDNA序列与钙黏蛋白有明显同源性，因此天疱疮抗体也损害了表皮细胞间的粘连功能，导致棘刺松解。天疱疮好发于老年人，临床分寻常型、红斑型、落叶型、增殖型四型，

确诊需要皮肤组织病理及直接免疫荧光检查。西医目前使用糖皮质激素为最有效治疗药物，常常联合免疫抑制剂如环磷酰胺等。

天疱疮是皮肤科易诊难治的一种少见皮肤病，尤其是对于一些高年体弱患者，基础疾病多，如伴糖尿病、高血压、肺部感染、肿瘤等慢性疾病的患者，治疗起来较为棘手，大多数情况下患者使用激素后病情控制，但自行停药或减药后病情复发，又惧怕激素的副作用，遂求助于中医。中药无糖皮质激素的诸多副作用，辨证用药得当，能够在一定程度上减少水疱形成，相当于泼尼松 30mg 左右的作用。

中医一般配合西医激素及免疫抑制剂使用，配合撤减激素。中医一般认为本病多因心火妄动，脾湿蕴蒸，复感风湿热毒之邪，内外合邪，外越肌肤而发，或久病湿热化燥，灼津耗气，致使气阴两伤。刘巧教授一般将本病分为两型，脾虚湿蕴型多表现疲倦乏力，食欲不振，口腔溃疡，腹泻伴口干，舌淡红，苔白腻。皮损色淡红，糜烂水疱，渗液水清，常常选用除湿胃苓汤或者参苓白术散。湿热毒盛型一般表现红斑明显，身热，心烦，口干，小便黄，大便干，舌红苔黄脉数。常常选用清瘟败毒饮。

二十九、过敏性紫癜

陈某，女，18 岁。初诊：2015 年 4 月 5 日。

【主诉】双下肢起瘀点瘀斑 10 天。

【病史】患者 10 天前无明显诱因双小腿出现瘀点及瘀斑，无明显瘙痒，无发热，无咽痛，逐渐发展到双侧大腿及臀部，在当地诊所治疗，予输液治疗，具体用药不详，未见明显好转，今来我门诊就诊。

【刻诊】口干，大便干，饮食尚可，睡眠一般。舌红苔薄白，脉浮数。

【专科检查】双下肢及臀部散在针头大小瘀点，部分为瘀斑，压之不褪色。

【西医诊断】过敏性紫癜。

【中医诊断】葡萄疫。

【辨证】风热伤营。

【方药】银翘散合凉血五根汤。

金银花 15g	连翘 15g	薄荷 6g	荆芥 10g
竹叶 10g	天花粉 15g	茜草根 15g	白茅根 30g
牛膝 10g	紫草 15g	甘草 6g	

7 剂，日 1 剂，水煎分 2 次服。

【二诊】2015 年 4 月 12 日。原有瘀点瘀斑颜色明显变淡，仍有少量新发的瘀点，伴有咽干，前方加生地黄 30g，玄参 15g，7 剂。

【三诊】2015 年 4 月 19 日。未见新发的瘀点，原瘀点瘀斑明显变暗。继续服用 14 剂，皮损痊愈。

【体会】银翘散是治风热犯表的祖方，凉血五根汤是治血热在下肢的常用方，紫草根、瓜蒌根、茜草根、白茅根具有清热凉血止血的作用，两方相合治疗风热入营引起的过敏性紫癜初起较为得当。必要时可加入地榆、大小蓟以及一些碳类药物如荆芥炭、贯众炭等加强止血作用。

 小 结

过敏性紫癜是临床常见病，容易诊断，容易复发，发病因素包括感染、药物及食物过敏等，大部分原因不清，反复发作，严重困扰患者及医生。中医称过敏性紫癜为"葡萄疫"，是一种侵犯皮肤或者其他器官的毛细血管及毛细血管后静脉的一种过敏性小血管炎。根据分批发生于下肢为主的可触及紫癜，伴胃肠道或关节的症状，或肾脏累及的表现，血小板计数正常。伴有血管周围 TgA 复合物沉积。中医认为本病是由于外感六淫之邪，内伤五脏之气，以热伏于内，毒蕴于中，壅遏脉络，迫血妄行，血从肌肤腠理溢出；或脾肾不足，运化无力，气化失司，致使统摄无权，血溢脉外而致。紫癜有虚实之分，血分有热，迫血妄行，溢于脉外，或脾虚不能统摄血液，以致血溢脉外。故大多数中医书籍一般辨为脾虚及血热两型。两型可以合并存在。初发多为外感风热，风热入营络发生紫癜，舌红苔薄白，脉浮数是风热表现，口干、大便干，为热邪入里。中医治疗本病有一点优势。刘巧老师临床一般分两型，风热血热型及脾肾不足型。风热血热型一般表现发病突然，瘀点散在，色鲜红，身热，咽痛，口干，舌红，苔薄黄，脉数。治疗以银翘散合凉血五根汤。脾肾不足型一般表现为病程日久，反复发作，瘀斑色淡，面色苍白，头晕目眩，倦怠无力，舌淡红，苔薄白，脉细。治疗多以归脾汤加味，有时候两型兼夹，两个方子要联合使用，根据虚实多少，区别用药。

三十、变应性皮肤血管炎

医案一

李某，女，25 岁。初诊日期：2014 年 6 月 9 日。

【主诉】双下肢瘀斑1个月。

【现病史】患者1个月前双下肢出现红斑，自觉轻微疼痛，于当地医院诊为"变应性皮肤血管炎"，予以丹参滴注液、雷公藤多苷、维生素等药物治疗，疗效不佳，今来就诊。

【刻诊】饮食尚可，睡眠欠佳，大便干，小便黄，舌红，苔薄黄，脉滑数。平素月经基本正常。

【专科情况】双下腿、足踝、脚背可见大小不一的红色或暗红色斑片，散在针尖大小瘀点，压之不褪色，部分斑片上见结痂，周围略红肿，压痛（＋）。

【西医诊断】变应性皮肤血管炎。

【中医诊断】瘀血流注。

【辨证】血热瘀阻。

【治法】清热利湿，凉血活血。

【方药】
紫草15g	茜草15g	板蓝根30g	白茅根30g
瓜蒌根10g	苍术10g	牛膝10g	黄柏10g
薏苡仁15g	甘草3g		

7剂，水煎服，每日1剂，分早晚饭后温服。

嘱咐患者多卧床休息，减少走动时间。

【二诊】2014年6月15日。患者服药后无不适症状。自觉无明显疼痛。双下肢斑片颜色变暗，散在针尖大小瘀点，压之不褪色，部分斑片上见结痂，周围红肿减轻，压痛（＋），舌红，苔薄，脉滑数。守上方去苍术，加怀山药15g，茯苓15g，14剂，水煎服，每日1剂，分早晚饭后温服。

嘱患者多休息。

【三诊】2014年7月1日。双下肢斑片颜色变暗，红肿消失，无明显压痛，部分瘀点消退，遗留点状色素沉着，舌红，苔薄，脉滑。守上方去黄柏，薏苡仁，加丹参15g，14剂，水煎服，每日1剂，分早晚饭后温服。

期间因饮食不节，工作劳累，病情有轻微反复，在此方基础上酌情加减，共治疗2个月。

【四诊】2014年9月5日。

症状基本消失，遗留小片状色素沉着，痂壳全部脱落，舌尖红，苔薄，脉滑。

【体会】本案患者病程较短，根据皮损颜色、舌脉表象，湿热之象明显，凉血五根汤清热凉血活血，牛膝引药下行，《珍珠囊》："（苍术）诸肿湿非此不能除，能健胃安脾。"以牛膝、黄柏下行之药引用，则治下元湿热，薏苡仁清热利湿，甘草调和诸药。二诊时患者湿气减少，去苍术，加茯苓，既利湿不伤正气，又能健脾气。全方清热利湿、凉血活血，使热毒、湿毒、瘀毒等毒邪去而邪气消，同时注重顾护胃气，取得满意的临床疗效。

小 结

变应性皮肤血管炎是一种主要侵犯真皮浅层毛细血管及微毛细血管的坏死性血管炎。临床表现为皮疹多形性，可见红斑、斑丘疹、紫癜、结节、水疱或血疱等。可伴有发热、乏力及关节痛。病程慢性，反复发作。中医称本病为瘀血流注。

刘巧教授认为本病是由风湿热邪侵入络脉，营血循环受阻，瘀血凝聚肌肤而成。本病多见于中、青年女性，主要发生在下肢及臀部，皮疹呈多形性，对称分布，可见红斑、斑丘疹、风团、紫癜、血疱、浅表小结节或溃疡，其特征性表现是紫癜性斑丘疹，鲜红色至紫红色，压之不褪色。可自觉疼痛或烧灼感。治疗本病宜活血化瘀，化湿通络，方用凉血五根汤合三妙散加减。凉血五根汤取以形取形之意，主治多发于下肢的疾病。紫草，甘咸寒，"其功长于凉血活血，解毒"；茜草苦寒，凉血活血、能行瘀滞、通经络；白茅根，"寒凉而味甚甘，能清血分之热而不伤于燥，又不黏腻，故凉血而不虑其积瘀"，且能利尿而导热下行，三者合用，增强凉血活血之力；天花粉，既清热解毒，又养阴生津，避免全方苦燥伤阴；板蓝根苦寒，清热解毒、凉血消肿；诸药合用，凉血不留瘀，苦寒不伤正，临床效佳。

在外治方面，红斑、丘疹为主者，用炉甘石洗剂或三黄洗剂外用，有感染者用抗生素软膏或依沙吖啶溶液湿敷。可以选择足三里、三阴交、承山、血海等血针刺，急性期用泻法，中强刺激，慢性期用补法，每日或隔日1次，7次为1个疗程。

另外，在日常生活中要注意观察，去除可疑的致敏药物，注意卧床休息，防止久立、久行、久坐，饮食上忌食鱼、虾、辛辣刺激性食物。

三十一、结节性红斑

医案一

张某，女，26岁。初诊：2013年5月20日。

【主诉】双小腿红斑结节伴疼痛2个月。

【病史】自诉 2 个月前双小腿出现多个红色结节伴疼痛，在某三甲医院皮肤科行病理检查提示"结节性红斑"，曾服用泼尼松每天 25mg，病情可控制，但停药后皮损再发。

【刻诊】就诊时口渴不欲饮，纳差，睡眠一般。伴关节痛，大便干，舌质黯，边有齿痕，苔黄腻，脉弦滑。查白细胞：8.4×10^9/L，红细胞沉降率：30mm/h。

【专科情况】双小腿伸侧和外侧散在多个花生米大小的红色结节，压痛明显，无破溃，双小腿及足踝肿胀。

【西医诊断】结节性红斑。

【中医诊断】瓜藤缠。

【辨证】湿热蕴毒，气血瘀阻。

【治法】清热利湿解毒，活血化瘀。

【方药】予五神汤和桃红四物汤加减。

茯苓 30g	车前子 30g	金银花 30g	牛膝 15g
紫花地丁 15g	蒲公英 30g	桃仁 10g	红花 10g
当归 15g	生地黄 15g	赤芍 15g	川芎 10g
茜草 10g	泽兰 10g	甘草 6g	

每日 1 剂，水煎分 2 次内服。

【二诊】1 周后复诊，肿胀疼痛消失，结节消退，连续治疗 3 周，停药随访 3 个月未见复发。

【体会】刘巧老师治疗本病，惯用桃红四物汤合五神汤加减治疗。桃红四物汤以活血化瘀见长。五神汤出自清代陈士铎的《辨证录·卷十三》"主治多骨痛"。五神汤方用"茯苓、车前子、金银花、牛膝、紫花地丁，水煎服。"方中金银花性甘寒，功擅清热解毒，兼可透散表邪，有广谱抗菌抗炎作用，能抑制炎性渗出，并能解热及促进白细胞的吞噬功能。地丁苦辛散，具有清热解毒、消散肿痛等作用，多用于肿毒、疮痈，该药清热解毒的作用十分强大。茯苓功能利水渗湿，健脾而不伤气，有利尿、兼有一定抑菌作用。车前子功能利水清下焦湿热。川牛膝功能活血祛瘀、利尿通淋，又性善下行，能导热下泄，引血下行。五药合用，共奏清热解毒、分利湿热、化瘀消肿之功。在皮肤病中，刘巧老师广泛用该方加味治疗下肢丹毒，血栓性静脉炎等下部皮肤病，凡辨证属湿热下注，毒聚血凝者，皆可用五神汤化裁治疗，疗效较凉血五根汤、四妙散等要显著。

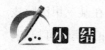 **小 结**

　　皮肤病多由毒邪致病，很多皮肤病之所以反复发作，缠绵难愈，与各种毒邪包括湿毒、热毒、血毒未完全去除有关系。有些患者本来就素体毒盛，感受外邪，更易发病。结合现代临床，结节性红斑多由于细菌感染所致，五神汤中清热解毒药物多数具有一定广谱抗菌消炎作用，针对结节性红斑的病因治疗。五神汤中有茯苓、车前子有利湿消肿作用，对下肢一些感染引起的如丹毒，足癣继发感染等表现有肿胀，水肿性疾病有一定效果。对于结节性红斑的结节与肿胀也有效。当然根据具体疾病及辨证仍要相应加减。皮损疼痛较重或伴有关节痛可加用活血化瘀药物，如张锡纯的活络效灵丹，肿胀较明显可加用利湿药物如猪苓、泽泻。皮损色红，有咽痛，舌脉示热毒较重者，加重清热解毒药物如板蓝根、蒲公英等。

三十二、色素性紫癜性皮病

　　患者，女，65 岁。初诊时间：2015 年 9 月 2 日

　　【主诉】双下肢瘀点 2 周。

　　【病史】2 周前患者左足背出现紫红色环状疹，部分融合，压之不褪色，偶伴瘙痒，皮疹逐渐增多，至当地医院就诊，诊断为"色素性紫癜性皮病"，予维生素 C 片、芦丁片、抗组胺药等治疗，经治疗未见明显好转，皮疹不退，并继续逐渐至大腿及右下肢。

　　【刻诊】双下肢散在大小不等紫红色环状斑疹，部分融合成片，其间有毛细血管扩张及辣椒粉样瘀点，压之均不褪色。舌红，苔少，脉弦细。

　　【专科检查】双下肢散在大小不等紫红色环状斑疹，部分融合成片，其间有毛细血管扩张及辣椒粉样瘀点，压之均不褪色。舌红，苔微黄，脉弦数。

　　【中医诊断】血疳。

　　【西医诊断】色素性紫癜性皮肤病。

　　【辨证】热伤脉络，血溢脉外。

　　【治法】清热凉血，活血化瘀。

　　【方药】紫草根 10g　　茜草根 10g　　天花粉 10g　　板蓝根 10g

　　　　　　川牛膝 10g　　川芎 10g　　当归 10g　　白芍 10g

　　　　　　甘草 6g

7剂，水煎，每日1剂，早晚饭后温服。

配合芦丁片、维生素C、丹参片口服；地奈德软膏外搽，每日2次。

【二诊】2015年9月16日。服药7剂后，皮疹稍有好转，无新发，效不更方，继服14剂。停用地奈德软膏，余口服药同前。

【三诊】2015年9月30日。服药14剂后，双下肢皮疹明显好转，部分消退，遗留褐色色素沉着。原方基础上加茯苓10g、白术10g、怀山药15g、陈皮6g，14剂，水煎，每日1剂，早晚饭后温服。

【四诊】2015年10月14日。14天后患者前来复诊，双下肢紫癜样皮疹基本消退，轻度色素沉着，停用中药，继服芦丁片、维生素C、丹参片。

【体会】本例患者以下肢紫红色斑疹前来就诊，诊断为"血疳"，辨证属热伤脉络、血溢脉外，治疗以清热凉血、活血化瘀为主要原则，所用中药方由赵炳南老先生经验方"凉血五根汤"加减而来，取其清热凉血、养血活血之义。"凉血五根汤"由紫草根、茜草根、白茅根、板蓝根、天花粉五味药组成，均为根茎类药物，以形治形，其中紫草根、茜草根、白茅根清热凉血，天花粉、白芍养阴润燥，当归、川芎养血活血，牛膝则既是活血药，又为引经药，引诸药下行，诸药合用，共奏清热凉血、活血化瘀之功。

小 结

色素性紫癜性皮肤病是一组具有紫癜、苔藓样变、色素沉着等损害的血管炎性皮肤病。根据临床表现，分为进行性色素紫癜性皮肤病、毛细血管性环状紫癜和色素性紫癜样皮炎。西医学认为其由淋巴细胞介导的细胞外渗所致，可能与毛细血管病变有关，药物、重力及静脉压力等因素可诱发或加重本病。口服维生素C、芦丁片及局部可外用糖皮质激素有一定效果。本病中医称"血疳"，《医宗金鉴·外科心法》云"此证由风热闭塞腠理而成。形如紫疥，痛痒时作。"中医学认为本病是由于血热或风热之邪损伤脉络，血溢脉外或瘀血阻络，营血不通，日久血燥阴伤，肌肤失养所致。

刘巧教授采用中西医结合疗法治疗色素性紫癜性皮肤病。中药汤剂方面，辨证运用赵炳南经验方凉血五根汤加减，一者取其"以形治形"之意；二者得其凉血清热之法，在此基础上随症加减，干燥苔藓样变者加麦冬、天冬、知母养阴润燥等，痒者加防风、蝉蜕、白鲜皮、荆芥疏风止痒等，下肢肿胀加薏苡仁、木瓜等，脾虚而纳差者加茯苓、怀山药、陈皮理气健脾。中医外治法方面，皮肤干燥瘙痒者可用楮桃叶、苍耳秧各 150g 水煎外洗患处；皮肤呈苔藓样变者可用梅花针局部扣刺或配合神灯照射；也可辨证选用穴针刺和应用耳针疗法。西药和中成药方面，配合之芦丁片、维生素 C 护血管，丹参片以助活血，短期使用糖皮质激素控制皮疹。同时嘱咐患者应注意抬高患肢，避免久站和搔抓刺激，防止诱发和加重此病。另外，伴下肢静脉曲张者可穿弹力袜或采用手术治疗。

三十三、白癜风

医案一

董某，男，12 岁。初诊日期：2014 年 3 月 9 日。

【主诉】右腹部起白斑 6 个月。

【现病史】患者 6 个月前无明显诱因右腹部出现邮票大小白斑，未予重视，后逐渐扩大至巴掌大小，未予特殊治疗，今来我处就诊。

【刻诊】饮食尚可，睡眠可，二便调，舌淡红，苔薄，脉细。

【专科情况】右侧腰腹部有一巴掌大小白斑，呈瓷白色，与边缘正常皮肤界限清晰。白斑内毛发变白。

【西医诊断】白癜风。

【中医诊断】白驳风。

【辨证】气血不和。

【治法】调和气血，疏风通络。

【方药】

熟地黄 10g	川芎 10g	黄芪 15g	陈皮 6g
怀山药 15g	鸡血藤 10g	太子参 10g	枸杞 10g
沙参 10g	当归 5g	茯苓 10g	甘草 3g

14 剂，水煎服，每日 1 剂，分早晚饭后温服。

外用复方卡力孜然酊。

【二诊】2014 年 3 月 24 日。患者服药后无不适症状。白斑处有少量点状色素沉着出现。一般情况尚可。纳眠欠佳，二便尚可，舌淡红，苔薄白，脉细。守上方加柴胡 5g，郁金 5g。14 剂，水煎服，每日 1 剂，分早晚饭后温服。

外用复方卡力孜然酊。

【三诊】2014 年 4 月 7 日。白斑处点状色素沉着明显增多，部分融合形成皮岛。纳眠可，二便调，舌红苔薄黄，脉细。守上方去熟地黄、柴胡、鸡血藤，加赤芍 5g，知母 5g。14 剂，水煎服，每日 1 剂，分早晚饭后温服。

当代中医皮肤科临床家丛书（第三辑）

刘巧

外用复方卡力孜然酊。

【四诊】2014年4月22日。白斑处出现多处皮岛，周围散在点状色素沉着，皮岛处出现少量黑色毛发。纳眠可，二便调，舌淡红苔薄白，脉细。守上方基本不变，酌情加减，并外用复方卡力孜然酊。继续服药2个月，原白斑基本被皮岛覆盖，嘱患者少吃富含维生素C的蔬果；多食黑豆、黑米、黑芝麻、黑木耳、核桃及猪肝等黑色食品，注意防晒。

【体会】本案患者为儿童，属于局限性进展期白癜风，治疗上首先考虑患者气血不和，故从脾论治、健补脾胃、调和气血。本方中用熟地黄补肝肾养血，川芎活血行气。当归、鸡血藤既补血又活血，黄芪补气，枸杞平补肝肾，太子参、沙参补气、养阴，又制约全方温燥之性，陈皮、怀山药、茯苓理气健脾，甘草调和诸药，诸药相伍，补中有行，调和气血。患儿复诊时，在交流过程中发现因为病情的原因存在焦虑情绪，予以安慰并酌情加柴胡和郁金疏肝解郁，后期病情明显好转后，加以少量活血药物。并嘱患者在日常生活中调整饮食习惯配合治疗，从而取得满意疗效。

医案二

郭某，男，47岁。初诊日期：2015年10月11日。

【主诉】躯干白斑1个月。

【现病史】患者1个月前无明显诱因前胸出现一处白斑，未在意，后逐渐扩大，在外院诊为"白癜风"，予以口服白蚀丸，外用卤米松乳膏，补骨脂酊，未见明显疗效，遂来我处就诊。

【刻诊】饮食欠佳，睡眠尚可，大便干，小便多，舌淡，苔腻，脉缓。

【专科情况】左侧前胸及颈部可见一处7cm×8cm大小白斑，与周围正常皮肤边界欠清晰。白斑内毛发变白。

【西医诊断】白癜风。

【中医诊断】白驳风。

【辨证】肝肾不足。

【治法】补益肝肾，活血祛风。

【方药】

补骨脂10g	女贞子10g	菟丝子10g	旱莲草10g
何首乌15g	桑椹子10g	沙参10g	玉竹10g
黄芪10g	丹参10g	川芎5g	刺蒺藜10g
郁金10g	柴胡10g	陈皮6g	甘草6g

7剂，水煎服，每日1剂，分早晚饭后温服。

外用复方卡力孜然酊，局部照窄谱中波紫外线。

【二诊】2015年10月18日。患者服药后无不适。白斑处呈淡粉色，白斑范围未见明显变化，饮食、睡眠可，二便调，舌红，苔黄腻，脉弦。守上方去何首乌，加枸杞10g，14剂，水煎服，每日1剂，分早晚饭后温服。

外用复方卡力孜然酊，局部照窄谱中波紫外线。

【三诊】2015年11月3日。患者白斑处呈浅红色，白斑周围有明显色素沉着，白斑范围缩小，饮食可眠欠佳，二便尚可，舌红，苔薄，脉弦。守上方去旱莲草、女贞子，加熟地黄10g，赤芍10g，红花10g，桃仁10g，当归10g。14剂，水煎服，每日1剂，分早晚饭后温服。

外用复方卡力孜然酊，局部照窄谱中波紫外线。

【四诊】2015年11月19日。患者白斑处呈浅红色，白斑周围色素沉着增多，白斑范围明显缩小，饮食、睡眠可，二便尚可，舌红，苔薄，脉弦。守上方基本不变，随症酌情加减，继续服药3个月，白斑缩小至指甲盖大小，嘱患者放松心情，少吃富含维生素C的蔬果；多食黑豆、黑米、黑芝麻、黑木耳、核桃及猪肝等黑色食品，注意防晒，配合治疗，巩固疗效。

【体会】本案患者为中年男性，属于局限性进展期白癜风，治疗上首先考虑肝肾不足，还要注意祛风。方中补骨脂、菟丝子、女贞子与旱莲草补益肝肾，桑椹子、何首乌增补肾乌须发之效；丹参、川芎、黄芪行气活血；刺蒺藜祛风、玉竹、沙参入肾经滋阴，甘草调和诸药。白斑位于暴露部位，影响患者美观，患者坦言存在心理负担，予适当的心理安慰，加郁金、柴胡疏肝解郁，治疗后期加赤芍、红花、桃仁活血化瘀，提高疗效。

小　结

白癜风是一种获得性皮肤色素脱失病，以皮肤出现局限性白色斑片，逐渐蔓延扩大为主要临床表现。中医称本病为"白处""白毋奏""白癜""龙舐""白驳""白癜""白驳风""癜风"。

刘巧教授认为本病的发生主要因为气血失和，肝肾不足，瘀血阻络所致。气血失和，则荣卫无畅达之机，皮毛腠理失其营养而发白斑；久病必然伤及肝肾，导致肾阴肾阳的不足，体内阴阳失衡，则疾病日久难愈；瘀血阻络，肌肤失之濡煦和滋养，酿成皮肤色素脱失出现白斑。故而临床治疗上，刘巧教授强调补和攻两点。儿童多从脾论治，要注意脾胃不足、气血虚弱，强调健补脾胃、调和气血；成年人及白癜风的复色期多强调调补肝肾，惯用补骨脂、菟丝子、女贞子、旱莲草、何首乌、熟地黄、枸杞、沙参、玉竹等。对于进行期、肢端型白癜风强调从风论治，祛风，祛风多使用浮萍、苍耳子、刺蒺藜、防风等，这些药物是古方中常用治疗白癜风的药物，也是对历代医家治疗白癜风用药的继承。另外，考虑到气血相生，补阴中常常加黄芪补气。活血常用川芎、丹参等。

辨证论治主要分两型。

(1) 气血失调型

主症：发病时间长短不一，白斑发生多较突然，发展很快，白斑多呈淡白色，圆形或不规则云片状，散在或重叠分布。舌质淡红，脉细弱。

治法：调和气血，疏风通络。

方药：　黄芪 20g　　生地黄 15g　　制首乌 10g　　丹参 10g
　　　　当归 10g　　鸡血藤 10g　　防风 10g　　蒺藜 10g
　　　　黑芝麻 10g　　赤芍 10g　　郁金 10g　　自然铜 15g
　　　　甘草 3g

(2) 肝肾不足型

主症：发病较久，发展缓慢，白斑多呈纯白色，边界清楚，边缘整齐，斑内毛发发白，可局限可泛发。伴全身肝肾不足表现。舌红苔少，脉细弱。

治法：滋补肝肾，养血祛风。

方药：　何首乌 10g　　熟地黄 15g　　黑芝麻 10g　　山茱萸 10g
　　　　女贞子 10g　　旱莲草 10g　　菟丝子 10g　　枸杞子 10g
　　　　当归 15g　　刺蒺藜 10g　　沙参 15g　　补骨脂 10g
　　　　甘草 3g

临床上，白斑粉红者，酌加紫草、黄芩，发于头面者可加升麻、白芷；发于胸腹部加瓜蒌皮、郁金；发于下肢者加牛膝；肝郁气滞者加柴胡；阴虚内热者改熟地黄为生地黄；脾气虚弱者可加厚朴、怀山药等。

另外，日常生活中还需注意：(1) 皮肤护理，避免滥用刺激性及成分不明的外涂药物，以防损伤皮肤；(2) 饮食上注意调整饮食结构，合理搭配，营养全面，一般不主张限制饮食；进展期忌食辛辣刺激性食物，少吃富含维生素 C 的蔬果；多食黑豆、黑米、黑芝麻、黑木耳、核桃及猪肝等黑色食品，以色达色。(3) 防晒：部分患者日晒后皮损进展加快或皮损周围色素沉着明显，故要避免直接暴露在日光下，夏季尤其要注意防晒。（4）要注意保持心情舒畅，劳逸结合，积极配合治疗，愈后巩固一段时期有助于防止复发。

三十四、黄褐斑

病案一

于某，女，38 岁。初诊日期：2014 年 5 月 6 日。

【主诉】双颧部起褐色斑 10 年余，加重 3 个月。

【现病史】患者 10 年前无明显诱因出现双颧部起褐色斑疹，无明显痒痛，当时未予重视，皮损逐渐增多。近 3 个月来因工作及家事，患者经常易怒，睡眠欠佳，双颧部褐色斑明显加重。

【既往史】有乳腺增生多年。

【刻诊】形体偏瘦，性情急躁，月经周期一般退后 10 天，量少，经前及经期乳房胀痛，有痛经，舌质红，苔薄白脉弦细。

【专科检查】双颧部见黄褐色斑片，边界不清。

【西医诊断】黄褐斑。

【中医诊断】黧黑斑。

【辨证】肝郁血虚。

【治法】疏肝解郁，理气活血。

【方药】逍遥散加减。

柴胡 10g	当归 10g	白芍 10g	白术 15g
茯苓 15g	青皮 10g	陈皮 9g	丹参 15g
红花 5g	生地 15g	栀子 10g	香附 10g
益母草 20g	甘草 6g		

7 剂，日 1 剂，水煎服分 2 次服。

中成药予祛斑胶囊 4 粒，日 3 次口服。嘱患者防晒，保持心情舒畅。

【二诊】2014 年 5 月 13 日。患者诉面部色斑变化不大，但睡眠好转，本次月经来时，乳房胀痛减轻。守前方 14 剂。

【三诊】2014 年 5 月 27 日。患者面带喜色，诉面部色斑有所变淡，乳房胀痛感明显减轻，有口干，遂在原方上减青皮、丹参、益母草、加桔梗 5g、怀山药 15g、郁金 10g、白花蛇舌草 20g。14 剂。

【四诊】2014 年 6 月 11 日。色斑较前变淡，予前方 14 剂。

【五诊】2014 年 6 月 25 日。患者诉本月月经已推迟 10 余天，近段时间来工作压力较大，神疲纳少，面色偏黄，脉沉细滑。患者目前属脾虚湿盛，遂予参苓白术散加减，方如下。

党参 15g	白术 10g	茯苓 15g	陈皮 15g
甘草 3g	扁豆 10g	砂仁 10g	生地 15g
薏苡仁 30g	当归 10g	白芍 10g	益母草 20g
香附 10g	知母 10g		

14 剂，日 1 剂，水煎服分 2 次服。

【六诊】2014 年 7 月 9 日。患者诉月经已来，面部褐色斑明显变淡，月经基本正常，在参苓白术散基础上加减变化再服 14 剂后，复诊基本痊愈。

【体会】此类肝郁血瘀患者临床较多见，患者性格或急躁易怒，或抑郁消沉，情绪变化波动较大，形体中等或偏瘦，属木火体质。色斑多带青色，缺乏光泽，舌苔白。平时自觉症状多，客观症状少，医师易诊断为神经官能症，食欲受情绪影响大，四肢偏冷，常伴有睡眠欠佳，月经不调，经前多胸闷，乳房胀痛，常有乳腺增生等。刘巧老师经常在逍遥散基础上加入大量行气活血药物如香附、郁金、青皮、桃仁、红花、益母草、丹参等，共奏疏肝理气活血之功效。需要注意的是，患者在治疗的过程中，可能出现证候的改变，因此要仔细询问患者的伴随症状，如果脾虚症状明显时，要及时将治疗重心转移，果断使用参苓白术散加减治疗。除了药物治疗外，刘巧教授常常不忘心理关怀，嘱患者笑看人生，要怡情悦性，陶冶情操，转移患者注意力。

病案二

曾某，女，48 岁。初诊：2015 年 11 月 20 日。

【主诉】面部起褐色斑片 1 年。

【现病史】患者 1 年前面部逐渐出现色斑，日晒熬夜劳累时明显，曾经在美容院治疗，未见好转。

【刻诊】平时有腰酸乏力，失眠多梦等，月经量偏少。舌淡，苔薄白，脉细数。

【专科检查】面部颧部可见褐色偏黑边界不清的斑片。

【西医诊断】黄褐斑。

【中医诊断】黧黑斑。

【辨证】肝肾阴虚。

【方药】六味地黄汤加味。

生地黄 15g	山萸肉 10g	怀山药 15g	丹皮 10g
茯苓 15g	天花粉 10g	玄参 15g	知母 10g
菟丝子 10g	女贞子 20g	丹参 15g	香附 15g
益母草 30g	酸枣仁 15g	陈皮 6g	甘草 3g

14 剂，日 1 剂，水煎服分 2 次服。

祛斑胶囊 4 粒，日 3 次，口服。

【二诊】2015 年 12 月 4 日。面部色斑颜色较前有所变淡，继续治疗 2 月，面部斑色明显变淡，患者喜形于色。

【体会】肾色主黑，患者到更年期，肾中阴虚，肾色上显于面部，平素腰酸乏力，月经偏少，也是肾中精血不足之象。"有斑必有瘀，无斑不成瘀""治斑不离血"，无论辨证何型，均加行气活血化瘀的药物如丹参、香附、郁金、桃仁、红花、益母草等。菟丝子是治疗面部黄褐斑的常用药。《本草正义》云："菟丝为养阴通络上品。其味微辛，则阴中有阳，守而能走，与其他滋阴诸药之偏于腻滞者绝异"。刘巧教授选六味地黄汤，去熟地黄，改为生地黄，加用天花粉、玄参、知母、菟丝子、女贞子等，这些药物补肝肾之阴，清润不滋腻碍胃，便于久服。祛斑胶囊是刘巧教授的经验方，已经成为我院院内制剂，药物组成：当归、生地黄、白芍、白芷、香附、白僵蚕、白术、白蒺藜、玄参等，全方以四物汤为基础，加大队白色中药组成，具有以色治色的寓意。

病案三

黎某，女，38 岁。初诊：2015 年 6 月 5 日。

【主诉】面部起褐色斑 3 年。

【现病史】患者 3 年前无明显诱因出现面色斑，曾经外用各种美白产品，未见好转，到美容院行果酸治疗好转后不久，色斑再次复发。经人介绍前来刘巧教授门诊求治。

【刻诊】心情抑郁，月经量偏少，食欲欠佳，腰部酸痛，夜间小便多，大便正常。舌淡苔白，脉濡细。

【专科检查】面部可见淡黄色斑片，略带青灰色，边界不清。

【西医诊断】黄褐斑。

【中医诊断】黧黑斑。

【辨证】肝郁脾虚兼肾虚。

【方药】疏肝活血汤加减。

柴胡 10g	薄荷 6g	香附 15g	郁金 15g
青皮 10g	白术 10g	茯苓 15g	怀山药 15g
白芍 10g	当归 10g	桃仁 10g	红花 10g
白芷 10g	合欢皮 10g	女贞子 15g	菟丝子 15g
甘草 3g			

14 剂，日 1 剂，水煎服分 2 次服。

嘱患者转移注意力，怡情悦性，避免日晒。

【二诊】2015 年 6 月 19 日。患者诉面部色斑颜色变淡，腰部酸痛减轻，饮食增加。继续前方 14 剂。

【三诊】2015 年 7 月 3 日。面部色斑颜色明显变淡，面带喜色，腰酸消失。继续治疗 2 月，皮损颜色明显变淡。继续巩固治疗。

【体会】从"象"上看，黄褐斑实际上是面部的一种"郁象"，皮肤的营卫瘀滞，"气、血、水"循环不畅，于是大量的色素沉积下来，最终形成了黄褐斑。所以，治疗黄褐斑的关键是把面部皮肤营卫之间瘀滞的"气、血、水"盘活，让其重新流动起来。本例患者表现为典型的肝郁脾虚的症候，兼有肾虚。心情抑郁，肝气不舒，影响月经及饮食，进而出现色斑。很多患者临床无明显不适，表象似乎无证可辨，但仔细询问，多有情绪方面的变化，只是很多人不重视，习以为常。黄褐斑影响患者心情，心情不好又影响黄褐斑。部分黄褐斑患者因为家庭工作琐事造成心情抑郁，意志消沉，最后影响饮食及睡眠，出现典型的肝郁伴脾虚的症状。腰部酸痛，夜间小便多是肾虚之象。以逍遥散疏肝健脾，还加菟丝子、女贞子平补肝肾。另外心病还需心药医，要特别嘱咐患者保持情绪舒畅。有时候医者言语的安抚比药物更有作用，寥寥数语也能将患者从烦恼中解脱出来，心情舒畅，肝气条达，气血得以流通，瘀滞则随之而散。

小结

黄褐斑是一种发于面部黑色素增多或者过度沉着的皮肤病。中医认为该病病因病机相对复杂，外因为汗出当风，肌肤营养失和。内因多由肝、脾、肾三脏功能失调有关。或忧思抑郁，肝失调达，郁久化热，火燥结滞于面；或气滞血瘀，胃中郁热，阳明经络阻滞；或肾阴不足，肾水不能上承；或冲任失调，妊娠期血不养面而发病。黄褐斑临床分型多分为三型。1. 肝郁血虚型，本型多见于更年期、肝脏病或有生殖性疾病的妇女，面部呈青褐色斑片，伴经期乳房胀痛明显，胁胀胸痞，性情急躁易怒。舌质红，或有紫斑，脉弦，治疗上疏肝解郁、理气活血，治以逍遥散加减。2. 脾虚湿蕴型，面部呈黄褐色斑片，伴神疲纳少，脘腹胀闷，或月经量少，带下清稀，舌质淡微胖，苔薄微腻，脉濡细，治以健脾益气化湿，以参苓白术散加减。3. 肾阴不足，面部斑片呈黑褐色，以鼻为中心，对称分布于颜面部，伴有腰膝酸软无力，失眠多梦、五心烦热，或月经不调，舌质红，苔干或少苔，脉沉细，治法以滋水养阴，养血润肤，以六味地黄汤加减。临床辨证时一般根据斑的颜色，部位以及兼夹症状来区别。肝主色青，脾主色黄，肾主色黑，要仔细发现颜色上的细微差别。

从临床实践看，颜色较深或真皮型黄褐斑疗效尚可，但颜色偏黄，偏于表浅的黄褐斑疗效较差，因为皮肤深层靠近基底层细胞有淋巴液通过，内服药用成分容易到达，这类患者通过调治内分泌，深层基底层黑素细胞的色素明显吸收变浅，而浅表层的细胞间没有或少有淋巴液流通，药用成分很难通过组织液到达表层，特别是干性皮肤，松弛而缺乏水分，给氧能力差，新陈代谢不全。对此，若专事调治内分泌，往往是徒劳无益，收效不著。用药内治药物不易到达表层，因而疗程长，疗效欠佳。而配合中药雾化、熏蒸、面膜、局部按摩等外治疗法，可以加快局部血液循环，促进汗孔和皮脂腺导管张开，有利于药物吸收。要加强黄褐斑外治法的研究，筛选高效的外用中药，深入研究剂型，给药方式。在随后观察随访中发现因为种种原因患者复发率较高。因此认为需要进一步整合目前治疗手段，对于疗效不理想的患者要调整治疗思路。除常规的辨证论治外，考虑到目前治愈率较低，有必要跳出目前辨证论治的思维局限，引入新的理论，如目前的中医体质学说，络病理论等，在中医体质学说或络病理论的指导下进行治疗，不失为一种有益的尝试。除了我们三种分型方药外，中医药治疗黄褐斑经验丰富，有许多有效高效的方剂，尤其是经方的使用，如当归芍药散治疗黄褐斑等，应该广开思路，博采众长。

刘巧教授认为明确黄褐斑致病病因是疗效的重要保证，尽管目前尚无关于黄褐斑的特异性理化检验项目，但本病与月经、妊娠、环境、季节、内脏疾患的密切关系已为临床所熟知，若能从病因上找到突破口，有的放矢，就能在此基础上筛选药物。比如通过临床观察，发现患慢性结肠炎的女性部分患有黄褐斑，对此类患者若能以健脾温中法酌情处方用药，配合西药内服及外治疗法，则疗效较确切。若患者有明显的日晒、环境污染、化妆品等诱因，则应以防护祛斑外治为主。外出时应用太阳伞或太阳帽，从事野外工作或外出旅游，应涂防晒霜或防晒油膏。合理选用化妆品，勿使用过敏、有毒副作用的产品，勿盲目应用一些虚假广告宣传的脱色剂。

三十五、寻常痤疮

医案一

蔡某，女，25岁。初诊日期：2014年5月9日。

【主诉】面部反复起红丘疹10年余。

【现病史】患者10年前开始出现面部红色丘疹，有时有脓疱，时轻时重。曾于他院多处多次治疗，诊为"痤疮"，予口服"消炎药"（具体用药不详），外用药膏、面膜等，效果尚可，但停药后易反复发作，多经前加重。

【刻诊】饮食欠佳，眠可，大便尚可，小便黄赤，舌质红，苔薄黄腻，脉滑细数。月经前皮疹明显增多，平素月经基本正常，无痛经，无血块。

【专科情况】额部、颊部、鼻部、下颌密集分布粟米至绿豆大小红丘疹、粉刺，双颊为重，散在脓疱。

【西医诊断】寻常痤疮。

【中医诊断】粉刺。

【辨证】肺胃湿热。

【治法】清泻肺胃。

【方药】
枇杷叶10g	桑白皮15g	黄芩10g	栀子10g
鱼腥草10g	野菊花15g	金银花10g	连翘10g
生地黄15g	丹皮10g	白茅根30g	女贞子10g
知母10g	陈皮6g	怀山药15g	甘草6g

14剂，水煎服，每日1剂，分早晚饭后温服。

【二诊】2014年5月24日。红色丘疹减少，无明显脓疱，面部油腻减轻，因月经将至面部有少量新发丘疹，心中烦热，舌尖红，苔薄黄，脉细。守上方去鱼腥草、野菊花、金银花、连翘，加厚朴10g，莲子心10g，竹叶5g，灯心草5g，夏枯草10g，玄参10g，益母草20g。14剂，水煎服，每日1剂，分早晚饭后温服。

【三诊】2014年6月7日。服药后无不适症状。红色丘疹明显减少，仅颊部及下颌部见少量粟米大小红色、暗红色丘疹，舌质稍红，苔薄，脉细。守上方去生地黄、丹皮、益母草，加太子参10g，茯苓15g。14剂，水煎服，每日1剂，分早晚饭后温服。

【四诊】2014年6月22日。面部无明显皮疹，残留少许色素沉着，饮食睡眠可，二便调，舌质稍红，苔薄黄，脉细。继续原方，14剂，水煎服，每日1剂，分早晚饭后温服，巩固疗效。

【体会】本案患者从皮疹辨证，以脓疱、结节为主，面部油脂分泌较多，舌红苔黄腻，多责之于脾胃湿热。这往往是由于饮食不节，过食辛辣肥甘厚味，日久伤及脾胃，中土运化不畅，助阳生湿化热，湿热循经上蒸头面；或脾虚不运，水湿内停成痰，郁久化热，湿热阻滞肌肤，闭阻毛窍，故见上述症状；《外科正宗·肺风粉刺酒渣鼻第八十一》："又有好饮者，胃中糟粕之味，熏蒸肺脏而成。所谓有诸内，形诸外。"从皮损部位辨证，患者属于满面泛生者，多为湿热之毒交蒸。故当治以清热化湿通腑法，枇杷叶、桑白皮清泻肺热，黄芩、栀子、野菊花、金银花、连翘、鱼腥草清肺胃湿热，生地黄、丹皮清热凉血，加强清热之功，"白茅根味甘，性凉……最善透发脏腑郁热……能入肺经以宁嗽定喘……能入胃滋阴以生津止渴……"清透肺脾胃之热效佳，夏季多用；患者为25岁女性，下颌部亦有较多皮损，加女贞子、知母以滋养肝肾、调整阴阳；患者月经前期痤疮稍加重，须减少寒性药物，心中烦热，加莲子心、竹叶、灯心草清心火，夏枯草和玄参解肝热、除烦，益母草调经；月经后期则适当益气血；在清热同时需注意加陈皮、山药、厚朴、茯苓理气健脾，顾护胃气。甘草则调和诸药，从而标本兼治，取得满意疗效。

医案二

符某，女，21岁。初诊日期：2013年8月17日。

【主诉】面部起丘疹3个月。

【现病史】患者3个月前面部起红色小丘疹，可挤出白色碎米样粉汁，微痒痛，自行外用药物涂搽（具体不详），未见明显效果。

【刻诊】饮食可，睡眠可，大便干，小便黄。舌质红，苔薄黄，脉细数。月经前皮损无明显加重，平素月经基本正常，偶尔提前。

【专科情况】颜面部皮肤潮红，可见大量散在分布的粟米至绿豆大小红色丘疹，少量脓疱，鼻头可见黑头。

【西医诊断】寻常痤疮。

【中医诊断】粉刺。

【辨证】肺经风热。

【治法】宣肺清热。

【方药】枇杷叶 10g　　桑白皮 15g　　黄芩 10g　　栀子 10g
　　　　丹皮 10g　　　连翘 10g　　　知母 10g　　野菊花 15g
　　　　陈皮 6g　　　　怀山药 15g　　茯苓 15g　　生地黄 15g
　　　　甘草 6g

7剂，水煎服，每日1剂，分早晚饭后温服。

【二诊】2013年8月25日。患者服药后无不适症状。面部丘疹较前明显减少，仅额部有数个粟米大小新发丘疹，余一般情况可，嘱患者忌食油炸、肥腻食物，保证睡眠。守上方去野菊花。14剂，水煎服，每日1剂，分早晚饭后温服。

【三诊】2013年9月8日。皮疹基本消退，无新发。面部可见少数色素沉着斑。二便调，舌质稍红，苔薄，脉细。守上方去枇杷叶、桑白皮、栀子、丹皮，14剂，水煎服，每日1剂，分早晚饭后温服。

【四诊】2013年9月22日。皮疹全部消退，无新发。额部可见少数淡褐色色素沉着斑。无须继续服药，嘱患者注意防晒，清淡饮食即可。

【体会】本案患者皮疹以红色丘疹、粉刺为主，多见于肺经郁热。痤疮患者多见于青春期男女，素体阳热偏盛，肺经郁热，肺气不清，外感风热之邪，肺主皮毛，火热熏蒸面部，迫津外出，则见粉刺、丘疹；《医宗金鉴·外科心法要诀》曰："肺风粉刺，此证由肺经血热而成。每发于面鼻，起碎疙瘩，形如黍屑，色赤肿痛，破出白粉汁，日久皆成白屑，形如黍米白屑。"治疗上用枇杷清肺饮加减，其中，枇杷叶、桑白皮均归肺经，有较好的清泻肺热功效，为君药，栀子、野菊花、连翘清热解毒，黄芩善清上焦湿热，生地、丹皮凉血活血、退红，共奏清泻肺热之功。同时要兼顾胃气，陈皮、怀山药、茯苓理气健脾。

医案三

占某，男，20岁。初诊日期：2014年10月24日。

【主诉】面部反复起丘疹、囊肿、结节1年余。

【现病史】患者1年前无明显诱因于面部出现丘疹、囊肿、结节，散在分布，偶感瘙痒，熬夜及饮食辛辣、海鲜之后症状加重，曾自购外搽药物外用，效果不理想，病情反复发作，皮疹逐渐增多。

【刻诊】饮食、睡眠可，大便干，小便短赤，舌质淡红，苔薄黄，脉弦滑。

【专科情况】面部见大量针尖至绿豆大小暗红色丘疹，其间可见黄豆至花生大小囊肿、结节、瘢痕，部分囊肿压痛阳性。皮疹以额部、两颊及下颏处为多。

【西医诊断】痤疮。

【中医诊断】粉刺。

【辨证】痰瘀热结。

【治法】和营化痰散结。

【方药】金银花 15g 蒲公英 10g 生地黄 15g 赤芍 10g

   穿山甲 6g 浙贝母 10g 陈皮 6g 天花粉 10g

   鸡内金 10g 山慈菇 12g 怀山药 15g 甘草 6g

14 剂，水煎服，每日 1 剂，分早晚饭后温服。

【二诊】2014 年 11 月 7 日。患者服药后无不适症状，下颏处结节瘢痕明显变软，颜色变暗，稍变平缩小。面部丘疹较前减少，无明显新发丘疹。舌质淡红，苔薄黄，脉弦滑。效不更方，14 剂，水煎服，每日 1 剂，分早晚饭后温服。

【三诊】2014 年 11 月 21 日。面部丘疹明显减少，部分顶端脓点消散，无新发丘疹；囊肿结节明显缩小变软。舌质淡红，苔薄黄，脉弦滑。守上方，去穿山甲、金银花、蒲公英，加夏枯草 10g，皂角刺 10g，茯苓 15g。14 剂，水煎服，每日 1 剂，分早晚饭后温服。

【四诊】2014 年 12 月 5 日。面部丘疹大部分消退，囊肿、结节基本变平，呈暗红色或褐色，部分可见凹陷性瘢痕，舌质淡红，苔薄黄，脉弦滑。守上方，14 剂，水煎服，每日 1 剂，分早晚饭后温服。

【体会】该类患者面部多油腻，皮损暗红，以囊肿、结节、瘢痕为主，有时伴压痛，舌质暗红苔黄腻，脉滑。一般辨证属痰瘀热结。多因病程日久，久病必瘀，痰热瘀互结搏于肌肤而迁延难愈。治疗以仙方活命饮加减，清热解毒，消肿散结。关于穿山甲这味药，《医学衷中参西录》有云："穿山甲味淡，性平，气腥而窜，其走窜之性无微不至，故能宣通脏腑，贯彻经络。透达关窍，凡血凝血聚为病皆能开之。以治疗痈，放胆用之，立见功效。""虫类药性善走窜，药力峻猛……对痰瘀胶结积久而成之顽症沉疴……常获奇效……"西医学研究发现，穿山甲提取物能显著增加血流量，降低外周阻力，扩张血管，降低血液黏度及延长凝血时间，并能显著抗炎，更直接地验证了穿山甲的活血散瘀功效。刘巧教授尤善用此药，对于一些久治难愈，以囊肿、瘢痕为主的聚合性痤疮多可获奇效。但穿山甲为贵重药材，费用较高，所以在病情明显改善之后则考虑用相似功效的相对低廉的药物替代。天花粉善通行经络，能解一切疮家热毒；鸡内金为消化积滞之要药，更为健补脾肺之妙品，脾胃健壮益能运化药力以消积。上药合用，以化瘀散结，每多效验。

小 结

寻常性痤疮又称青年痤疮，是一种毛囊与皮脂腺的慢性炎症性皮肤病。于青春期开始发病，好发于面部、胸背等处。据统计，约有80%的成年人在青春期患过痤疮，但每个人发病的轻重程度不一。中医称本病为痤、粉刺、肺风粉刺。俗称暗疮、酒米、青春痘、壮疙瘩等。

中医学认为，痤疮与肺、脾、肾有关，由于肺经有热、外感风热，以致风热瘀滞皮肤，或饮食不节，过食肥甘厚味、辛辣煎炒，脾胃湿热内生，外蒸肌肤而致，或肾气旺盛，命门火旺，心火炽盛上炎面部所致。

刘巧教授认为，治疗痤疮，首先要学会辨证，辨证主要从四方面着手：1. 辨皮损：皮疹以粉刺、红色丘疹为主的，多见于肺经郁热。痤疮患者多见于青春期男女，素体阳热偏盛，肺经郁热，肺气不清，外感风热之邪，肺主皮毛，火热熏蒸面部，迫津外出，则见粉刺，丘疹；《医宗金鉴·外科心法要诀》曰："肺风粉刺，此证由肺经血热而成。每发于面鼻，起碎疙瘩，形如黍屑，色赤肿痛，破出白粉汁，日久皆成白屑，形如黍米白屑。"皮疹以脓疱、结节为主，面部油脂分泌较多，伴口臭，便秘、溲黄或纳呆，舌红苔黄腻多责之于脾胃湿热。饮食不节，过食辛辣肥甘厚味，日久伤及脾胃，中土运化不畅，助阳生湿化热，湿热循经上蒸头面；或脾虚不运，水湿内停成痰，郁久化热，湿热阻滞肌肤，闭阻毛窍，故见上述症状；《外科正宗·肺风粉刺酒渣鼻第八十一》："又有好饮者，胃中糟粕之味，熏蒸肺脏而成。所谓有诸内，形诸外。"皮疹以囊肿、结节、瘢痕为主多病程日久，久病必瘀，痰热瘀互结搏于肌肤则迁延难愈。但无论何种类型痤疮，都有肺胃热盛的病理基础，用药上均需考虑清肺胃之热。2. 辨部位：《素问·刺热篇》"肝热病者，左颊先赤；心热病者，颜先赤；脾热病者，鼻先赤；肺热病者，右颊先赤；肾热病者，颐先赤"。此颜面脏腑映射理论后世医家理解各有出入，刘巧教授结合面部经脉循行及临床经验，总结出面部痤疮的分布部位辨证理论，将面部痤疮的分布与脏腑和经络紧密联系起来：《灵枢·经脉》："胃足阳明之脉……沿下颌骨后下缘到大迎穴处，沿下颌角上行过耳前……""大肠手阳明之脉……其支者……入下齿中，还出夹口……"故颧颊两侧多从阳明炽热论治；肝经上出额，其支者，环唇内，皮疹多分布在唇周或前额则考虑肝经郁热；满面泛生者，多采用病因辨证，多为湿热之毒交蒸；颊、颏等横向部位发病者，多从肝论治；额、口周等纵向部位发病者，从脾胃论治，多因嗜食肥甘厚味、生冷瓜果而诱发或加重病情；皮损见于鼻翼两侧与躯干部，多归属于肺，一般病程较短；"诸痛痒疮，皆属于心"，患者自觉皮损瘙痒、疼痛，可根据辨证泻心经火热；皮损发于面下部或下颌责之于肾，与肾气盛、天癸至有关，肾气渐盛，但盛而未壮，易虚易实。3. 辨月经："妇人尤必问经期"。女子月经是由脏腑、经络、气血共同作用而产生，其周期性的藏泻是肾阴阳的转换与气血盈亏的变化，西医学认为月经前发生的痤疮与体内激素水平周期性变化有关，故可按月经周期辨证用药，主要立足于肝、脾、肾三脏。经前期子宫、胞脉气血满盈，阴阳气血俱盛，极易化热上扰，临床女性患者大部分月经不调，且多为月经后期，经血当下不下，瘀滞体内，则化热化火夹湿夹瘀循经攻于面部，故多见痤疮加重，此时机体雌二醇及孕酮处于下降或最低水平，用药当采取疏肝和脾、活血通络调经之法，并适当减轻寒凉之药的剂量；至行经期因势利导，使经血通畅，旧血去而新血生。经后期由于经期经血下泻，火热渐消，此时雌激素水平逐渐上升，痤疮亦有所好转，但经后子宫、胞脉相对空虚，尤以阴血不足为主，此时当注意益气血、补肝肾。4. 三因制宜：①因时制宜：《素问·六元正纪大论》说："用寒远寒，用凉远凉，用温远温，用热远热……"春秋季节，气候由温渐热，海南地区湿热更盛，寒凉药物用量可稍重；秋冬季节，气候由凉变寒，阴盛阳衰，阳气内敛，寒凉药物用量宜轻；②因地制宜：海南地处南方，滨海傍水，温热多雨，易阳气外泄，人多皮肤色黑，肌理疏松，用药药量宜轻；③因人制宜：痤疮患者多为中青年男女，男性多体质强壮，用量可较常量稍重；女性患者18岁以下多病在肺胃，成年女性多病在脾胃，需注意的是25岁以上患者称为青春期后痤疮，此类患者多为肝肾阴虚；女性经期用药尤当注意，切勿寒凉太过。

故而痤疮的治疗主要从三种证型入手。

1. 肺经风热型

主症：丘疹色红，颜面潮红，或有脓疱，伴疼痛，瘙痒，大便干，小便黄，鼻息气热，舌质红，苔黄或黄腻，脉细数。

治法：宣肺清热，凉血解毒。

方药：枇杷清肺饮加减。

枇杷叶 10g	桑白皮 10g	黄芩 10g	生地黄 15g
牡丹皮 10g	茵陈 10g	栀子 10g	连翘 15g
甘草 3g			

2. 肠胃湿热型

主症：颜面油滑光亮，丘疹色红，间有结节肿痛，脓疱增多，伴口干口苦，便秘溲赤，纳呆腹胀，舌质红，苔黄腻，脉滑数。

治法：清热，化湿，通腑。

方药：茵陈蒿汤加减。

茵陈 10g	栀子 10g	大黄 6g(后下)	黄柏 10g
苦参 10g	黄芩 10g	蒲公英 10g	薏苡仁 20g
白花蛇舌草 30g	甘草 3g		

3. 血瘀痰湿型

主症：反复发作脓疱、结节、囊肿、易形成瘢痕，伴纳呆便溏，舌质紫黯，苔厚腻，脉弦滑或涩。

治法：和营，化痰，散结。

方药：桃仁二陈汤加减。

桃仁 10g	红花 10g	半夏 10g	陈皮 6g
生地黄 15g	牡丹皮 10g	夏枯草 10g	象贝母 10g
鸡内金 10g	生牡蛎 15g(先煎)	丹参 10g	甘草 3g

临床上，根据患者临床症状、体征不同而加减用药，往往能取得事半功倍效果：（1）健脾护胃：痤疮治疗用药多性寒凉，需注意顾护胃气，可加陈皮、茯苓、怀山药、白术、厚朴、山楂等理气健脾；（2）经期前后用药：月经前期痤疮加重并伴有急躁易怒、胸胁胀痛等，可加柴胡、香附、益母草、玫瑰花等疏肝理气、活血通络调经；月经后期予当归、女贞子、旱莲草、太子参、知母、二仙汤等益气血、补肝肾；（3）引经药：一般来说，从肝论治，多选用白芍、柴胡等；从脾胃论治，多选用苍术、白术等药，桔梗能载药上浮，入肺经；此类药可引诸药直达病所，疗效更加明显；（4）补益肝肾：青

春期后痤疮多属肝肾阴虚，可加旱莲草、女贞子、知母、麦冬、沙参滋养肝肾，其中旱莲草和女贞子组成二至丸，功善滋肾阴、降虚火，为清补之剂，临床疗效佳；（5）随症加减：阴虚内热可加黄柏、玉竹；皮疹色红，加槐花、紫草、丹参、凌霄花凉血活血；心经有热加莲子心、竹叶、黄连、芦根；散结消肿加山慈菇、夏枯草、皂角刺；湿重加苍术、薏苡仁；热重加白花蛇舌草、芦荟；失眠加合欢皮、柏子仁、珍珠母。

另外，日常生活中的调护同样重要，可减少痤疮的发生或减轻症状，首先要保持皮肤清洁，切记用手挤压、搔抓患处，以免造成皮肤破损、细菌感染化脓，使面部留下难以消退的瘢痕和黑褐色的色素沉着；饮食忌烧烤、油炸、辛辣刺激类食物，多食蔬菜水果；外出尤当注意防晒；日常面部可做简单的清洁护理工作，应避免浓妆；不要熬夜，保证睡眠等。

三十六、女性迟发性痤疮

医案一

吉某，女，36岁，职员。就诊日期：2016年1月13日。

【主诉】颜面部丘疹、粉刺1年余。

【现病史】1年前无明显诱因，患者面部反复出现粟米大小暗红色丘疹，自觉瘙痒，每于经前加重，性急易躁。

【刻诊】瘙痒，月经不调，每于经前加重，伴乳房胀痛。食纳可，睡眠一般，小便黄，大便2～3日一行。舌暗红，少苔，脉弦数。

【专科检查】面部油脂分泌较多，双侧面颊部及下颌部密集粟米大小暗红色丘疹，个别有白头粉刺、脓头。

【西医诊断】迟发性痤疮。

【中医诊断】粉刺。

【辨证】肝肾阴虚，虚火上炎。

【治法】滋阴降火。

【方药】女贞子20g　　墨旱莲20g　　知母10g　　连翘15g
　　　　生地黄15g　　丹参15g　　　黄柏10g　　怀山药15g
　　　　陈皮6g　　　　合欢皮10g　　栀子10g　　甘草6g

7剂，水煎服，每日1剂，分早晚饭后温服。

【二诊】2016年1月20日。患者自诉服药后未见不适，下颌及面颊见少量新发丘疹，脓头消退，情绪较前缓和，饮食欠佳。舌暗红，少苔，脉弦数。

守上方加茯苓15g，白术10g。7剂，水煎服，每日1剂，分早晚饭后温服。

【三诊】2016年1月27日。患者自诉面部油腻，皮疹颜色变淡，未见新发皮疹，睡眠可。舌暗红，少苔，脉弦数。守上方去丹参、合欢皮、栀子，加白花蛇舌草10g。7剂，水煎服，每日1剂，分早晚饭后温服。

【四诊】2016年2月3日。患者诉未见新发，皮疹消退留下暗红的炎症后色素沉着。舌暗红，少苔，脉滑数。守上方去白花蛇舌草，加川芎10g，赤芍10g，鱼腥草10g。14剂，水煎服，每日1剂，分早晚饭后温服。

停药随访1月，皮疹消退，仅有色素沉着，临床治愈。

【体会】本案患者颜面部丘疹、粉刺1年余，面部油脂分泌较多，双侧面颊部及下颌部密集粟米大小暗红色丘疹，个别有白头粉刺、脓头瘙痒，月经不调，每于经前加重，伴乳房胀痛。食纳可，睡眠一般，小便黄，大便2～3日一行，舌暗红，少苔，脉弦数。属于肝肾阴虚，虚火上炎，治以滋阴降火，本方是根据禤国维教授经验方"消瘦饮"加减而成。方中女贞子、墨旱莲为君药，两药均归肝肾经，补肝肾阴而清虚热；知母清热泻火，滋阴润燥；连翘、栀子清热解毒；生地黄既具清热凉血之功，又兼养阴之效；黄柏可退虚热；因患者面部油腻予怀山药健脾祛湿，陈皮行气导滞；合欢皮宁心安神；丹参性味辛，苦，微寒，归心肝经，可活血化瘀、凉血消痈；甘草调和诸药。二诊患者自诉服药后未见不适，下颌及面颊见少量新发丘疹，脓头消退，情绪较前缓和，饮食欠佳。舌暗红，少苔，脉弦数。守上方加茯苓15g，白术10g，健脾行气祛湿。三诊患者面部油腻，皮疹颜色变淡，未见新发皮疹，睡眠可。舌暗红，少苔，脉弦数。守上方去丹参、合欢皮、栀子，加白花蛇舌草10g，清热解毒。四诊近期未见新发，皮疹消退留下暗红的炎症后色素沉着。舌暗红，少苔，脉滑数。守上方去白花蛇舌草，加川芎10g，赤芍10g；活血行气鱼腥草10g，清热消炎。随访：停药1月，皮疹消退，仅有色素沉着，临床治愈。

医案二

蔡某某，女，30岁。初诊日期：2015年8月17日。

【主诉】面部丘疹反复发作5个月。

【现病史】患者诉5个月前吃夜宵后面部皮肤起红色小丘疹，可挤出白色碎米样粉汁，微痒痛，自行外用"老中医"未见明显缓解，今来我院门诊就诊。

【刻诊】口渴，饮食欠佳，睡眠可，小便黄，大便干。舌红，苔薄黄，脉细数。

【专科检查】颜面部皮肤潮红，可见大量散在分布粟米至绿豆大小红色丘疹，部分白头粉刺、脓头，鼻尖有黑头。

【西医诊断】迟发性痤疮。

【中医诊断】粉刺。

【辨证】肺经风热，肾阴亏虚。

【治法】清肺凉血，调补肾阴。

【方药】枇杷清肺饮加减。

枇杷叶 10g	桑白皮 10g	黄芩 10g	生地黄 15g
丹皮 10g	栀子 10g	连翘 15g	白茅根 30g
女贞子 10g	知母 10g	墨旱莲 10g	怀山药 15g
陈皮 6g	甘草 6g		

7剂，水煎服，每日一剂，分早晚饭后温服。

辅助治疗：外用克林霉素凝胶，酮康唑乳膏，口服枇杷清痤胶囊。嘱患者少吃辛辣油腻刺激之品。

【二诊】2015年8月24日。患者自诉服用7剂后未见不适，皮疹颜色明显变淡，部分皮疹平复见暗红色色沉斑，无瘙痒疼痛，余情况可。续上方7剂，患者皮损基本消退，面部皮肤可见色素沉着斑，无新发及复发。

【体会】本案患者面部丘疹反复发作5月，因5月前吃夜宵后面部皮肤起红色小丘疹，可挤出白色碎米样粉汁，微痒痛，口渴，饮食欠佳，睡眠可，小便黄，大便干。舌红，苔薄黄，脉细数。属于肺经风热、肾阴亏虚，治以清肺凉血，调补肾阴，予枇杷清肺饮加减。桑白皮、枇杷叶均归肺经，皆具清泄肺热之功，为君药；牡丹皮、生地黄既可清热凉血又可顾护阴液，以防清泄太过而伤阴；金银花、连翘、白茅根清热解毒；黄芩、栀子泻火解毒；女贞子、墨旱莲，两药均归肝肾经，补肝肾阴而清虚热；知母清热泻火，滋阴润燥；怀山药健脾祛湿；陈皮行气导滞；甘草调和诸药；共奏清泻肺热之功。临床治疗上，除药物治疗，应加强护理与调理，刘教授多嘱患者：1. 忌食牛、羊、狗肉，烧烤、油腻、辛辣刺激类食物，少食甜食，多食蔬菜、水果；2. 保持心情愉快，自我减压；3. 不要熬夜；4. 注意面部清洁卫生。

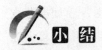 **小 结**

　　痤疮是一种多因素引起的毛囊皮脂腺慢性炎症，临床上将25岁仍然有或以后才开始发生的疾患称为迟发性痤疮，以女性患者居多。女性迟发性痤疮主要特点为皮疹类型单一，皮损炎症明显，以轻中度为主，好发于面颊和下颌，伴随症状复杂：心烦、失眠、口唇暗红或淡红、体倦乏力，月经量少、痛经、白带量多，便秘；性激素水平紊乱，经前皮疹加重。本病多属于中医学所称的"粉刺""肺风粉刺""酒刺"等范畴。刘巧教授认为女性迟发性痤疮的发病除与肺胃有关外，其根本则为肾阴不足，冲任失调，相火过旺致肺胃血热，上熏面部而发为痤疮，阴虚火旺为病之本，肺胃血热为病之标，据此以滋肾泻火、调理冲任、清肺泻热为治疗原则。本病发病部位以面部多见，亦可见于前胸和后背，皮损特点以粉刺、炎症性皮疹、脓疱、囊肿、结节为主要皮损，且易反复发作。皮损消退后可遗留色素沉着，严重者可形成瘢痕。青春期结束后，多能自愈。

　　刘教授强调"天人相应"，自然界有四季更替、潮起潮落，人亦有生理周期，因此治疗应按照女性卵巢周期性变化及临床辨证给予相应的随证调治。所以女性可按月经周期辨证用药，可重点放在肝、脾、肾三脏。经前期：清热解毒、健脾除湿；月经期：养血调经，加四物汤，少用寒凉遏血之品；月经后期：滋补肾阴，二至丸加味；经间期：调理气血。刘巧教授认为"体质是人体在先天禀赋和后天因素的影响下形成的脏腑经络，每个个体都有其不同的结构形态及功能特点。"以下两种体质易患痤疮：（1）阴虚体质：形态消瘦，毛发淡疏，面部潮红，皮疹以囊肿、结节为主，伴有月经不调、痛经、烦躁易怒、经前乳房胀痛，舌红，少苔或无苔，脉弦数。（2）燥热体质：形瘦体弱，毛发浓密，面部皮肤燥干，皮疹以丘疹、小脓疱、白头粉刺为主，伴口燥咽干、心烦多梦、大便秘结，尿黄，舌红少苔或苔黄，脉细数。刘巧教授在药物治疗的同时多嘱咐患者：1. 注意饮食，改变饮食习惯，少吃油腻、辛辣刺激类食物及甜食，多吃蔬菜、水果。2. 注意保证睡眠质量，不要熬夜。3. 调畅情志，舒缓压力。4. 注意防晒，面部清洁。

　　根据四诊刘巧教授将女性迟发性痤疮主要分为以下三型：1. 肺经风热证：临床表现以颜面白或黑头粉刺为主，伴红色丘疹，或有痒痛，颜面潮红，鼻息气热，口微渴，大便干，舌边尖红或尖部芒刺，苔薄黄，脉略浮或弦。

2. 肝肾阴虚证：临床表现为皮疹颜色较暗，以囊肿、结节为主，舌红少苔或无苔，口渴喜饮，脉弦细或细数，常兼失眠，盗汗，潮热等症。3. 肝郁火旺证：临床表现为皮疹不甚红，以鲜红色丘疹为主，可伴瘙痒、疼痛，多分布于面颊部，下颌部和颈背部，月经前面部皮疹明显增多、加重，月经后皮疹减少、减轻；或伴有月经不调，月经量少，经前心烦易怒，乳房胀痛，舌质红或暗，脉弦数。

三十七、脂溢性皮炎

医案一

陈某，男，17岁。初诊日期：2016年7月12日。

【主诉】头皮、面部红斑鳞屑伴痒9月。

【现病史】患者9月前面部起红斑丘疹，伴瘙痒，皮疹逐渐增多扩大，出现油腻性鳞屑，曾至外院就诊，诊断为"脂溢性皮炎"，予姜黄擦剂外用，皮疹加重，出现糜烂渗出，予以地塞米松静脉滴注，症状好转，渗出明显减轻，鳞屑减少。但过后反复，遂至我院皮肤科门诊诊治。

【刻诊】饮食尚可，睡眠欠佳，大便黏，小便黄，舌质红，苔黄腻，脉滑数。

【专科检查】头皮、眉间、面颊、鼻唇沟、颏下见红斑、丘疹，鳞屑，双面颊红斑处少许糜烂渗出，上覆较厚黄色油腻性痂皮。面部油腻。

【西医诊断】脂溢性皮炎。

【中医诊断】面游风。

【辨证】湿热内蕴。

【治法】清热燥湿。

【方药】
鱼腥草10g	黄芩10g	丹皮10g	赤芍10g
知母10g	金银花15g	连翘10g	竹叶5g
生地黄15g	白茅根30g	防风10g	蝉蜕6g
槐花5g	怀山药15g	陈皮6g	甘草6g

14剂，水煎服，每日1剂，分早晚饭后温服。

嘱其勿熬夜，保持大便通畅，忌食辛辣刺激的食物，少食油腻、甘甜食物，多吃水果蔬菜，少用热水和碱性肥皂洗涤，避免搔抓及使用刺激性强的外用药。

【二诊】2016年7月25日。患者诉服药后无不适，面部痂皮脱落，无渗出，红斑鳞屑消退，右面部散在少许米粒大红色丘疹，头皮散在少许点状暗红斑，瘙痒减轻。饮食尚可，睡眠欠佳，小便微黄，大便正常，舌质红，苔黄，脉滑。

守上方再服用2周，巩固治疗。

【体会】本病患者面部流滋，有少许糜烂渗出，上覆较厚黄色油腻性痂皮，小便黄，舌质红，苔黄腻，脉滑数，证属湿热内盛。湿气重浊黏腻难除，故病缠绵迁延难愈，用药当清热燥湿。方中鱼腥草、黄芩清热泻火除湿；竹叶清热除烦，导湿热下行，从水道除去；白茅根可清脾胃湿热；金银花、连翘清热解毒，祛风止痒；生地黄、丹皮和槐花入血分，清热凉血，兼具活血功效；赤芍清热凉血、活血化瘀，有凉血不滞留、活血不妄行之特点；防风、蝉蜕疏风止痒，兼有清热；知母清热生津；怀山药补气健脾；陈皮理气健脾且能燥湿；甘草调和诸药。诸药合用，共奏清热燥湿之效。

医案二

潘某，男，18岁。初诊日期：2016年7月12日。

【主诉】鼻周反复红斑、鳞屑伴痒6月余，加重1月。

【现病史】患者6年前无明显诱因鼻唇沟起红斑，少量糠状鳞屑，伴痒，未予重视，渐增多至上唇部及两侧鼻周面颊。曾至多家医院就诊，诊断为"脂溢性皮炎"，具体治疗不详，症状好转，红斑鳞屑消退，瘙痒减轻。后多次反复发作，1月前皮疹再次发作，为求进一步治疗，遂来我院就诊。

【刻诊】饮食可，大便可，小便黄。舌质红，苔薄黄，脉浮数。

【专科检查】鼻唇沟、鼻周面颊部、上唇部弥漫性红色斑片，散在米粒大小红色丘疹，斑片上覆糠秕状鳞屑。

【西医诊断】脂溢性皮炎。

【中医诊断】面游风。

【辨证】风热血燥。

【治法】清热凉血，祛风止痒。

【方药】

荆芥 10g	防风 10g	蝉脱 6g	生地黄 15g
丹皮 10g	金银花 15g	白茅根 30g	薄荷 6g(后下)
黄芩 10g	麦冬 15g	地肤子 15g	刺蒺藜 15g
槐花 10g	甘草 6g		

14剂，水煎服，每日1剂，分早晚饭后温服。

嘱其勿熬夜，忌食烟酒和辛辣刺激、油腻甜腻的食物，多喝温水，新鲜瓜果蔬菜。

【二诊】2016年7月28日。患者诉鼻周红斑大部分消退，无鳞屑，散在少量粟粒大小丘疹，偶有瘙痒，无新发皮疹。守上方减金银花、白茅根、槐花、刺蒺藜，加怀山药15g，再服用1周，巩固治疗效果。

【体会】本例患者表现为面中部的红斑、丘疹和鳞屑，舌质红，苔薄黄，脉浮数。四诊合参可辨证为风热血燥证，以清热凉血、祛风止痒为治则，方选荆防汤加减。方中荆芥温而不燥，尤其善于祛血中风，配伍防风加强清热祛风，解毒止痒之效；白茅根、黄芩清热泻火燥湿；金银花清热解毒；槐花、丹皮、生地入血分凉血活血化瘀；蝉蜕祛风热止痒；地肤子、刺蒺藜清热止痒、祛风燥湿；薄荷性辛凉，疏风散热解毒；方中多苦寒，苦能化燥伤阴，故而用麦冬养阴生津。二诊时皮疹基本消退，无鳞屑，瘙痒减轻，故需适当减少止痒及寒凉药物，注意健脾护胃，加怀山药15g。诸药合用，共奏清热凉血，祛风止痒之效，本案患者共服药3周，疗效明显。

小 结

脂溢性皮炎是发生在皮脂溢出基础上的一种慢性、浅表性炎症性皮肤病。以头皮、面部、躯干等皮脂腺丰富部位出现油腻性鳞屑性黄红斑片为临床特征，易反复发作。一般多见于皮脂腺分泌比较旺盛的青年人及成人，也可见于3个月内婴儿。皮损好发于皮脂腺分布较丰富部位，最常见于头面部、耳部，亦可累及胸背部、腋窝、乳房下皱襞、脐部等，常自头部开始，下行蔓延。西医认为本病病因尚不明确，目前研究认为是在皮脂分泌过多的基础上所发生的一种炎症，可能与糠秕马拉色菌所致免疫炎症反应和皮脂分泌增多或其化学成分改变有关，其他因素诸如遗传、内分泌、精神紧张、饮食结构、化学性刺激、生活无规律、B族维生素缺乏、嗜酒等均与本病的发生和发展有一定关系。

中医称本病为"游面风"，始见于清《疡科选粹》。《外科真诠·面部》云："游风生于面上，初起面部浮肿，痒若虫行，肌肤干燥，时起白屑，次后极痒抓破，热湿盛者浸黄水，风燥盛者流血，痛楚难耐。由于平素血燥过食辛辣厚味，以致阳明胃经湿热，受风而成。"刘巧教授认为本病多因素体血热，又肌热当风，风热之邪入侵毛孔，袭于面部；或过食肥甘厚腻、辛辣酒类等以致肠胃运化失常，化湿生热，湿热循经上蒸于面，发于本病。治疗上应辨证施治，风热血燥证，临床常表现为皮损较红，干燥起白屑，瘙痒剧烈，舌质红，苔薄白或薄黄，脉弦数或弦滑，治宜清热凉血，疏风止痒，方用荆防汤加减，方由荆芥、防风、蝉蜕、生地黄、丹皮、金银花、牛蒡子、薄荷、浮萍、白茅根、黄芩、甘草组成。荆芥、防风、蝉蜕祛风热，止痒；金银花清热解毒；白茅根、黄芩清热燥湿；生地、丹皮清热凉血、活血散瘀；牛蒡子、薄荷、浮萍疏散风热。临床表现为皮损潮红，脂垢厚积，甚则渗液结痂，舌质红，苔黄腻，脉滑数，多证属湿热内盛，治疗宜清热利湿，方用朱仁康的皮炎方加减，方由金银花、连翘、竹叶、石膏、丹皮、赤芍、知母、生地、白茅根、甘草组成。方中生地黄、丹皮、赤芍和槐花入血分，清热凉血、活血化瘀；知母清热生津；金银花、连翘清热解毒；竹叶清热除烦，导湿热下行，从水道除去；石膏清脾胃热，寒凉不伤正；白茅根可清脾胃湿热；甘草调和诸药。患者脾胃湿热较重可加以鱼腥草、茵陈等。治疗时，同样需注意顾护胃气，根据患者脾胃情况适当加以怀山药、茯苓、陈皮、厚朴等药理气健脾。

另外，刘巧教授对本病病人非常强调平时生活习惯和日常护理。在皮肤护理上要常用温水洗脸，忌用刺激性化妆品，注意防晒。情志上避免精神刺激，要注意劳逸结合，不要熬夜；饮食上要忌烟酒、烧烤、油炸、辛辣刺激之物，多食瓜果蔬菜，宜清淡饮食；保持消化道功能正常。

三十八、斑秃

医案一

方某，男，49 岁。初诊日期：2013 年 8 月 7 日。

【主诉】头发片状脱落 2 个月余。

【病史】2 个多月前，患者理发时发现头顶一处甲盖大小头发脱落，无痒痛感，无丘疹、脓疱，自备生姜外搽，效果不明显，脱发范围扩大，于今日至我院就诊。

【刻诊】饮食可，睡眠差，多梦易醒，小便黄，大便干，舌质淡红，苔薄白，脉细数。

【专科情况】头部散见 3 处大小不等的类圆形片状脱发，直径 2~3cm，边界清楚，表面光滑，无丘疹、水疱。

【西医诊断】斑秃。

【中医诊断】油风。

【辨证】血虚风燥。

【治法】养血祛风，安神潜镇。

【方药】神应养真丹加减。

当归 10g	白芍 15g	枸杞 10g	羌活 10g
木瓜 10g	合欢皮 10g	怀山药 15g	陈皮 6g
厚朴 10g	白术 10g	桑椹子 10g	鸡血藤 10g
丹参 15g	甘草 3g		

7 剂，水煎服，每日 1 剂，分早晚饭后温服。

梅花针叩刺，每三天 1 次。

【二诊】2013 年 8 月 14 日。患者诉睡眠较前好转，仍多梦，饮食可，大小便正常，查体见皮损处无明显新发生长，未见丘疹、脓疱，舌质淡红，苔薄白，脉弦。继服上方，加远志 10g，酸枣仁 15g。7 剂，水煎服，每日 1 剂，分早晚饭后温服。梅花针叩刺疗法不变。

【三诊】2013 年 8 月 21 日。患者诉饮食、睡眠可，大小便正常。查体见皮损出有细发长出，以皮损中部为多，无丘疹、脓疱，舌质淡红，苔薄白，脉弦。继服前方 1 个月后，皮损处新生头发较浓密，基本恢复正常。

【体会】本案患者因工作原因，精神压力较大，睡眠差，常多梦易醒，日久耗血伤阴，生风生燥而发病。治以养血祛风、安神潜镇。方选神应养真丹加减。该方原载于《三因极一病证方论》，由当归、川芎、白芍、熟地黄、天麻、羌活、菟丝子、木瓜组成，用以治疗厥阴经脚气证，因其具有补益肝肾、养血活血的功效，故常被后世医家用于治疗血虚风燥型脱发。刘巧教授在本方的基础上加减化裁治疗本例患者。因"发为血之余"，方中当归、白芍补血活血，具有促进头发生长之效；"肾藏精，其华在发"，故以枸杞、桑椹子补肾益精，肾精充足，则发得其所养；羌活祛风通络，引药上行，直达病所，以助生发；木瓜祛风通络；怀山药、陈皮、厚朴、白术健脾行气，助气血化生；鸡血藤、丹参活血补血；合欢皮安神解郁；甘草调和诸药。全方滋肾柔肝、安神解郁、补血填精、祛风通络、健脾行气齐聚，恰合病机。

医案二

罗某某，女，11 岁。初诊日期：2015 年 3 月 24 日。

【主诉】头发片状脱落 1 月余。

【病史】1 个多月前，家人发现患者头发片状脱落，约蚕豆大小，脱发处头皮光滑，无痒痛感，无丘疹、脓疱，曾至附近诊所、医院就诊，予药物外搽（具体药物不详），效果不明显，脱发范围扩大，于今日至我院就诊。

【刻诊】饮食、睡眠可，大小便正常，舌质淡红，苔薄白，脉弦细。

【专科情况】头顶至前额部见 1 处类圆形片状脱发，直径约 3cm，边界清楚，表面光滑，无丘疹、水疱。

【西医诊断】斑秃。

【中医诊断】油风。

【辨证】血虚风燥。

【治法】滋补肝肾，养血生发。

【方药】养血生发汤加减。

枸杞 10g	川芎 5g	木瓜 5g	防风 5g
白芍 5g	羌活 5g	熟地黄 5g	何首乌 5g
菟丝子 5g	侧柏叶 5g	甘草 3g	

7 剂，水煎服，每日 1 剂，分早晚饭后温服。

梅花针叩刺，每 3 天 1 次。

【二诊】2015 年 3 月 31 日。患者家长代诉饮食、睡眠可，大小便正常，无特殊不适。查体见皮损处无明显新发生长，脱发范围无扩大，未见丘疹、脓疱，舌质淡红，苔薄白，脉弦细。继服上方 14 剂，梅花针叩刺疗法不变。

【三诊】2015 年 4 月 14 日。患者饮食、睡眠可，大小便正常。查体见脱发处长出细软新发，皮损范围无扩大，舌质淡红，苔薄白，脉弦细。守上方去侧柏叶，加怀山药 10g。14 剂，水煎服，每日 1 剂，分早晚饭后温服。停梅花针叩刺。

【四诊】2015 年 4 月 28 日。患者原脱发处长出新发，基本恢复正常，无新发皮损。守上方继服 3 剂巩固疗效。

【体会】本案患者 11 岁，发病 1 月有余，症见头部片状脱发，边界清楚，头皮光滑，无痒痛等不适感，舌质淡红，苔薄白，脉弦细。辨证为血虚风燥，治以滋补肝肾、养血生发。方选养血生发汤加减。该方是刘巧教授以神应养真丹为借鉴化裁而来的经验方。方中熟地黄、白芍、何首乌、菟丝子、枸杞补血滋阴、益精填髓；川芎、防风、羌活活血祛风，又可引药上行，直达病所；木瓜散风通络；侧柏叶凉血；甘草调和诸药。三诊时患者症状好转，有新发生长，去侧柏叶，加怀山药以固护脾胃，以防久服中药而伤脾土。整个诊疗过程，很

217

好地体现了中医治病求本，兼顾夹邪，重视脾胃，未病先防等特点。

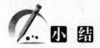 **小 结**

斑秃又名圆形脱发，是一种头皮毛发骤然发生斑片状脱落的慢性皮肤病。头发呈部分斑片状脱落者，称斑秃；头发全部脱落者，称全秃；更严重者，眉毛、胡须、腋毛、阴毛，甚至毳毛全部脱落，称普秃。中医称本病为油风、鬼舐头，俗称鬼剃头。

本病可发生在任何年龄，但以青壮年多见。斑秃有自愈倾向，部分患者可以反复发作。中医认为本病是由于过食辛辣炙煿、醇甘厚味，或情志抑郁化火，损阴耗血，血热生风，风热上窜巅顶，毛发失于阴血濡养而突然脱落，或肝肾虚亏，阴血不足，腠理不固，风邪乘虚而入，风盛血燥，发失所养而发病。《诸病源候论》曰："足少阴肾之经也，其华在发，冲任之脉，为十二经之海，谓之血海，其别络上唇口。若血盛则荣于须发，故须发美；若血气衰弱，经脉虚竭，不能荣润，故须秃落。"《外科正宗》曰："油风乃血虚不能随气血荣养肌肤，故毛发根空脱落成片，皮肤光亮，痒如虫行。此皆风热乘虚攻注而然。"因此，刘巧教授认为，斑秃的发生主要与肝肾二脏、血虚有关。

刘巧教授在临床中一般将斑秃分为肝郁肾虚证、血虚风燥证两种证型。肝郁肾虚证者治以疏肝益肾，方选逍遥散加减，药物选用柴胡、当归、白芍、黄芩、生地黄、何首乌、栀子、甘草等，本型多见于长期精神抑郁、压力过大者，多为渐进性脱发。若伴夜眠差，不能入睡，或多梦易醒，加远志、石菖蒲、合欢皮、酸枣仁等以安神定志；若伴头胀痛，烦躁易怒，加百合、淡竹叶等以清心除烦；若服药后不再有新的脱发，则加杜仲、桑寄生等以加强补益肝肾。血虚风燥者治以滋补肝肾、养血生发，方选养血生发汤加减，药物选用当归、白芍、生地黄、黄芩、女贞子、旱莲草、何首乌、合欢皮、甘草等。本型患者多为骤然脱发，若伴心烦不能入眠，加菊花、钩藤、淡竹叶等清心除烦；若伴多梦，加代赭石、龙骨、牡蛎等重镇安神；若伴头皮瘙痒，加白茅根、侧柏叶、荷叶等清热凉血祛脂。

此外，刘巧教授曾师从中医外科名家禤国维教授，得其遣方用药精髓，故在临证时也常选用禤国维教授的经验方固肾健脾方、益气固肾方加减以治之。固肾健脾方的组成为：何首乌、女贞子、菟丝子、桑椹子、黄芪、白术、山楂、甘草。该方具有益气固肾，滋阴养血乌发之效，常用于治疗脾肾不足

当代中医皮肤科临床家丛书（第三辑）

刘 巧

之斑秃，症见头发枯黄稀疏，片状脱落，面色萎黄，疲乏无力，腰膝酸软，纳少便溏，舌淡胖，苔薄腻，脉沉濡。若头油较多者加桑叶、茵陈清热利湿祛脂；若头晕头痛者加川芎、石菖蒲通窍止痛；大便稀溏者改何首乌为熟地黄，减少女贞子、桑椹子的用量，加芡实、薏苡仁健脾止泻；腰膝酸软者加桑寄生、怀牛膝等益肝肾、强筋骨；气虚明显者增加黄芪用量，加太子参。益气固肾方的组成为：制何首乌、菟丝子、生地黄、黄精、山楂、川芎、山茱萸、枸杞子、旱莲草、淫羊藿、党参、炙甘草。该方具有益气固肾，养血生发之效。常用于肾气不足引起的斑秃，症见脱发日久，平素头发枯黄，伴失眠多梦，畏寒肢冷，舌淡苔薄腻，脉沉细。临证加减同固肾健脾方。

刘巧教授认为，斑秃的治疗除辨证施治外，要注重三点：一是活血化瘀药物的应用，因本病为慢性病程，其基本病机肝郁肾虚、血虚日久皆可致瘀，瘀血阻滞，则新血不生，生发乏源；二是情志精神因素的影响，要善于使用平肝、柔肝、理气解郁，使之心情舒畅，则气机条达而疾病向愈；三是重用滋补肝肾之品，因在中医理论中肾藏精，其华在发，肝藏血，发为血之余，若精血不足，则发无所养而致本病。刘巧教授将以上三点喻为"开荒"、"耕地"、"施肥"。

刘巧教授在辨证施治的基础上，常根据病情需要选用外治法以达到鼓舞正气，通经活络，祛瘀生发之效。常用的外治法有梅花针叩刺、头皮针围刺、窄谱紫外线照射等。

三十九、剥脱性唇炎

医案一

龙某，女，23岁。初诊日期：2015年11月10日。

【主诉】唇部反复干燥脱屑2年，再发1个月。

【病史】患者2年前无明显诱因出现下唇干燥，脱屑，紧绷感明显，外搽唇膏稍有改善，但反复发作，逐渐加重，严重时少许皲裂，皮损蔓延至上唇。1个月前自诉因食芒果后症状加重，唇部干燥明显，下唇见少许线状皲裂，触碰皲裂处疼痛，紧绷感明显，平素心烦急躁，偶手足心热，饮食可大便偏干，小便可，月经正常。

【刻诊】双唇干燥紧绷感明显，皲裂处疼痛，手足心灼热，易心烦，饮食可，大便偏干，舌红苔薄白，脉弦细。

【专科情况】唇部干燥紧绷明显，下唇见少许线状皲裂。

【西医诊断】剥脱性唇炎。

【中医诊断】紧唇。

【辨证】津亏血燥。

【治法】滋阴清热，养血润燥。

【方药】

栀子 10g	知母 10g	白芍 10g	玉竹 10g
陈皮 6g	怀山药 15g	玄参 10g	麦冬 15g
沙参 15g	川芎 10g	女贞子 15g	甘草 3g

7 剂，每天 1 剂，水煎服，分早晚饭后温服。

外用鱼肝油、尿囊素乳膏，各每天 2 次。

【二诊】2015 年 11 月 17 日。自诉双唇紧绷感减轻，脱屑减少，皲裂处疼痛减轻，心烦缓解，大便正常。查体：双唇紧绷，脱屑减少，皲裂口较前变浅，舌质红苔薄白，脉较前柔和。前方减玉竹、女贞子加太子参 10g，白术 10g，当归 10g，熟地 10g。14 剂，每天 1 剂，水煎服。外用鱼肝油、尿囊素乳膏，各每天 2 次。

【三诊】2015 年 12 月 2 日。自诉服药无不适，双唇较前滋润，紧绷感少许，裂口疼痛少许，查体：双唇紧绷，脱屑减少，皲裂口基本变平，舌质红苔薄白，脉较前柔和。前方加茯苓 15g、远志 10g。14 剂，每天 1 剂，水煎服，分早晚饭后温服。继续外用鱼肝油、尿囊素乳膏，各每天 2 次。嘱患者平时加强唇部保湿，忌食辛辣刺激物，不接触含致敏物的唇膏、牙膏等。巩固疗效。

【体会】患者唇部反复干燥脱屑 2 年，再发 1 月，双唇干燥紧绷感明显，皲裂处疼痛，手足心灼热，心烦性急，属津亏血燥型，方中栀子清心火知母、玉竹、玄参、麦冬、沙参、女贞子养阴生津、清虚热；白芍养血柔肝；陈皮、怀山药健脾行气；川芎血中之气药，行气活血；甘草清热解毒、调和诸药。脾主肉，在治疗分过程中注意补脾胃，加茯苓、白术健脾祛湿，远志健脾安神。外用药选用油剂、膏剂交替用，以保湿润肤。并嘱患者日常生活中加强唇部保湿，忌食辛辣刺激物，不接触含致敏物的唇膏、牙膏等。

医案二

王某，男，16 岁。初诊日期：2015 年 3 月 2 日。

【主诉】唇部反复干燥脱屑 3 年。

【病史】患者 3 年前因反复舔唇出现双唇干燥，脱屑，紧绷感明显，反复发作，逐渐加重，双唇稍肿胀淡红，严重时少许皲裂。少许痒痛。平素纳少，易困倦，大便溏。

【刻诊】双唇淡红肿胀、紧绷，皲裂处少许疼痛，纳少，易困倦，大便溏，舌淡红苔薄白，脉细。

【专科情况】唇部干燥脱屑、淡红肿胀，唇部见少许线状皲裂。

【西医诊断】剥脱性唇炎。

【中医诊断】唇风。

【辨证】脾虚风盛。

【治法】健脾益气，疏风养阴。

【方药】参苓白术散加减。

党参 10g	白术 10g	茯苓 15g	陈皮 6g
怀山药 15g	薏苡仁 15g	玄参 10g	麦冬 15g
泽泻 10g	防风 6g	甘草 3g	

7 剂，每天 1 剂，水煎服，分早晚饭后温服。

外用尿囊素乳膏，每天 2 次；0.01% 他克莫司乳膏，每日 1 次。

【二诊】2015 年 3 月 9 日。自诉双唇肿胀减轻，脱屑减少，皲裂处疼痛减轻，困倦未减，大便正常。查体：双唇紧绷、脱屑减少，皲裂口较前变浅，舌质红苔薄白，脉较前柔和。前方加黄芪 10g、当归 10g。14 剂，每天 1 剂，水煎服，分早晚饭后温服。继续外用尿囊素乳膏，每天 2 次；0.01% 他克莫司乳膏，每日 1 次。

【三诊】2015 年 3 月 16 日。自诉服药无不适，双唇较前滋润，少许肿胀，紧绷减轻，裂口变平已不疼痛，少许查体：双唇少许肿胀、紧绷，脱屑减少，皲裂口基本变平。前方减去防风，余不变。14 剂，每天 1 剂，水煎服。继续外用尿囊素乳膏，每天 2 次；0.01% 他克莫司乳膏，每日 1 次。

患者症状好转，按前方治疗方案加减治疗 1 月后，病情痊愈。嘱咐患者注意保湿，戒除舔唇习惯，避免接触过敏物，保持口腔卫生。多食瓜果蔬菜，忌食辛辣刺激物。

【体会】患者唇部反复干燥脱屑 3 年，双唇淡红肿胀、紧绷，皲裂处少许疼痛，纳少，易困倦，大便溏，舌淡红苔薄白，脉细。证属气虚风盛型，治宜健脾益气，疏风养阴，方中党参健脾益气，白术、茯苓、薏苡仁健脾利湿，玄参、麦冬养阴生津，防风疏散风邪，甘草调和诸药。二诊患者困倦未见改善，加黄芪、当归补益气血。三诊患者症状明显改善，予去疏风之防风，以免伤血。根据前面治疗方案再用药一月后病情痊愈。

 小 结

剥脱性唇炎是唇部黏膜慢性炎症性疾病，多发生于下唇，临床以局部红肿疼痛、干燥脱屑、反复结痂为特征。唇炎在中医古籍中称有"唇胗""唇风""唇湿""驴紧风""紧唇""沈唇"等。《医宗金鉴·外科心法要诀》认为"此证多发生于下唇，由阳明胃经风火凝结而成。初起发痒，色红作肿，日久破溃流水，疼如火燎，又似无皮，如风盛则不时瞤动"。

剥脱性唇炎的原因不明，可能与急性炎症、日晒、烟酒、化妆品刺激有关。常伴有脂溢性皮炎、皮脂腺异位症，或有舔唇、咬指甲的习惯。某些致敏物的唇膏、牙膏、漱口水等也可能致敏而发生唇炎。白色念珠菌感染可引起真菌性唇炎，裂沟深者可向皮肤延伸。

刘教授认为唇为脾之外窍，故唇的疾病与脾脏的关系密切。素体感受风火之邪，灼伤津液，再则素体脾虚或心脾两虚，气血生化无源，或久病耗气伤血，血虚生风生燥，则出现唇干、皲裂、反复脱屑、痒痛的临床表现。根据病因病机、病程的不同分为风火上乘型、脾胃湿热型、津亏血燥型、气虚风盛四型。风火上乘型起病迅速，初发唇部发痒，色红肿痛，继而干燥流滋，如无皮之状，口干喜冷饮，大便干，舌红苔薄黄，脉滑数，治以清热泻火、凉血疏风，方用防风通圣散加减。脾胃湿热型表现唇部红肿、糜烂、渗液、结痂、溃烂，自觉瘙痒、灼痛，不思饮食，脘腹胀满，尿黄，舌红，苔黄腻，脉滑数。方用清脾除湿饮加减。津亏血燥型表现为口唇干燥、破裂、脱屑、痂皮，伴心烦急躁，手足心热，舌红少苔，脉弦细，方用玉女煎合六味地黄丸加减以滋阴清热，养血润燥。气虚风盛型表现在唇风日久，淡红肿胀，破裂流滋。伴气短乏力，食少腹胀，大便溏，舌质淡红，苔薄白，脉细数。治以健脾益气，疏风滋阴，方用参苓白术散加减。刘巧教授在治疗过程中强调停用可疑接触物如唇膏、含氟牙膏、漱口水等，停食可疑的药物、食物。避免干燥、高温风吹的环境，改掉舔唇、咬指甲等不良习惯，加强局部保湿润肤。

外治方面，有渗出者局部选用三黄洗剂或3%硼酸溶液或3%盐水湿敷，并保持创面整洁。干燥脱屑明显者可选用橄榄散香油调涂、甘草油、紫归油、鱼肝油外涂。

第六章　医话与文选

一、谈谈中医外科的研究范畴

中医外科的研究范畴，向来是广泛而又模糊，至今仍未明确，本文不揣简陋，就中医外科研究范畴谈谈个人体会，不当之处，请同道斧正。

（一）古代中医外科的研究范畴

中医外科的研究范畴和中医外科的发展史是紧密相连的，早在《周礼·天官篇》就初步把医学分为食医、疾医、疡医、兽医等科，这是最早的医学分科，其中疡医即是外科，"掌肿疡、溃疡、金疡、折疡之祝药、劀、杀之齐"，这时外科的范畴，实际包括了后世的外科（肿疡、溃疡）和伤科（金疡、折疡）。尽管在周代已独立成科，但治疗的对象比较笼统，一直没有明确过。直至唐代，才开始了周密的分科专治，外科的范围，包括一切脓疡、肿疡、创伤、皮肤病、骨折等肉眼可见的疾病，都是外科的治疗对象了。而耳、目、口齿等五官疾患另分流成专科。但是以上历来外科都是在医事制度上的分割而已，到了宋代末年，真正的在临证方面做到了分科专职，因而有了极大的发展，所以，可以说，中医在临床上真正的分科，是在这时开始，外科撰文书籍的发皇，也是由这时发轫。至元代，危亦林著《世医得效方》专辟"正骨兼全镞科"，记载骨折和脱臼的整复方法，至此，伤科从外科中分流出来，成立了单独的疮疡科，这样的外科范围沿流到现在。

（二）中医外科和中医内科、西医外科研究范畴的关系

1. 中医外科和中医内科

外科和内科，是中医学中的两个重要组成部分。最早的分科是疡医和疾医，后疡医（中医外科）分流除五官科和伤科，疾医（中医内科）分流出儿科和妇科。他们都是在同一的理论体系知道下发展起来的，关系极为密切。因此，中医外科和中医内科的研究范畴是相对的，而且往往是相互联系的。传统中医外科的范围主要是发于体表，肉眼可见的疾患，中医内科的范围是除了外科范围以外的一切疾患，包括外感时病和内伤杂病二大

类。外科疾患和内科疾患，往往又互相转移，如有头疽，疔疮往往并发疔毒内陷，疔疮走黄而出现严重内科症状；而内科疾患如消渴并发的脑疽，发背等常属外科范围。因此，必须内外相辅，全面考虑，所以外科医生同样应掌握辨证施治。

2. 中医外科和西医外科

鸦片战争后，西方医学传入我国，同样有"西医外科学"这一大学科，由于学科名称上的雷同和少数病名和治疗方法上的类似，逐渐将中医外科和西医外科相互渗透，他们之间的关系也往往混淆。西医外科的研究范畴，主要是以需要手术或手法为主要疗法的疾病为对象，是根据治疗方法来确定的；而中医外科的范围是根据外症来确定的，手术疗法也是其主要外治法之一，但更重要的是辨证论治，内服外用相结合。中西医结合外科，就是以这两门学科为基础，结合两者的特点而发展起来的边缘学科。但必须明确的是，中医外科中记载的某个疾病往往涉及几个西医外科病名，而西医外科的某个疾病又往往相当于几个中医外科疾病，不可牵强等同。

（三）中医外科研究范畴展望

随着科学的发展，传统中医外科的范围就变得笼统而狭窄了。因此，中医外科的研究范畴必须向"广而专"发展。

目前，在中医临床实践中，对于外科的研究范畴，仍不是很严格很统一，由于师承不同及地区差异等原因，有些地区的外科兼顾伤科或五官科，或与西医外科合为一科，应逐渐划分开来。就中医外科发展的趋势及我们的临床实践而言，笔者认为，中医外科的研究范畴主要包括以下几个方面。

1. 中医疡科

中医疡科即传统中医外科部分，亦即汪机《外科理例》言："外科者，以其痈疽疮疡皆见于外，故以外科名之。"主要研究以痈疽疔疮为主的肌表外部的肿疡和溃疡，此类疾病常有初起、成脓和溃疡三期的典型临床经过。

2. 中医皮科

中医皮科的研究范围包括两方面：医师利用中医辨证施治方法研究西医学中"皮肤病学"的范围；二是从中医疡科中分流而出的，主要是历代中医外科中由于某些病名及认识与现代皮肤病学类似的疾病而归入中医外科范畴，所以中医皮科病名的命名就较复杂，有的是西医病名，有的为中医病名。

3. 中医乳病科

近年来，中医辨证论治乳房部疾病取得了满意的疗效，而乳房部疾病亦是属于有形可见的外科疾患，所以中医乳病科的范围主要是发于乳房部的各种疾病。

4. 中医痔漏科（肛肠科）

中医痔漏科很早就是中医外科中独立的一部分，明代王伯学就著有《痔漏范》专门阐述痔漏病，由于条件所限，未能独立成科，现在中医痔漏科证逐渐从外科中分流而出独立成科，许多医院独有了专科，其研究范围主要是发于肛门、直肠部位的疾病。

5. 中医男科（男性前阴病部分）

西医学论述男性前阴病，大部分在中医外科文献中有类似记载，而且临床上用中医中药治疗男性前阴病取得了可喜的成绩。因此，男性前阴病部分亦应列入中医外科的研究范畴，其主要研究男性生殖器疾病，并探讨男性不育症。

6. 中医外科其他疾病

主要研究历代中医外科书中关于其他方面的疾病，如烧伤、冻伤、脱疽、蛇咬伤、破伤风、瘿瘤等，可相继成立中医烧伤科，中医蛇伤科等进行专题研究。

7. 中西医结合外科

主要是利用中医辨证施治或中西医结合方法研究西医学"外科学"的范围。目前应重点研究的有：（1）中西医结合岩病学：主要探讨用中医或中西医结合方法治疗恶性肿瘤；（2）中西医结合结石病学：主要研究用中医辨证施治或中西医结合综合疗法治疗各类结石疾病；（3）中西医结合急腹症学：主要研究用中医和中西医结合方法治疗急腹症。近年来，中西医结合外科正在不断发展，它既可列入中医外科的研究范畴，也可独立成科，形成一门边缘学科。

综上所述，中医外科的研究范畴相当广泛，而各个范围独立成科，势在必行，中医外科的发展，将是以专科为主发展。目前，全国各大、小医院上述专科正应运而生，这也是中医外科发展的必然趋势。

（作者：刘巧　原载于《中医函授》1988 年 3 期）

二、浅谈中医外科病因学的特点

中医有关病因学的论述有一定的共性，在函授教学中，很多学员认为各门临床学科又重复阐述致病因素是没有必要的。其实不然，每门学科之所以单独成科，就是因为它们病因病理、诊断和治疗上有独特的规律性，中医外科的病因学虽然也包括内因和外因，但主要是外感六淫邪毒，感受特殊之毒，外来伤害，饮食不节，情志内伤，房劳损伤六个方面，而且有其特点。

（一）六淫致病大多有一定的季节性

古代医家认为，六淫邪毒均能直接或间接侵害人体发生外科疾病，但是由哪一种淫邪发病跟季节密切相关，如春季易发疖腮、颈痈、头面丹毒等，多风温、风热之邪；夏季多暑热或暑热夹湿，就易患痱，暑疖、暑湿流注等病；秋季多为燥邪所伤，易患皮肤干燥、皲裂；冬季易生冻疮、脱疽、流痰，是谓多寒邪。

（二）六淫均可引起外科疾病，但以热毒、火毒多见

《医宗金鉴》说："痈疽原是火毒生"，说明外科疾病的常见病因就是热毒、火毒。在临床上，大多数外科疾病都具有红、肿、热、痛的火热毒邪为患的临床症状，而且不管是哪一种病因引起的疮疡疾病，发展到后期都会产生溃腐流脓的现象，而脓之来，必由火热熬炼血肉，才能肉腐成脓，说明大都要出现火热之象。火毒、热毒的来源也很广泛，可以直接感受，也可由六淫化火，"五志过极，均能化热生火。"七情也可以化火，饮食不节，过食膏粱厚味，也可以导致湿热火毒内生，而且临床上大都采用清热解毒的方法为主治疗外科疾病。可见六淫中火热毒邪是外科疾病最常见的病因。

（三）发病原因与人体部位有一定关系

在人体分部上外科与内科有所不同，外科是将体表分为上、中、下三部，同一种疾病，发生在不同部位，可由不同的病因所引起。高锦庭《疡科心得集》中指出："盖以疡科之证，在上部者，俱属风温风热；在下部者俱属湿火湿热；在中部者多属气郁火郁，以气火俱发于中也，其间即有互变，十证中不过一二……"总结出外科疾病，凡发病于上部者多由风温风热所致，中部多由气郁火郁，下部多由寒湿、湿热所致。

（四）某些外科疾病可由特殊之毒所致

古代医家在长期医疗实践中，观察到某些致病因素不能概括在六淫之中，

而另创了毒邪的发病学说。其发病症状较一般六淫外感所致疾病更特殊，统称为感受特殊之毒，包括虫毒、蛇毒、疯犬毒、漆毒、药毒、食物毒，还有疫疬之毒。由毒而引起外科疾病的特点：发病急骤，有的具有传染性，发病前有内服某种药物或食物史，或有某些物质接触史，或有毒虫叮咬史，患部焮红灼热，疼痛剧烈或麻木不仁，有的很快侵及全身，常伴有发热、口渴、便秘、溲赤等全身症状。

（五）外来伤害直接引起局部病变

因跌打损伤、沸水、火焰、强酸强碱、烧伤及寒冷冻伤等属外来伤害，均可直接伤害人体，引起局部损伤部位气血凝滞，凝滞化热，严重的也可以产生全身症状。常见的有瘀血流注，水火烫伤，冻伤等外伤性疾病，有些手足疔疮、腋痈、颈痈、破伤风、静脉炎、脱疽等疾病也是由外来伤害所致，一般来说，外来伤害的发病因素，都是易于掌握的。

（六）情志内伤多产生赘生性外科疾病

《外科启玄》说"人有七情，喜怒忧思悲恐惊，有一伤之，脏腑不和，营气不从，逆于肉里，则为痈肿。"说明情志失调，常产生外科疾病。在临床上由情志内伤所致的外科疾病多为赘生性，如瘰疬、瘿瘤、岩等，主要是由于精神刺激因素导致郁怒伤肝，肝气郁结，郁久生火；忧思伤脾，脾失健运，痰湿内生，以致气郁、火郁，痰湿阻于经络，气血凝滞结聚成块而发病。其发病多在肝、胆、乳房、胸胁、颈之两侧等肝胆经络循行的部位，患部肿胀，或软如馒，或坚硬如石，常皮色不变，疼痛剧烈，或精神抑郁，性情急躁易怒，喉间梗塞等症。

（七）饮食不节，湿热火毒内生，外发痈疽疔疖

《素问·生气通天论》指出"高粱之变，足生大丁"。说明为恣食滋腻、醇酒、炙煿或辛辣刺激之品，可以导致脾胃受损，湿热火毒内生，易生痈疽疔疖等外科疾病，由饮食不节引起的外科疾病，除局部症状外，常伴大便秘结，脘腹饱胀，胃纳不佳，舌苔黄腻等全身症状，另外，饮食不节不仅可以引起外科疾病，就是外科疾病发生之后，如果不节制饮食，也会加重疾病的发展和恶化，故在临床上应针对不同疾病特点，提出适当的饮食禁忌，对治疗外科疾病很有益处。

（八）房劳损伤主要产生虚损性外科疾病

房劳损伤主要指房劳过度、早婚、生育过多等因素，导致肾气亏损，骨

髓空虚，冲任失调，或因小儿先天不足，肾气不充，以致正气虚弱，易为外邪所侵而发生外科疾病，如流痰、瘰疬、脱疽、慢性瘾疹等，有房劳损伤引起的外科疾病，大多为慢性疾患，迁延难愈，反复发作，病入骨与关节，虚寒证较多，局部肿胀不明显，不红不热，化脓迟缓，常伴腰疼遗精、神疲乏力、眩晕、畏寒、月经不调、闭经等全身症状，故称之为"虚损性外科疾病"。

（九）单纯外感者轻，合并内伤者重

各种致病因素，可以单独致病，也可以几种因素同时致病，而内伤和外感常常结合在一起，甚至可同一病人、同一疾病在不同阶段病因不同，如脱疽，初起风寒、风湿所致，而中后期多由热毒所伤。而且单纯外感者轻，容易治愈，预后较好，如果合并内伤者往往预后较差，或迁延难愈，病情较重。此即古人言"从外感受者轻，脏腑蕴毒从内而生者重也。"

总之，各种致病因素引起外科疾病，均有一定特点，我们要学好中医外科，就必须先掌握好这些特点，分析外科疾病的发生发展、变化结局的基本规律，从而可以根据致病因素的特点和病变规律，指导外科疾病的辨证施治。

（作者：刘巧 原载于《中医函授》1989年4期）

三、如何学好中医外科古医籍

中医外科于整个中医学史发展同体连枝，有着丰富的内容，有许多著名的中医外科专著，努力学好中医外科古医籍，有着十分重要的意义，现就管见所及，谈谈如何学好中医外科古医籍，供大家参考。

（一）端正学习态度，明确学习古医籍的重要性

端正学习态度，明确学习中医外科古医籍的重要性，是学好医籍的关键。要成为全面的中医外科医师，要挖掘中医外科宝贵的财富，要发展和开拓中医外科的新局面，就要全面地掌握中医外科的发展，历代医家对中医外科的贡献和学术思想以及某些学术流派，从而指导我们今后的临床、科研、教学工作。学习医籍不同于医古文以提高古汉语知识及理解古医籍水平为主，又不同于四大经典以全面提高中医基础理论水平为主，它是通过学习本专业的学术特点、理论依据、临床实践经验、科学思维方法，从而达到对专业的发展情况有较全面的了解。更重要的是为我们今后的临床、科研、教学工作打下坚实的基础。开拓思路，提高学术水平。这是单靠一、二个"秘方""验

方""祖传方"来治疗所有疾病的人所难以胜过的。我们只要学好本专业的基础理论、基本知识和基本技能，就一定能在医学的海洋中探秘、遨游。

（二）既要全面浏览，又要有重点地选读代表作

中医外科古典籍有数百种之多，对于初学者来说，不可能一一详读，可以采用全面浏览了解各书的主要特点。而对于有代表性、临床适用性强的古医籍则要精读。下面是一些应该选择性精读的中医外科古医籍。

南北朝的《刘涓子鬼遗方》是我国现存的第一部外科学专著，主要内容有痈疽的鉴别诊断，治疗金疮、痈疽、疮疖、皮肤病等的经验总结以及内外处方 140 首。由唐代巢元方等编写的《诸病源候论》是我国第一部病因病理学专著，其中外科内容很多，对外科疾病的认识已有一定水平。元代齐德之的《外科精义》总结了元代以前各种方书的经验，认为外科疾病是阴阳不和、气血凝滞所致，指出治其外而不治其内、治其末而不治其本的方法是错误的，强调辨别阴阳虚实，采用内外合治的疗法，在临床上很有指导意义。

明代外科专著很多，汪机的《外科理例》认为必须在辨明外科疾病发病原因、病理及治疗原则的基础上，才能以前人的经验为例，灵活地应用于临床。王肯堂《证治准绳·疡医》内容丰富，首列总论：痈疽、肿疡及溃疡；次列各论，按照人体部位编排，有条有理，重点叙述了病因、证候、治疗即预后，并附治验医案，条理清晰、内容翔实，自唐到明的外科治法，大多收录在内，是一部很有价值的外科书籍。

清代，也有一些杰出的外科医生和著作，王洪绪的《外科证治全生集》有独特的见解，创立了以阴阳为主的辨证施治法则，主张"以托为畏，以消为贵"，后人一般奉为佳作，其中家传秘方阳和汤、醒消丸、小金丹、犀黄丸等至今在临床上广泛使用。高锦庭的《疡科心得集》是中医外科中有鉴别内容的重要文献，并将温病学说移植于外科之中，对后世影响较大。吴谦等为代表编写，由官方出版的《医宗金鉴·外科心法要诀》搜罗材料丰富，临床切合实用，民间流传极为广泛。顾世澄的《疡医大全》为历代外科书中卷数及字数最多，内容最丰富的一部，故后世誉为"网罗浩博，不愧大全之称"。

（三）重点学习原著的学术成就和理论建树

凡是医学史上有造诣的医学家，一般都是运用理论去指导临床实践，从而有所突破的，学习一部古医籍主要是学习其学术思想。一些有代表性的学术观点，往往形成了学术流派。中医外科的发展史上出现的明代的正宗派、

清代的全生派和民国的汇通派。我们在选读医籍时，就应该根据这些流派的代表作来作为主线，如陈实功的《外科正宗》就是正宗派的代表作，正宗派不仅为外科的理论打下了基础，而且对临床也确有实际意义，这些理论至今仍是外科临床的重要法则，另一方面还必须探索原著的理论建树。学术指导思想及理论上的建树是医籍的精髓所在，必须认真学习，并加以理解。

（四）学习医籍必须与临床实践相结合

《外科证治全生集》是王洪绪的代表作，也是全生派的代表作，该书对当时外科不辨证阴阳虚实，仅凭经验方药应世的弊端加以针砭，其最大特点就是把临床上复杂多变的外科疾患概括为阴阳两类，而尤其重视阴证的鉴别治疗，反对用寒凉清火之法治疗阴证，从而开创了后世以温补发治疽的法则，通过学习，使我们进一步了解到外科疾病虽然多以热毒火毒所致的阳证居多，但千万不可忽视阴证的治疗。临床上应首辨疾病阴阳，重视温补法在临床上的应用。在古医籍中，论证、鉴别、论治法、医方、特殊治疗、各种外科外用药的制法及用途等方面都很有经验，至今在临床上具有指导意义，在学习时一定要结合临床实践，并注意取长补短，取其精华、去其糟粕、补其不足、实事求是，全面评价医家原著。

（五）举一反三，开阔思路

在学习中，切忌照本宣读、生搬硬套。既要分析清楚原著的学术观点和临床经验，又要不拘泥于原著。要充分发挥自己的逻辑思维能力，对每一学术观点进行独立思考，吐故纳新，去伪存真，初步建立起自己的学术观点。对每一临床经验要知其然，还要知其所以然，举一反三，不断健全和创新。在学习一些特殊疗法如神灯照法、骑竹马灸法、竹筒拔法时，不但要了解这些方法的原理、操作步骤、临床应用，还要用现代科学技术来取而代之，使中医现代化，为我们能成为新一代的名中医打好扎实基础。

总之，学好中医外科古医籍尽管难度较大但是它确实是作为一名中医外科医生必不可少的理论基础，必须刻苦钻研、认真细致，同时又要与临床实践相结合，取长补短，不断发掘，不断更新，使中医外科理论与临床水平得到进一步提高。

（作者：刘巧　原载于《中医函授》1992 年 4 期）

四、试论中医美容的"神、气、色"

中医美容内容丰富，方法多样，使用安全，效果确切，深受人们喜爱，更重要的是中医美容是从整体观念出发，强调美容的"神、气、色"，通过全身调整和局部治疗相结合，使气血流动，经气通畅，脉络疏通，气血津液等营养物质能保证输送到外部器官，既能治病疗疾，又能健身长寿，使身体强健，达到持久的美容驻颜目的。这也是中医美容由于其他美容方法的根部所在。

（一）神、气、色的概念

神即神明，在中医学上有广义和狭义之分。广义的神是整个人体生命活动的外在表现，如整个人体形象以及面色、眼神、言语、应答、肢体活动、姿态、风度等，无不包括在神的范围。狭义的神是指神志，是指人的精神、意识、思维活动。中医美容强调的神，包括广义和狭义的神。

气，是构成人体和维持人体生命活动的最基本物质，它对人体具有十分重要的多种生理功能。中医美容强调有"胃气"，特别是营卫之气，营气可以营养和化生血液，使肌肤得到濡养而红润，卫气能卫护肌表，防御外邪入侵，能温养脏腑、肌肉、皮毛等，能调节控制腠理的开合，汗液的排泄，以维持体温的相对恒定等。

色，是皮肤的颜色和光泽，是美容的重点，颜色是色调变化，光泽是明度变化。

（二）神、气、色是中医美容的根本

神体现了人的生命活动，神不能离开人体而独立存在，有形才能有神，形健则神旺，形衰则神惫。有神则神智清楚，语言清晰，目光明亮，精气内含，面色荣润含蓄，表情丰富自然，反应灵敏，动作灵活，体态自如，呼吸平稳，肌肉不削。蕴含人体的自然美，假如神气不足或失神，则精神不振，健忘，嗜睡，声低懒言，倦怠乏力，动作迟移，眼神呆滞，面色晦暗，表情淡漠呆板，消瘦。如果人有神，尽管生病也是轻病，如果一个人失神，则是精损气亏神衰的表现，病到如此，多属危险之候，有的失神之人，原来面色晦暗，突然颧赤如妆，看来变美了，其实为假神，即"回光返照"，死期将至，毫无美容可言。

中医美容跟卫气的盛衰是分不开的，卫气和，则皮肤柔润，肌肉丰满，汗孔致密，外邪不得入；卫气失调，在皮肤枯槁，肌肉瘦削，毛发脱落，易出虚汗，易被外邪所感，易发生皮肤疾患。

美化皮肤的色泽，是美容的常见目的之一，中医把皮肤的颜色分为常色和病色。常色是指人在正常生理状态时面部的色泽，表示人体精神气血津液的充盈和脏腑功能的正常。我国人正常面色应是红黄隐隐，明润含蓄，这就是有胃气，有神气的常色。另外正常之色，还应时应位，随四时、昼夜、阴晴等天时变化与自然相适应。病色是指人体在疾病状态时的面部色泽，可以认为除常色之外，其他一切反常色泽都属病色。中医美容就是要固守常色，避免病色。

其实神、气、色三者是密切关联的。中医认为，气属阳，色属阴，故气色不可离，但气尤为重要，"气至色不至者生，色至气不至者死"，都属病重。神与色也一样，《医门法律》说："色者，神之旗也，神旺则色旺，神衰则色衰，神藏则色藏，神露则色露。"由此可见，色与神、气的关系，体现了脏腑学说中精、气、神的关系。

在中医美容实践中，往往强调"色"，而忽视了"神和气"。这是舍本求末，这样美容是短效的，也是没有前途的，失去了中医美容的本来面目，是不可取的。

（三）中医美容必须固守"神、气、色"

中医美容是中医学的一部分，其基本理论和实践和整个中医是一致的。因此，也是也是强调整体观念和辨证论治，而强调美容中的"神、气、色"，充分体现了中医学的基本特点，也是中医美容赖以发展的生命力。

在美容实践中如何固守"神、气、色"呢？

1. 调摄精神，加强锻炼：人的精神情志活动与美容有着密切关系，经常忧伤、恐惧、愤怒、烦躁、悲哀、嫉妒、憎恨、孤僻感等不良情绪往往孕育着衰老。在日常生活中，避免善怒喜忧，减少精神负担，并经常参加运动锻炼，增强体质，减少和防止疾病发生，已成为健康长寿的秘诀。

2. 治病求本，扶正祛邪，辨证施治：治病求本就是寻找出疾病的根本原因，并针对根本原因，扶助正气，驱除邪气，达到美容目的，如治疗黄褐斑，我们不能只考虑其局部用脱色剂，而应按肝郁、脾虚、肾亏、血瘀等进行辨证求因治疗。

3. 疏通经络，调和气血，协调脏腑，内外合治：经络内属于脏腑，外络于肢节，沟通内外，贯串上下，将人体的各部组织器官联系成一个有机的整体，并借以运行气血，营养全身，使人体各部分的功能活动得以保持协调和相对的平衡：在临床上，我们采用药物、按摩、针灸、气功等美容方法，都

当代中医皮肤科临床家丛书（第三辑）

刘巧

要根据经络理论、脏象学说，使经络通畅，气血调和，是脏腑功能协调、内外统一。

4. 因时、因地、因人制宜：在中医美容中，由于各方面的因素影响，如气候、环境、水质、阳光、化妆品、营养、情绪、运动、性生活，以及个人体质、疾病、种族、性别、年龄等，都可以影响人体美容。因此，充分考虑这些因素，对于具体情况要具体分析，区别对待，以制定出适宜的保健和美容治疗方法。

总之，"神、气、色"是中医美容的根本，我们在美容实践中，必须固守"神、气、色"。只有这样，才能使中医美容发扬光大，开掘出新的局面。

（刘巧　原载于《江西中医学院学报》1992 年 2 期）

五、皮肤病外用药的使用原则

皮肤病的治疗，外用药物疗法非常重要，外用药的正确应用，可以减轻病人的自觉症状，并使皮疹迅速消退，有些皮肤病可以甚至可以单用外治达到治愈目的。在临床工作中，应该准确掌握外用药的使用原则。皮肤外用药的使用原则，就是根据皮肤损害的表现选择适当的剂型、药物和浓度。

（一）剂型选择的原则

外用药物的剂型有许多种，如溶液、粉剂、洗剂、酊剂、软膏、油剂等，各有其不同的作用和适用范围。同一处方或药物，由于其剂型不一样，作用效果也大不一样。我们使用时应遵循下列原则：

1. 急性皮肤病，有明显糜烂、渗液，以溶液湿敷为宜，间用少许油剂，有清洁、收敛、退肿、止痒、清热解毒的作用。如果这时选择软膏，药虽同，但软膏缺乏对渗液的吸收作用，又阻碍炎症热的放散，其结果反使炎症加剧，渗出增加。比如急性湿疹患者，可用艾叶、蒲公英、野菊花、大黄、马齿苋各 20g 煎水后冷湿敷，然后涂敷青黛散油剂。

2. 急性、亚急性皮肤病，炎症明显，但仅见红斑、丘疹、肿胀、斑丘疹而无糜烂渗液者，则选用洗剂、粉剂或霜剂。如接触性皮炎患者，皮疹无渗出时，可用三黄洗剂，炉甘石洗剂或单纯粉剂。有消炎、止痒、保护、吸收、蒸发、干燥的作用。

3. 慢性皮肤病，皮肤浸润肥厚，角化过度，苔藓样变时，则以软膏、霜剂或硬膏为主。可以软化组织，增加皮肤的含水量，促使药物的吸收，起保护、润滑、杀菌、止痒、去痂的作用。如神经性皮炎的患者,可选用疯油膏、肤疾宁或各种糖皮质激素软膏、霜剂。

4. 有的皮肤病只觉皮肤瘙痒而无原发皮疹,可选用酊剂、霜剂或洗剂。如皮肤瘙痒症的患者,可使用百部酊,冰片樟脑酒精、三黄洗剂等。有消炎、杀菌、止痒的作用。

（二）药物的选择

皮肤病的性质和病期是选方用药的首要依据,同一皮肤病在不同的病期,如进行期、稳定期、恢复期;不同的性质,如急性、亚急性、慢性,其用药各不相同。例如银屑病的患者,进行期和稳定期的用药大有差异,在进行期只能用一些安抚保护,性质较温和的药物,以免病情加重,引起红皮病性银屑病,而在稳定期或恢复期则可选用一些剥脱、消炎、抑制细胞增殖的药物如蒽林软膏、芥子气软膏等。

在使用一些易于致敏或刺激性较强的药物时,因随时注意药物的过敏反应,一旦出现过敏现象或刺激现象,应立即停止使用,并及时给予相应处理。

（三）浓度和剂量的选择

外用药物常因浓度不同,其治疗作用大有差异,有的可因浓度和剂量选用不当,而引起不良后果,如硫软膏治疗疥疮,小儿只能用5%,成人则用20%,如果小孩也用20%,则可产生皮炎,或者成人只用5%,则对疗效毫无作用。还如水杨酸,1%～2%的浓度有止痒和恢复上皮的作用,鳞屑角化型的手足癣;5%的浓度有角质松解作用,适用于增生肥厚型的神经性皮炎;而20%以上的浓度则有腐蚀作用,能强烈腐蚀或烧伤皮肤。

一般情况下,浓度选择先用低浓度,根据病情需要再提高浓度,如治疗银屑病的芥子气软膏,市售的一般是一套两支,一支浓度是1/20000,另一支浓度是1/10000,使用时先选用1/20000的,待皮肤能适应无刺激性再改用1/10000的。

同时,还要根据病变大小、不同个体、性别、年龄来选用药物浓度与剂量。一般妇女、儿童皮肤的渗透性较男性、成人为强,浓度宜低。老年人皮肤大部分萎缩,用药一般宜较成人浓度稍低。颜面、颈部、外阴及四肢屈侧等皮肤对药物较敏感,不宜使用刺激性较强的药物。在选用某些刺激性较大、有一定毒性的药物时,如果皮疹面积较大,则浓度宜低,防止大面积大量吸收,引起中毒反应,如轻粉、丹毒等。皮疹面积较小,则浓度可相对偏高。

在使用外用药时，应在局部症状完全消退后，方可停止用药，以免病情复发。有全身症状或皮疹较广泛较严重时，应及时配合内服药物或其他疗法，并尽可能避免或除去致病因素，增强机体防御和抵抗疾病的能力，还要患者注意日常生活习惯，注意饮食，讲究卫生，使皮肤疾患早日康复。

（刘巧 原载于《中医函授》1993 年 3 期）

六、从毒论治银屑病 100 例临床研究

（一）临床资料

寻常型银屑病 130 例，随机分为两组，治疗组 100 例，男 63 例，女 37 例；年龄 18 ~ 65 岁，平均 36.32 岁；病程 15 天 ~ 10 年，平均 33.50 个月；其中热毒型 42 例，血毒型 58 例。对照组 30 例，男 18 例，女 12 例；年龄 20 ~ 63 岁，平均 36.23 岁；病程 2 个月 ~ 10 年；平均 32.87 个月，热毒型 13 例，血毒型 17 例。治疗组皮损分布于全身 41 例子，躯干四肢 44 例，皮损局限者 15 例；对照组分别为 11 例、14 例、5 例。治疗组发病季节春季 28 例，夏季 41 例，秋季 9 例，冬季 22 例；对照组分别为 8 例、12 例、3 例、7 例。两组的性别、年龄、临床分型、病程、皮疹部位、发病季节等分布均衡，差异无显著性（P > 0.05），具有可比性。

中医辨证分型：热毒型：病期较长，病情较轻，反复发作，逐渐发展，时好时发，皮色淡红，散发躯干四肢等，表面覆有银白色鳞屑，微痒，口干咽痛，舌质淡红，苔黄，脉数。血热型：病势较急，病情较重，皮疹发展迅速，散布全身各处，皮色焮红，点状出血现象明显，鳞屑增厚，新疹不断出现，有同型反应，瘙痒剧烈，心烦，口渴，便干尿赤，舌质红绛苔黄，脉弦数。

诊断标准参照中华人民共和国卫生部制定发布的《中药新药临床研究指导原则》和全国高等医学院校统编教材《皮肤性病学》；基本损害初起为红色丘疹或斑丘疹，上覆成层银白色鳞屑，有薄膜现象和点状出血现象。皮疹形态大小不一，分布广泛，呈对称形态，身体各处均可发生，也可长期局限于某部位。按病情的发展，本病又可分为进行期、稳定期和退行期。进行期为急性发作阶段，此时可有同型反应。当炎症停止发展，皮损无新发，处于静止状态，称稳定期。当损害变薄，红色变淡，直至皮损消失，留有色素减退或色素沉着斑，称为退行期。

纳入病例标准：凡符合本病诊断标准者，可纳入试验病例。

排除病例标准（包括不适应证或剔除标准）：（1）年龄＜38岁或＞65岁，妊娠或哺乳期妇女，过敏体质或对本课题药物过敏者；（2）合并有心血管、脑血管、肝、肾和造血系统等严重原发性疾病，精神病患者；（3）合并脓疱型、关节病型、红皮病银屑病者；（4）不符合纳入标准，未按规定用药、无法判断疗效或资料不全等影响疗效或安全判断者。

（二）治疗方法

治疗组：热毒型：清热解毒。选用热毒胶囊（青黛、露蜂房、重楼、黄芩、土茯苓、金银花。由海南省中医院药厂生产），每日3次，每次4粒。血毒型：凉血解毒。选用血毒胶囊（羚羊角、生地黄、土茯苓、全蝎、蜈蚣、紫草。由海南省中医院药厂生产），每日3次，每次4粒。上两型在内服药同时外用皮毒清霜（青黛、枯矾、冰片。由海南省中医院药厂生产），每日2次，外涂患处。用药2个月为1疗程。

对照组服用郁金银屑片（西安正大制药有限公司生产，由郁金、莪术、红花、香附、秦艽等组成），每日3次，每次4片，口服。外用去炎松－尿素软膏，每日2次，外涂患处。用药2个月为1个疗程。

（三）治疗结果

疗效标准：临床治愈：皮损基本消退，或仅残留几个不明显的小块皮损，自觉症状消失。显效：皮损消退70%以上，自觉症状基本消失。有效：皮损消退30%～69%，自觉症状稍有改善。无效：皮损消退30%以下，或皮损无变化，或皮损加重。自觉症状为改善或加重。

远期疗效观察：治疗结束后1年内进行追踪随访，随访观察临床痊愈病例。无复发：与结束治疗时相同。轻复发：复发皮损为治疗前的50%以下。复发：复发皮损为治疗前的50%以上。

百分率计算方法：（治疗前总积分－治疗后总积分）/治疗前总积分×100%

总有效率计算方法：（临床治愈数＋显效数）/总病例数×100%

结果治疗组100例，临床痊愈48例，显效31例，有效17例，无效4例，总有效率79%；对照组30例，临床痊愈3例，显效6例，有效13例，无效8例，总有效率30%。治疗组疗效明显优于对照组（P＜0.01）。

治疗组中热毒型42例，临床痊愈16例，显效15例，有效10例，无效1

例，总有效率 73.81%；血毒型 58 例，临床痊愈 32 例，显效 16 例，有效 7 例，无效 3 例，总有效率 82.76%。两型差异无显著性（P > 0.05）。

远期疗效追踪：治疗组临床痊愈 48 例，在治疗结束后 1 年内进行追踪随访，结果无复发 44 例（91.66%），轻复发 2 例（4.17%），复发 2 例（4.17%）。对照组临床治愈 3 例，结果无复发 1 例，轻复发 1 例，复发 1 例。

（四）典型病例

例1：林某某，女，37 岁，1998 年 3 月 2 日初诊。躯干及四肢起皮疹 5 年。患者 5 年前因过食辣椒、牛肉等从背部开始起皮疹，1 个月后逐渐在前胸、腹部、下肢出现，反复发作，夏重冬轻，曾在某医院诊断为银屑病，用西药治疗（药名不详），疗效不佳，且逐渐加重，故来我院治疗。现躯干及四肢出现指盖大至钱币大小淡红斑，上覆多层银白色鳞屑，有薄膜现象和点状出血现象，微痒，口干、咽干、二便正常，纳可，舌淡红苔黄，脉数。诊断为寻常性银屑病热毒型，治疗用热毒胶囊口服，每日 3 次，每次 4 粒。外用皮康霜外搽。20 天后皮损大部分消退或变淡，再用 20 天，皮损全部消退，舌脉如常。随访 1 年，未复发。

例2：潘某某，男，58 岁，1997 年 3 月 9 日初诊。全身起皮疹、脱屑，反复发作 10 年，加剧 1 周。患者 10 年前开始因居住潮湿，小腿开始起钱币状红斑伴脱屑，1 月后泛发全身，在某医院诊断为"银屑病"，用乙亚胺口服治疗，3 个月后皮疹消退，半年后又反复发作，夏季发作明显，入秋后自行缓解，未予治疗，一周前因食狗肉皮疹突然加重。现头面、四肢泛发地图状红斑，点状出血现象明显，鳞屑增厚，瘙痒剧烈，头痛，心烦，口渴，大便秘结，小便短黄，舌质红，苔黄，脉弦数。诊断为寻常型银屑病血毒型，药用血毒胶囊口服，每日 3 次，每次 4 粒。外用皮毒霜外搽。7 天后皮疹明显变淡，瘙痒减轻，再用 14 天后，患者皮疹全部消退，舌脉恢复正常。

（五）讨论

我们认为，引起皮肤病发病的"毒邪"，不是一般所说的食用或接触了剧毒物质（包括药物、化学制剂、有毒食物等）所致的毒性反应，而是蕴藏在普通食物、药物、动物、植物及自然界六气之中，这些"毒邪"作用于人体后，大部分人不发病，只有部分人因体质不耐，禀赋不足，毒邪侵入人体，积聚皮肤腠理，而致气血凝滞，营卫失和，经络阻塞，毒邪久羁，毒气深沉，外发皮肤而成皮肤病。可见毒邪既是一种从外感受的特殊致病因素，如食物毒、药物毒、化妆品毒、虫兽毒、漆毒等，又是人体受某种致病因素作用后在疾病过程中所形成的病理产物，如热毒、血毒、风毒、湿毒等，这些病例产物形成之后，又能直接或间接作用于人体某一脏腑组织和皮肤发生各种皮肤病证。

银屑病中医称为白疕、松皮癣，《外科证治全书》曰："白疕（一名疕风），皮肤燥痒，起如疹疥而色白，搔之屑起，渐至肢体枯燥皲裂，血出痛楚"。我们认为，银屑病的发生主要是由各种毒邪侵害人体，积聚皮肤腠理，而致气血凝滞，营卫失和，经络阻塞，毒邪久羁，毒气深沉，积久难化而成，是本病顽固难愈。故治疗上应采用内服外用相结合的解毒攻毒之法，使毒邪得去，疾病得以根治。

寻常型银屑病主要分为热毒型和血毒型两大证型。热毒型是由于外感六淫、过食辛辣炙煿、鱼虾酒酪或七情内伤，导致热邪内蕴、郁久化毒，热毒外壅肌肤而发病，病位相对较浅，病情相对较轻；血毒型是由于机体蕴热偏盛，复感外界毒邪侵袭，或因性情急躁，心绪烦恼，火毒内生，或因恣食鱼腥、辛辣之品，伤及脾胃积毒，均可使毒邪深入血分，血毒外壅而发病，病位相对较深，病情相对较重，病势也较急，可散发全身。分别予以清热解毒的热毒胶囊和凉血解毒的血毒胶囊。热毒胶囊以青黛、露蜂房解毒攻毒，配以重楼、黄芩、金银花、土茯苓清热解毒，配以紫草、生地黄、土茯苓、凉血化瘀、消斑解毒，佐以凉血消肿止痒；血毒胶囊以羚羊角、全蝎、蜈蚣攻毒解毒，佐以清热止痒。同时配合解毒收敛之皮毒清霜外涂。共治疗寻常型银屑病100例，疗效明显提高，且无明显毒副作用。表明银屑病的发病因素中确实存在毒邪发病因素，从毒论治银屑病治疗效果好，治愈率高，且无毒副作用，值得在临床推广应用。

（刘巧 原载于《中医函授》2001年9期）

七、中西结合治疗慢性荨麻疹400例疗效观察

从1995年开始，我们应用中西医结合方式治疗慢性荨麻疹400例，疗效满意，并与单纯西医组100例进行对照分析，现报告如下。

（一）临床资料

500例慢性荨麻疹患者均系门诊病人，经我院皮肤科确认。其中男255例，女245例，年龄18~60岁，病程短者3个月，最长者5年以上。

（二）治疗方法

将 500 例患者随机分为两组。中西结合组（治疗组）400 例，自拟玉屏平敏汤（基本方：黄芪 15g、白术 10g、防风 10g、蝉蜕 6g、麦冬 15g、乌梅 6g、五味子 6g、地肤子 15g、甘草 3g）每日一剂，水煎分 2 次温服。辨证加减：风团色红热重者加银花 15g、黄芩 10g；风团色白寒凝者加桂枝 10g、白芍 15g。血虚风燥者加刺蒺藜 15g、鸡血藤 10g、当归 10g、赤芍 15g，同时加服氯雷他定片 10mg，每日一次口服。西药组（对照组）100 例，单纯用氯雷他定片 10mg，每日一次口服，两组均治疗 2 周评定疗效，进行对比分析，并对痊愈者追踪半年。

（三）疗效评定

根据风团数目和瘙痒轻重，按 4 级评分法，综合进行评价。

痊愈：风团、瘙痒全部消退。

显效：风团、瘙痒减退或消失 50 ~ 75%。

有效：风团、瘙痒减退或消失 25 ~ 50%。

无效：风团、瘙痒无变化或加重或消失 < 25%。

（四）治疗结果

1. 疗效

治疗组 400 例中痊愈 258 例（愈后复发 42 例，复发率为 19.3%），显效 100 例，有效 22 例，无效 20 例。对照组 100 例，痊愈 28 例（愈后复发 10 例，复发率为 35.7%），显效 36 例，有效 14 例，无效 22 例。两组痊愈率分别是 64.5%、28.0%，总有效率分别为 95.0%、78.0%，差异均有极显著意义（X^2 分别为 5.073、2.806、$P < 0.01$）治疗组疗效明显优于对照组。

2. 副作用

治疗组有 5 例表现为头昏口干，1 例胃脘部有饱胀感，对照组有 2 例表现口干，1 例嗜睡，两组的副作用停药后均很快消失。

（五）讨论

慢性荨麻疹是一种常见的慢性过敏性皮肤病，中医称为瘾疹，临床上治疗方法虽多，但往往顽固难治，易反复发作。作者通过临床治疗对比，采用中西医结合方法治疗，可提高疗效，减少复发。

中医认为慢性荨麻疹多因禀赋不足，素体肺气虚弱卫表不固，易被鱼虾腥荤动风之物或风寒、风热之邪所感，肺主皮毛、邪郁于皮毛腠理之间而发本病。应采用益气固表，疏风祛邪之法，采用自拟玉屏平敏汤治疗，该方为玉屏风散和平敏煎方加减，方中黄芪益气固表为君药，白术健脾益气，助黄芪以加强益气固表之功，为臣药，佐以防风、蝉蜕祛风散邪，地肤子祛风止痒，麦冬润肺养阴，清心除烦，五味子、乌梅酸涩收敛，益气敛肺。甘草调和诸药为使药，合方使用，是肺卫之气得以固守，邪不可入，达到治病求本之目的。加之西药氯雷他定片口服，该药是一种没有中枢镇静作用的强效长效的组胺 H_1 受体拮抗剂，每日仅服 1 次即可抑制过敏反应症状 24 小时，但单味西药应用效果欠佳，合并中药同时治疗，则由很好的协同作用，大大提高了临床疗效。

（刘巧　原载于《中国中医药科技》2000 年增刊）

八、中药倒模面膜术治疗面部黑斑 105 例

中药倒模面膜术是一种中西结合治疗皮肤病及美容的新疗法，笔者 1988 年 7 月至 1989 年 2 月采用此法治疗面部黑斑 105 例，取得满意疗效，特报告如下。

（一）临床资料

本组病例 105 例，均为门诊患者，其中男性 10 例，女性 95 例；年龄最小 14 岁，最大 70 岁，其中 25 ~ 35 岁 92 例，占 87.6%；病程最长 15 年，最短 1 个月；均为面部黑色色素沉着斑片，其中黄褐斑 20 例，浅色雀斑 12 例，因化妆品皮炎遗留色素斑 20 例，痤疮后遗色素斑 8 例，其他原因后遗色素斑 9 例。

（二）操作方法

中药倒模面膜术每周实施 1 ~ 2 次，10 次为一疗程，具体操作步骤如下。

1. 患者平卧，用毛巾将理顺的头发包裹好，以利操作。

2. 使用清洁剂或洗面奶清洁面部皮肤。

3. 使用自配柿叶增白霜（内含柿叶、田七、珍珠末、白芷、白僵蚕各 10g），利用其治疗和润滑作用，作各种按摩手法治疗。

4. 按摩手法。

（1）双颊螺旋式按摩：四指指腹在双颊由内向外做螺旋形按摩。

（2）额肌弹拨：四指并拢，弹按上额部肌肉。

（3）鼻旁推抹：由鼻根两旁至鼻唇沟转向两颊有节奏地推抹。

（4）额部外抹：双手拇指指腹，由鼻根向上沿额至发际向两侧太阳穴外抹。

（5）消除鱼尾纹：用双手小鱼际，轻贴眼外角皮肤，由内向外弧形揉摩。

（6）眼轮匝肌圆形揉摩：用中指、食指指腹沿眼眶周围分别作顺时针、逆时针方向环形揉摩。

（7）口轮匝肌圆形揉摩：一手托住下巴，另一手做口周围圆形揉摩，然后两手交替。

（8）下颏弹拨：双手指腹由下向上有节奏地弹拨下颏，如弹琴样。

（9）双颊部颤抖：双手小鱼际从下颌骨向上颤抖双颊。

（10）拍打双颊送气：双手指并拢，手心微凹有节奏地轻轻拍打双颊。

（11）额部切扣：双手五指并拢，以尺侧有节奏地扣打额角。

（12）按摩穴位：1 颊车：双手食指点按。2 迎香：双手食指点按。3 攒竹：双手拇指点按。4 太阳：双手拇指点按。

上述 12 组手法，每组按摩 30 次左右，手法要求弱力、柔和、轻快、短时，时间约 15 分钟，再薄涂一层柿叶增白霜。

5. 用脱脂药棉将眼、眉、口及发际作保护性遮盖。

6. 取 250～350 克医用成型粉（煅石膏）配以少量白芷、桃仁等中药粉加 42～46℃的清水，调成糊状，迅速而均匀地倒于面部（鼻孔除外）而后盖以面罩。

7. 待面部模型冷却后掀起已凝固面膜脱模，再清洁面部。

全过程约需 1 个小时。

（三）治疗结果

1. 疗效判定标准

10 次为一疗程，二疗程内，色素斑全部消退，无新发皮疹为痊愈；颜色变淡，范围缩小，皮肤柔润为有效；皮疹无任何改善为无效。

2. 治疗结果

105 例患者，痊愈 48 例，占 45.7%；有效 54 例，占 51.4%；无效 3 例，占 2.9%；总有效率为 97.1%，其中治疗最少 2 次，最多 20 次，6～10 次治疗见效者占 86%；以化妆品皮炎、痤疮后、其他原因等后遗色素斑疗效最好，大部分痊愈；其次是浅色雀斑；3 例无效者均为黄褐斑，黄褐斑痊愈率最少，大部分为有效。

3. 副作用

使用本法，安全可靠，为发现有任何过敏、刺激和其他副反应。

（四）经典案例

病例1：沃尔特，女性，49岁，某学院加拿大籍外语教授，就诊时间：1988年10月5日。

患者于5年前颜面部左侧面颊处患血管瘤，在加拿大采用冷冻疗法治疗，血管瘤治愈，但遗留一面积约2cm×3cm是色素斑，色淡褐，经久不消，要求来我处采用倒模面膜术治疗。采用上法共治疗6次，色素斑全部消退，整个颜色红润，皮肤变细腻。

病例2：李某某，女性，28岁，某厂技术员，就诊日期：1988年7月20日。

患者于半年前使用了无牌"化妆品"后，颜面部出现潮红、脱屑、浮肿、痒痛，自用大量氟轻松软膏后，上症得到控制，但颜面皮肤后遗严重淡褐色斑片，皮肤松弛，弹性减弱。接受倒模面膜术治疗10次，淡褐色斑片全部消失，皮肤红润稍白，弹性增强，颜面光滑，松弛皮肤紧缩。

（五）讨论

倒模面膜术属于医学美容范畴，用以治疗面部皮肤疾病，达到面部容貌健美的目的，其集按摩、药物、理疗为一体，具有中西医结合特色。

倒模面膜术应用经络理论制定按摩手法，配以中药柿叶、田七、珍珠粉等制成霜剂增白润肤、活血化瘀，再配合石膏，利用其发热、冷却、收敛等物理化学作用，进行倒模处理，全套连贯，具有疏经通络、活血化瘀，调理气血，调节血管舒缩功能，增加皮肤的渗透，促进药物吸收的功效，使色素斑得以消散、吸收，且没有任何副作用，是目前较理想的治疗方法。黄褐斑因其发生原因复杂，须配合内服药物或其他疗法相结合，单用倒模面膜术疗效不显著，有待进一步总结提高。

（刘巧 原载于《北京中医》1990年3期）

九、鲜芙蓉叶外敷消除蛇伤肿胀

肿胀是蛇毒咬伤后常见的主要症状，我们曾采用鲜芙蓉叶外敷消除蛇伤肿胀，获得满意疗效。

（一）芙蓉叶的功效药理

芙蓉叶为锦葵科落叶小灌木木芙蓉的叶，全国各地均有分布，城乡都有。夏秋季采用者佳。《本草纲目》指出"芙蓉花并叶，气平而不寒不热，味辛而性滑涎黏。""清肺凉血，散血解毒。治一切大小痈疽肿毒恶疮，消肿排脓止痛。"

本品辛、平。有凉血解毒，消肿止痛之功。常被疡医单用研末外敷，治痈疽肿毒，丹毒，烫伤，跌打损伤等证。也有用芙蓉叶合生大黄、黄柏、地丁共细粗末，温水调匀外敷，治疗蛇伤肿胀，有消炎，止痛，消肿之效。

蛇毒咬伤引起的肿胀，主要与蛇毒中一种酶类（如磷脂酶 A，透明质酸等）和影响抗体血管舒缩运动的生理活性物质（组织胺、5 - 羟色胺、缓激肽等）的释放有关，这些物质能引起毛细血管扩张，血管内皮损伤，使毛细血管通透性增加，血液淋巴循环障碍，血液或血浆外渗，淋巴液滞留。

我们选用鲜芙蓉叶，利用其具有抑制蛇毒扩散，消肿止痛，解毒抗炎作用，并且能改善微循环，促进血液和淋巴液的回流达到消除肿胀的目的。

（二）临床资料

病例分析：共观察 23 例病例，其中蝮蛇咬伤 21 例，眼镜蛇咬伤 2 例；咬伤下肢 20 例，咬伤上肢 3 例；年龄最大 54 岁，最小 12 岁；男性 18 例，女性 5 例；咬伤时间最长 48 小时，最短 5 小时。

疗效标准：经过敷药三天内肿胀全部消退者为痊愈，三天内肿胀不消或加重者为无效。

疗效分析：23 例病历，经过鲜芙蓉叶外敷 1 天内消肿者 15 例，2 天内消肿者 4 例，3 天内消肿者 4 例，全部痊愈。

（三）治疗方法

采摘新鲜芙蓉叶若干（以能敷满肿胀部位为准），用清水洗净，用木锤捣烂如泥，然后敷满肿胀部位，创口处不宜敷药，上端最好超过肿胀部位 1～2 厘米，最好盖上芭蕉叶以保持湿润，如干燥过快，还可以稍微淋洒生理盐水，一天一换，共三天。

（四）典型病例

李某某，男性，35 岁。南昌市郊区农民，就诊日期：1985 年 7 月 6 日晚 8 时。

患者自诉于昨晚 11 时左右在菜地行走时，不慎左足背外侧被狗屎蝮（蝮蛇）咬伤，当时即感局部疼痛，渐加剧并逐渐肿胀，自用瓦块割破伤口，并内服蛇药片（药不详），但肿痛不减，到今晚肿胀已至右膝关节处，触之疼痛剧烈，且伴头晕眼花，复视，二便尚可，生命体征平稳，速令家属采摘新鲜芙蓉叶按前法使用，内服中药五味消毒饮加减。7 日上午，肿胀基本消退，全身症状减退，继用前药，如法炮制，8 日上午肿痛全消，全身症状消失，患者痊愈。

（五）讨论

1. 新鲜芙蓉叶外敷对于消除毒蛇咬伤所致的肿胀有较显著的疗效，所观察的 23 例病历，痊愈率达 100%，且药源广泛，价廉易得，城乡均有，便于推广应用。

2. 芙蓉叶不但可以消除肿胀，对于毒蛇咬伤引起的疼痛还具有止痛的作用，对蛇毒有凉血解毒之功，因此，是较理想的治疗蛇毒咬伤的中草药，值得进一步研究。

（刘巧 原载于《蛇志》1990 年增刊 1 期）

十、中西医结合治疗手足癣 62 例观察

手足癣是临床上常见的皮肤病，发病率很高，我们近三年来采用中药浸泡配合西药十一烯酸癣药水、杀烈癣霜联合外用治疗本病 62 例。同时用单纯西药外搽治疗 10 例作为对照组观察。现将观察结果报告如下。

（一）临床资料

72 例中，男性 56 例，女性 16 例；发病年龄 5 ~ 60 岁；多数为 18 ~ 30 岁青年学生、工人；病程短者 20 天，最长者 20 年以上，均数在三四年；单纯足癣 40 例，手癣、足癣同患 28 例，手足癣合并甲癣 4 例；水疱型（患部初发厚壁小水疱，破裂后形成环状鳞屑，皮肤粗糙，分界清楚）28 例；鳞屑角化型（患部不规则红斑鳞屑性损害，上覆多层鳞屑，皮肤干燥粗糙，皲裂，冬季尤甚）35 例；糜烂型（指趾间潮红湿润或渍白，间有渗出，有特殊气味）9 例。

（二）治疗方法

72 例病人随机分为联合外用组 62 例，采用中药浸泡、西药外搽（中药基础方：苍耳子 30 克，地肤子 30 克，蛇床子 30 克，黄精 30 克，茵陈 30 克。

水疱型加明矾 15 克，苦参 30 克；鳞屑角化型加地榆、红花各 30 克；糜烂型加千里光、一见喜各 30 克。煎水 2000~3000 毫升，去渣，趁药温热时，浸泡患部 15~20 分钟，完毕后，勿用清水冲洗，待其晾干立即用十一烯酸癣药水外搽，5 分钟后再用杀烈癣霜外涂，每日 1~2 次，10 天为一疗程），西药对照组 10 例，单纯用十一烯酸癣药水或沙烈癣霜外搽，每天 2~3 次，10 天为一疗程。

（三）治疗结果

联合外用组痊愈（皮损完全消退，无任何自觉症状）49 例，显效（皮损消退 2/3 以上，基本上无自觉症状）7 例，好转（部分皮损消退，瘙痒减轻）5 例，无效（用药 10 天以上皮损无变化）1 例，总有效率 98.4%；对照组显效 2 例，好转 2 例，无效 6 例，总有效率 40%；联合外用组有效病例最少只治 4 天，最多 10 天，多数 6~8 天。

（四）讨论

手足癣主要由于外感湿热之毒，蕴积皮肤或相互接触，毒邪相染而成，病久湿热化燥，使气血不和，肌肤失养，以致皮厚燥裂。方中苍耳子燥湿散风，润肤杀虫；蛇床子、地肤子清热燥湿止痒杀虫；茵陈清热利湿，配合黄精，据药理学研究对表皮真菌有良好的抑制作用和对抗真菌药有增效作用。上方合用使水湿收敛，肌肤荣润，瘙痒得止，并能抑制和杀灭真菌，水疱型加明矾、苦参燥湿收敛止痒；鳞屑角化型加地榆、红花活血散瘀，养血泽肤润皮；糜烂型加千里光、一见喜，清热解毒燥湿。再配合十一烯酸癣药水和杀烈癣霜，上两药分别含十一烯酸和托萘酯，都具有中等度的杀菌及抑制真菌作用，只有在高浓度，长时间作用下，才能杀灭真菌，其刺激性大，易复发，我们在中药浸泡的基础上应用，可以达到见效快、无刺激性、不易复发的目的，经观察治疗 62 例，在治疗中未见任何不良反应，而对照组病人，程度不同地出现了外搽药后灼热，甚至瘙痒加剧感。联合外用组疗效明显优于对照组。而且经部分病例观察对股癣、体癣也有明显效果，但对甲癣（灰指甲）疗效不佳。

（刘巧　原载于《江西中医药》1989 年 4 期）

十一、疣贼方治疗扁平疣 42 例报告

扁平疣是临床常见的皮肤病。我们自 1985 年 7 月~1987 年 7 月用疣贼方

治疗本病 42 例，同时用板蓝根注射治疗 14 例作为对照组观察，现报告如下：

（一）一般资料

本组共 56 例，均为门诊病人，其中男性 18 例，女性 38 例；年龄 8 ~ 10 岁 3 例，11 ~ 20 岁 19 例，21 ~ 30 岁 28 例，3 岁以上 6 例；病程最短 6 天，最长 6 年，多为 0.5 ~ 1 年之间；发病部位：单纯发于颜面者 38 例，颜面与手背同患者 16 例，散发到上胸及颈部 2 例。

（二）治疗方法

56 例病人，根据病人的煎药条件及自愿原则，随机分为疣贼方组和注射组。疣贼方组 42 例，采用中药内服配合外搽法，处方组成：木贼草 20g、香附 10g、紫草 25g、板蓝根 15g、生地 15g、生薏米 20g、赤芍 10g、灵磁石 20g（先煎）、茵陈 12g，主要加减：皮疹坚硬，色褐者加红花 10g；伴心烦失眠者加珍珠母 30g（先煎），代赭石 20g（先煎）。每日一剂。上述煎水 600 毫升，其中 2/3 分二次内服，剩余 1/3 药液外用，方法是在药渣中找到木贼草数段，用木贼草梗蘸剩余药液涂搽皮疹，搽至皮疹微微发红，或有痒感，每次约 15 ~ 20 分钟，内服汤药后立即外搽，20 天为一疗程。

注射组 14 例，板蓝根注射液 2 毫升肌肉注射，每日 1 次，20 天为一疗程。

（三）治疗结果

1. 疗效判定标准

20 天内皮疹完全脱落，皮色正常为痊愈；20 天内皮疹消退达 60% 以上为显效；20 天内皮疹部分消退为有效；20 天皮疹无变化为无效。

2. 治疗结果

疣贼方组 42 例，治愈 24 例，占 57.2%，显效 10 例，占 23.6%，有效 2 例，占 4.8%，无效 6 例，占 14.4%，总有效率 85.6%；注射组 14 例，治愈 3 例，占 21.4%，显效 2 例，占 14.3%，有效 1 例，占 7.2%，无效 8 例，占 57.1%，总有效率 42.9%。

（四）副作用

临床观察，大部分患者用药后皮疹局部出现短暂性的潮红，灼热或瘙痒感，这是用药后药物引起的轻微炎症刺激反应，是说明治疗有效，病人可以忍受。所有病例用药后均未引起永久性瘢痕和色素异常变化。

当代中医皮肤科临床家丛书（第三辑）

刘

巧

（五）典型病例

华某某，女，22 岁，工人，1986 年 5 月 4 日初诊。患者颜面部散发小皮疹半年余，不痒不痛，逐渐增多，近周内右手背亦见数个，未经任何治疗。检查：颜面部对称地散发针头样圆形扁平小丘疹，大部分为正常肤色，部分为浅褐色，表面光滑。右手背亦散发同类皮疹，稍硬。舌质淡红，苔薄，脉滑，全身情况尚可。诊断为扁平疣，使用疣贼方按上述内服外搽。用药 7 天后，皮疹全部消退。追踪 3 个月未复发。

（六）讨论

扁平疣是由病毒引起的良性赘生物，多见于儿童及青年，能自身接种扩散，可自然消退。但在临床上不少病人却长时间不能自愈，影响美容。中医谓之"扁瘊"，认为是由于气血失和，腠理不密，风热毒邪搏于肌肤而生，以及由怒动肝火，肝旺血燥，筋气不荣所致。治疗上应清热解毒，调和气血，活血化瘀，平肝潜镇。我们根据中医理论，结合临床采用"疣贼方"内服外用治疗本病，获得比较好的疗效。方中木贼草清肝胆，疏风热并有收敛的作用，取其草梗质韧，蘸药液外用，能使皮疹剥脱，炎症收敛；香附疏肝解郁；紫草凉血活血，解毒消肿，祛除赘疣，在疣剥脱之后又能收敛，生肌长肉并润肤止痒；板蓝根、茵陈清热解毒，据现在药理研究，两者均有健脾利湿，对扁平疣有特效，常单味药应用；灵磁石平肝软坚。本法简单易行，除有轻微炎症反应外，无其他副作用，见效快，疗程短，比板蓝根注射治疗，疗效明显增高，值得进一步研究。

（刘巧　原载于《北京中医》1988 年 4 期）

十二、系统性心理行为干预对银屑病患者影响的研究

银屑病是一种由多基因遗传的、多因素刺激诱导的免疫异常性、慢性炎症性、增生性皮肤病，可由心理精神因素如紧张、焦虑、抑郁等触发或加重，属慢性心身疾病。随着生物－心理－社会医学模式的建立，社会心理因素诱发银屑病和对病情的影响越来越受到人们的重视，心理行为干预也成为药物治疗银屑病之外另一极具前景的治疗手段。为探讨系统性心理干预对银屑病的影响，笔者在银屑病常规药物治疗和护理基础上，采取系统性心理行为干预治疗，获得较满意的效果，现报告如下。

（一）资料与方法

1. 临床资料

（1）一般资料　选择 2008 年 1 月～2009 年 12 月在我院银屑病专科门诊就诊及住院的银屑病患者 90 例。其中男 51 例，女 39 例。年龄 18～74 岁，平均 30.6 岁。病程 1.5 月～30 年，平均 5.8 年。银屑病分型为寻常性 72 例，红皮病性 8 例，关节病性 4 例，脓疱性 6 例。入院时采用随机数字表法将患者分为研究组（60 例）和对照组（30 例），两组一般资料经统计学检验无显著性差异（均 P＞0.05），具有可比性。

（2）纳入标准　①符合诊断标准；②年龄≥18 岁；③患者无其他严重皮肤疾病、内脏系统疾病、自身免疫性疾病、内分泌疾病，无精神病史；④患者同意接受系统性心理行为干预治疗，并按时复诊者。

（3）排除标准　①年龄＜18 岁；②患者患有其他皮肤疾病、自身免疫性疾病、内分泌疾病或精神病史；③合并严重的心、脑血管、肝、肾、造血系统等原发性内脏系统疾病；④妊娠或哺乳期妇女；⑤3 个月内参加了其他临床试验。

2. 方法

对照组仅给予常规药物和常规护理，不涉及心理咨询与干预。常规处理内服复方青黛胶囊，外用去炎松尿素霜、哈西奈德溶液和窄谱中波紫外线（NB-UVB）治疗。如病情未能控制，可酌情加用口服甲氨蝶呤、阿维 A 或雷公藤治疗。常规护理包括皮肤护理、饮食宜忌、用药指导等。

研究组在常规药物治疗和常规护理基础上制订并实施系统性心理行为干预。通过第一阶段问卷调查，了解研究组患者基本情况、个人生活史、发病规律和个性特征、心理健康状态后，根据患者不同心理特点，制定不同健康教育内容和心理治疗计划，分不同形式、不同阶段，进行有针对性的健康教育和心理行为干预治疗。具体方法如下：①支持心理治疗：耐心倾听患者倾诉，与患者交流，启发患者，让患者充分认识到情绪变化与病情变化紧密相关。

取得患者的信任和合作，并鼓励、疏导患者。鼓励患者树立战胜疾病的信心，减轻负面情绪对病情的影响。②行为干预治疗：集体介绍寻常性银屑病发病原因、特点、加重及诱发因素、病程转归、治疗要点等，纠正不良生活习惯如戒烟酒，调整饮食结构，合理膳食，平衡营养，指导定时定量体育运动，及时给每位患者发放银屑病教育手册或资料，利用宣传栏、座谈会、电话随访咨询等形式进行健康宣教。③放松训练：在医生指导下定期进行，让患者安静舒适地半躺或仰卧在床上，在特制音乐指导下进行深呼吸训练和

248

全身分段肌肉放松训练，以达到自我调节目的。

3. 观察指标

两组患者于干预前、干预后 6 个月、12 个月进行如下评定：焦虑自评表（SAS）、抑郁自评表（SDS）、皮肤病生命质量指数（DLQI，包括生理、心理、日常活动、社交娱乐、家庭和治疗 6 个方面共 10 个问题，每个问题均采用 4 级评分法，总分 0~30 分，分值越高，生活质量越差）。均由患者独立完成自评问卷。

4. 评价指标

疗效判定按银屑病面积和皮损严重程度评分（psoriasis area and severity index，PASI）为标准，根据 PASI 下降指数评定基本痊愈、显效、好转、无效 4 级。有效率为基本痊愈加显效例数所占百分比计。

5. 统计学方法

所有数据采用 SPSS 11.0 统计软件包进行统计分析，计量资料采用 T 检验，计数资料采用 x^2 检验。

（二）结果

1. 两组患者干预前后焦虑和抑郁症状、生活质量评分比较 治疗前两组患者的 SAS、SDS 及 DLQI 差异均无统计学意义。两组患者试验结束时 SAS、SDS 及 DLQI 较试验前均有所降低，但对照组在试验前后差异均无统计学意义（P > 0.05）；研究组 SAS、SDS 和 DLQI 在干预前、干预后 6 个月和 12 个月比较，差异有显著意义（P < 0.05）；干预后 6 个月和 12 个月两组 SAS、SDS 和 DLQI 比较，差异均有显著意义（P < 0.05），见表 6-1。

对照组组内干预前与干预后 6 个月比较，SAS：t = 0.85，SDS：t = 1.56，DLQI：t = 1.33，均 P > 0.05；对照组组内干预前与干预后 12 个月比较，SAS：t = 1.80，SDS：t = 1.96，DLQI：t = 1.84，均 P > 0.05；对照组组内干预后 6 个月与干预后 12 个月比较，SAS：t = 0.96，SDS：t = 0.39，DLQI：t = 0.48，均 P > 0.05。研究组组内干预前与干预后 6 个月比较，SAS：t = 2.40，SDS：t = 5.29，DLQI：t = 4.55，均 P < 0.05；研究组组内干预前与干预后 12 个月比较，SAS：t = 6.70，SDS：t = 9.93，DLQI：t = 7.11，均 P < 0.05；研究组组内干预后 6 个月与干预后 12 个月比较，SAS：t = 2.17，SDS：t = 3.70，DLQI：t = 2.65，均 P < 0.05。两组间干预后 6 个月比较，SAS：t = 2.38，SDS：t = 2.95，DLQI：t = 2.60，均 P < 0.05；两组间干预后 12 个月比较，

SAS：t = 3.22，P < 0.01；SDS：t = 6.55，P < O.05；DLQI：t = 4.29，均 P < 0.05。

表6-1　两组患者干预前后焦虑和抑郁症、生活质量评分比较（x±s）

组别	例数	时间	SAS	SDS	DLQI
对照组	30	干预前	50.68 ± 8.69	62.35 ± 7.32	23.40 ± 8.45
	30	干预后 6 个月	48.85 ± 8.03	59.48 ± 6.94	20.58 ± 7.96
	30	干预后 12 个月	46.94 ± 7.30	58.79 ± 6.76	62.35 ± 7.32
研究组	60	干预前	51.24 ± 8.36	61.68 ± 7.16	22.48 ± 7.83
	60	干预后 6 个月	44.76 ± 7.53	55.37 ± 5.85	16.59 ± 6.26
	60	干预后 12 个月	41.92 ± 6.79	50.27 ± 5.29	13.78 ± 5.34

（2）两组系统性心理行为干预前后疗效比较 研究组干预后 6 个月、12 个月有效率分别为 78.3%，93.3%；对照组干预后 6 个月、12 个月有效率分别为 56.7%，73.3%。对照组组内干预后 6 个月与 12 个月比较，差异无显著性（P > 0.05）。研究组组内干预后 6 个月与 12 个月比较，差异有显著性（P < 0.05）；干预后 6 个月两组比较，x^2 = 4.57，P < 0.05，差异有显著性；干预后 12 个月两组比较，差异有显著性（P < 0.05）。

（三）讨论

随着医学模式的转变，社会心理因素与银屑病之间的关系逐渐得到重视。国内外研究已经实社会心理因素是银屑病症状发作的重要因素，患者情绪特征中抑郁、焦虑表现尤为突出，且社会心理因素严重程度与银屑病发生的严重程度之间存在明显的正相关性。社会心理因素对患者的社会功能、家庭、日常活动、工作及学习均产生重大影响从而导致银屑病患者生活质量急剧下降。

国内外研究证据表明心理干预有利于银屑病皮损及心理学指数的改善，并开始尝试心理治疗银屑病，取得了较好的疗效。本研究结果显示研究组患者干预后 6 个月、12 个月同干预前相比 SAS、SDS、DLQI 评分下降程度显著（均 P < 0.05），提示系统性心理干预后患者抑郁、焦虑方面均得到改善，生活质量明显提高；且心理干预后 12 个月同 6 个月时相比 SAS、SDS、DLQI 评分亦有显著性差异（均 P < 0.05），提示随着系统性心理干预时间与疗效之间存在时效关系。研究组患者治疗 6 个月、12 个月时有效率均高于对照组（均 P < 0.05），提示对银屑病患者在常规药物治疗及护理的基础上，进行针对性系统性心理干预治疗，可显著提高治疗效果，降低复发率。

系统性心理行为干预可改善患者的认知水平及应对能力，缓解心理应激反应，使患者的各种负性情绪得到缓解，焦虑、抑郁明显改善，对于改善症状、延缓复发、提高生活质量具有重要意义。

（刘巧，吴伟伟，王爱民，龚石　原载于《中国中西医结合皮肤性病学杂志》2011 年 2 月第 1 期）

十三、健康教育对银屑病患者相关知识、观念和行为的影响

银屑病是皮肤科临床常见的慢性复发性炎症性疾病，也是典型心身性皮肤病。既往研究表明，健康教育对提高皮肤病与性病患者疾病相关知识，改善观念和行为方面具有重大意义。本研究通过健康教育提高银屑病患者对银屑病的认知，促进病人建立正确观念和行为，从而预防和控制银屑病病情。自 2008 年 1 月 ~2009 年 12 月在我院银屑病专科门诊采用标准问卷形式调查 60 例银屑病患者健康教育前后疾病相关知识、观念和行为的正确率。现将调查结果报道如下。

（一）对象和方法

1. 研究对象

60 例患者来自 2008 年 1 月 ~2009 年 12 月海南省皮肤病医院银屑病专科门诊确诊为银屑病者。

2. 纳入标准

①符合诊断标准；②年龄≥18 岁；③患者无其他严重皮肤疾病、内脏系统疾病、自身免疫性疾病、内分泌疾病、无精神病史；④患者同意接受系统性心理行为干预治疗，并按时复诊者。

3. 排除标准

①年龄＜18 岁；②患者患有其他皮肤疾病、自身免疫性疾病、内分泌疾病或精神病史；③合并严重的心、脑血管、肝、肾、造血系统等原发性内脏系统疾病；④妊娠或哺乳期妇女；⑤3 个月内参加了其他临床试验。

4. 材料

①自制问卷调查表：包括性别、年龄、婚姻状况、文化程度、职业、银屑病相关知识、观念与行为状况等项目的调查；②自制预防控制银屑病知识手册，内容涉及银屑病病因、复发的诱因、典型临床表现、治疗配合以及预防和控制对策等。

5. 方法

（1）热情接待，建立互相信任关系　向符合对象做好解释说明，志愿参加者安排单独接待室进行第一次基线调查。采用标准问卷形式，进行健康教育干预前基线调查，由每个患者自行填写，统一指导语，最后交医生评定。

（2）实施健康教育　健康教育内容包括：①心理教育：针对不同心理状态，制定不同的心理教育计划，从而使患者保持良好的心理状态。②治疗指导：指导患者系统化治疗，告诫病人严格遵医嘱服药，避免随意增减或漏服、停服，定期复诊，以便及时观察病情，调整治疗及进行心理指导。③疾病知识教育：采取一对一或组织授课形式，教育患者正确认识银屑病，告知银屑病基础知识及复发因素与防治。④皮肤护理指导：对患者进行银屑病皮肤不同状况时基本护理措施指导，从而有利于疾病恢复。⑤饮食指导：对银屑病患者进行饮食教育以免加重病情。⑥休息、活动指导：指导患者合理应用放松训练以消除精神压力；指导患者进行体育锻炼，增强体质。⑦家庭健康指导：对患者家属进行细致教育工作，争取他们的理解和配合。健康教育的形式：一对一（医护人员）或小组讲课，随机宣教（在为患者做治疗、护理时进行相关知识宣教），发放专科教育手册或资料，利用宣传栏、座谈会、电话随访咨询等。

（3）问卷调查　健康教育干预1年后复诊时进行相同内容的问卷调查。

6. 资料统计　由标准问卷调查所取得的临床资料均由 SPSS 软件进行统计学处理。

（二）结果

接受基线调查和健康教育干预1年后再次调查的银屑病患者共计60例，见表6-2。60例银屑病患者健康教育前后相关知识回答正确率比较，见表6-3。60例银屑病患者健康教育前后观念、行为改变情况比较，见表6-4。

表6-2　60例银屑病患者基本情况

项　目		例数	构成比（%）
性别	男	37	61.7
	女	23	38.3
年龄	18~30岁	15	25.0
	31~60岁	38	63.3
	>60岁	7	11.7

项 目		例数	构成比（%）
职业	务工	21	35.0
	务农	16	26.7
	学生	8	13.3
	职员/公务员	6	10.0
	家务	4	6.7
	其他	5	8.3
婚姻状况	未婚	14	23.3
	在婚	43	71.7
	离异	3	5.0
文化程度	小学	11	18.3
	中学	34	56.7
	大专及以上	15	25.0
病程	<1 年	5	8.3
	1～3 年	11	18.3
	3～6 年	23	38.4
	6～10 年	14	23.3

表 6－3　60 例银屑病患者健康教育前后相关知识回答正确率比较例（%）

内容	健康教育前	健康教育后	x^2	P
银屑病不遗传	13（21.7）	57（95.0）	66.38	<0.01
银屑病无传染性	16（26.7）	58（96.7）	62.19	<0.01
银屑病有复发性	32（53.3）	55（91.7）	22.11	<0.01
银屑病病因不明	9（15.0）	51（85.0）	58.80	<0.01
银屑病不能根治	8（13.3）	56（93.3）	77.14	<0.01
外用药不当可加重病情	10（16.7）	44（73.3）	38.92	<0.01
外伤与搔抓可诱发或加重病情	25（41.7）	47（78.3）	16.81	<0.01
上呼吸道感染可诱发加重病情	19（31.7）	41（68.3）	16.13	<0.01
饮酒或过度劳累可诱发或加重病情	23（38.3）	52（86.7）	29.90	<0.01
精神紧张或忧虑可诱发或加重病情	16（26.7）	53（88.3）	46.68	<0.01
激素或免疫抑制剂治疗后可诱发或加重病情	18（30.0）	55（91.7）	47.88	<0.01
身心治疗与药物治疗同等重要	7（11.6）	32（53.3）	23.74	<0.01

表 6－4 60 例银屑病患者健康教育前后有关观念、行为改变情况例（%）

内容	健康教育前	健康教育后	x^2	P
从医生处获得银屑病有关知识	57（95.0）	8（13.3）	24.05	<0.01
从书本、报刊获得银屑病有关知识	34（56.7）	51（85.0）	64.61	<0.01
向医生咨询有关知识	7（11.7）	49（81.7）	43.25	<0.01
未阅读银屑病科普知识	13（21.7）	8（13.3）	67.52	<0.01
相信各种广告宣传，购买过广告或药店推销产品	53（83.3）	23（38.3）	16.43	<0.01
曾接受过个体医生的治疗	45（75.0）	14（23.3）	21.12	<0.01
曾注射过"进口针剂"	39（65.0）	5（8.3）	23.64	<0.01
只在正规医院治疗	29（48.3）	31（51.7）	20.09	<0.01

（三）讨论

健康教育是一门研究传播保健知识的技术，影响个体和群体行为，消除危险因素，预防疾病，促进康复的科学。健康教育是双向的、互动的，只有医患双方相互配合，才能更好地发挥作用。银屑病是一种慢性复发性炎症性皮肤病，属心身疾病范畴，其皮损的反复发作病程及特征性的临床表现对患者的身心健康造成极大的影响。国内外研究已经显示银屑病患者具有不同程度焦虑、抑郁等心理障碍，通过系统健康教育能缓解、消除影响疾病的心理社会因素，改善患者的焦虑情绪，提高治疗依从性。

本研究基线调查表明，患者对于银屑病基本认知情况不容乐观。60 例被调查患者中，仅 13 例（21.7%）患者能正确回答是否具有遗传的问题；16 例（26.7%）患者认为银屑病无传染性；32 例患者（53.3%）认识到银屑病具有复发性；9 例（15.0%）患者了解银屑病目前病因未明；认识到银屑病目前尚不能根治者仅为 8 例（13.3%）。而患者对于银屑病诱发或加重因素，如外伤与搔抓（41.7%，25/60）、上呼吸道感染（31.7%，19/60）、饮酒或过度劳累（38.3%，23/60）、精神紧张或忧虑（26.7%，16/60）的了解情况亦很少。同时，银屑病患者缺乏自我保护的意识，患者不清楚存在某些不利于自身健康的医源性危害，仅 10 例（16.7%）患者知道外用药物不当可加重病情，18 例（30.0%）患者认识到不能轻易使用激素或免疫抑制剂。患者对于银屑病属于身心疾病、身心治疗与药物治疗具有同等重要的意义几乎一无所知（5.0%，3/60）。

从患者获得银屑病相关知识的途径来看，主要是来自就诊时医生的介绍

当代中医皮肤科临床家丛书（第三辑）

刘

巧

34 例（56.7%），患者主动通过科学渠道如向专业医生咨询或阅读科普读物和医学专业书籍获得相关知识仅占 20 例（33.3%）。由于银屑病治疗具有特殊性，不合理用药会复发后导致病情反跳，甚至严重的医源性损害，因此就诊行为对于患者而言具有极其重要的意义。

本研究基线调查显示健康教育前只在正规医院治疗的患者仅为 8 例（13.3%），其他患者则不同程度或不同形式存在相信各种广告宣传，购买过广告或药店推销产品（75.0%，45/60）、曾接受过个体医生的治疗（65.0%，39/60）、曾注射过"进口针剂"（48.3%，29/60）等就诊及治疗行为。

本研究显示，通过对银屑病患者进行为期 1 年的健康教育，患者对于基线调查时银屑病疾病相关知识、观念和行为的正确率均有显著提高，具有统计学差异。结果提示对银屑病患者进行相关知识、观念和行为的健康教育干预收到较好的效果。但仍未达到理想水平，突出表现为对银屑病复发或加重因素、身心治疗的重要性认识不足，不正确的诊治行为仍然占有极大比例，这也提示健康教育工作仍然任重而道远。

综上所述，通过有系统有计划地实施健康教育指导，可以提高患者对于自身疾病的认识，以客观科学的态度对待自身的疾病，树立正确的就医观念和行为，从而有利于疾病的治疗和患者的康复，降低复发率，提高生活质量。

（刘巧，吴伟伟，王爱民，龚石　原载于《中国中西医结合皮肤性病学杂志》2010 年 6 月第 3 期）

十四、NB－UVB 配合中药汽疗内服治疗寻常性银屑病疗效观察

银屑病是皮肤科常见病，治疗棘手，易复发。本科自 2002 年 12 月～2004 年 5 月，采用窄谱中波紫外线（NB－UVB）配合中药汽疗、内服治疗本病，取得良好效果，现报告如下。

（一）资料和方法

1. 临床资料

（1）病例入选标准　所有病例均为本院门诊和住院寻常性银屑病患者，自愿参加本研究并遵从医嘱；年龄 16～70 岁，无妊娠或哺乳期女性；无其他严重器质性病变；治疗前 1 个月内未用糖皮质激素、免疫抑制剂、维 A 酸和迪银片治疗。

（2）病例排除标准　急性传染病；重症心脏病、重症高血压病；着色性

干皮病；显著型光敏性皮肤病；SLE；基底细胞癌；妊娠或哺乳期妇女；某种原因不能完成疗程者。

（3）临床资料　136 例患者，男 78 例，女 58 例；年龄 16 ~ 70 岁，平均（40 ± 10.5）岁；病程 1 ~ 240 个月，平均（88 ± 45）个月。136 例随机分为治疗组 47 例、对照 1 组 45 例和对照 2 组 44 例。三组患者临床资料见表 6 – 5。其性别、病程、年龄、皮损严重程度经均衡检验无显著性差异，有可比性。

2. 治疗方法

治疗组采用 SS – 05B 光疗仪，辐照强度为 45mV/cm²，峰值为 311nm，进行 NB – UVB 全身照射。初始剂量根据患者的皮肤类型确定，考虑亚洲人多为 III 型、IV 型，结合海南的地理位置，一般初始剂量为 0.2J/cm²，以后每次增加 10% ~ 20%，累积最大剂量为 0.71J/cm²，每周照射 2 次，连续治疗 8 次，总疗程 1 个月。同时采用 HH – QC 中药汽疗仪汽疗。汽疗中药方：大黄、千里光、苦参、土茯苓、地肤子、野菊花、蛇床子各 20g，黄柏 10g。治疗方法：预设治疗舱温 37℃ ~ 40℃，将汽疗中药加水煎煮 30 分钟后置于仪器的专用药锅中，含药蒸汽由导入口注入治疗舱，治疗时间为 25 ~ 30 分钟。隔日 1 次，15 次为 1 疗程。中药内服辨证分两型：热毒型相当于寻常性稳定期，病期较长，病情稳定，反复发作，时好时发，皮色淡红，散发躯干、四肢等，表面覆有银白色鳞屑、微痒、口干、咽痛、舌质淡红、苔黄、脉数。治以清热解毒，方用热毒汤：青黛 3g，露蜂房、黄芩各 10g，七叶一枝花 15g，土茯苓、金银花各 20g；血毒型相当于寻常性进行期，皮疹不断增多、皮色较红、点状出血现象明显，鳞屑增厚、新疹不断出现、瘙痒剧烈、心烦口渴、便干尿赤、舌质红绛苔黄、脉弦数，治以凉血解毒，方用血毒汤：羚羊角 2g，生地黄 15g，土茯苓 20g，全蝎 3g，蜈蚣 1 条，紫草 30g。上两型均 1 剂每天，每剂水煎 2 次，早晚分服。对照 1 组仅用 NB – UVB 照射治疗，对照 2 组予以中药汽疗 + 中药内服。均连用 4 周观察并判定疗效，同时观察不良反应。

表 6 – 5　三组临床资料 136 例

组别	例数	男	女	平均年龄（岁）	平均病程（月）	PASI 评分（治疗前）
治疗组	47	26	21	39	80	58
对照 1 组	45	26	19	41	75	56
对照 2 组	44	26	18	38	72	52

3. 疗效判定标准

（1）判定指标　根据 Fredriksson 和 Pettersson 的银屑病皮损严重程度评分（PASI），评估用药后第 4 周的疗效。将人体分为头颈、躯干、上肢、下肢 4 个部分，首先计算皮损面积：无皮损为 0 分，皮损面积占体表面积 1% ～ 9% 为 1 分，占 10% ～ 29% 为 2 分，占 30% ～ 49% 为 3 分，占 50% ～ 69% 为 4 分，占 70% ～ 80% 为 5 分，占 90% ～ 100% 为 6 分；再分别计算皮疹的鳞屑（D）、浸润（I）、红斑（E）的严重程度分：无皮损为 0 分，轻度为 1 分，中度为 2 分，重度为 3 分，极重度为 4 分。PASI 分数 = 头部面积分 × 头部严重程度分（D + I + E）× 0.1 + 上肢面积分 × 上肢严重程度分（D + I + E）× 0.2 + 躯干面积分 × 躯干严重程度分（D + I + E）× 0.3 + 下肢面积分 × 下肢严重程度分（D + I + E）× 0.4。PASI 下降指数 =（治疗前 PASI 评分 - 治疗后 PA - SI 评分）/治疗前 PASI 评分 × 100%。

（2）疗效判定标准　基本治愈为 PASI 下降指数 ≥ 90%；显效为 PASI 下降指数 ≥ 60%；进步为 PASI 下降指数 ≥ 20%；无效为 PASI 下降指数 < 20%。有效率以痊愈加显效计算。

（二）结果

1. 三组疗效

见表 6 - 6。治疗组与对照 1 组、对照 2 组有效率经 χ^2 检验，χ^2 值分别为 5.507 和 4.955，P 均 < 0.05。对照 1 组与对照 2 组有效率经 χ^2 检验，$\chi 2$ = 0.1，P > 0.05。

2. 不良反应

治疗组：NV - UVB 照射后出现水疱 1 例，红斑 3 例，皮肤瘙痒 5 例，皮肤老化 2 例，皮肤变黑 5 例。停止照射后，皮肤红斑、水疱、瘙痒均消失；中药汽蒸时出现头昏 1 例，口干 2 例。对照 1 组经 NV - UVB 照射后出现水疱 1 例，红斑 4 例，皮肤瘙痒 6 例，皮肤老化 3 例，皮肤变黑 6 例。对照 2 组中药汽蒸口干 1 例，服中药后轻度腹泻 2 例。

表 6 - 6　三组治疗 4 周后疗效比较（%）

组别	例数	治愈	显效	进步	无效	有效率（%）
治疗组	47	20（42.5）	16（34.0）	10（21.2）	1（2.1）	76.5
对照 1 组	45	14（31.1）	10（22.2）	15（33.3）	6（13.3）	53.3
对照 2 组	44	16（36.3）	8（18.1）	14（31.8）	6（13.6）	59.0

（三）讨论

过去认为银屑病的特征是角质形成细胞（KC）增殖与分化异常，伴显著的炎症细胞浸润。近年则认为银屑病是多基因遗传背景下的 T 细胞异常的免疫性疾病。目前比较一致的观点是：银屑病的发病机制与细胞免疫，尤其与 T 细胞密切相关。异常的 T 细胞功能导致继发性的表皮角质形成细胞过度增生。紫外线可以使 T 细胞发生凋亡从而使皮损消退。Ozawa 等研究指出，NB－UVB 对银屑病的良好疗效在于诱导 T 细胞凋亡，NB－UVB 的这种细胞毒性在于它的单一性强，能够透达真皮并能在不导致皮肤灼伤的情况下释放出更多的能量。国内李虹等用 NB－UVB 治疗银屑病疗效较好，有效率达 79.48%。笔者单用 NB－UVB 治疗有效率为 53.3%，可能与照射次数和观察时间有关。

银屑病中医称为白疕、松皮癣。《外科证治全书》曰："白疕（一名疕风），皮肤燥痒，起如疹疥而色白，搔之屑起，渐至肢体枯燥皲裂，血出痛楚。"笔者认为银屑病的发生主要是由各种毒邪侵害人体，毒邪积聚皮肤腠理，而致气血凝滞，营卫失和，经络阻塞，毒邪久羁，毒气深沉，积久难化而成，使本病顽固难愈。故治疗上应采用内服外用相结合的解毒攻毒之法，使毒邪得去，病情得以根治。在临床上笔者把寻常性银屑病主要分为热毒型和血毒型。热毒型是由于外感六淫、过食辛辣炙烤、鱼虾酒酪或七情内伤等，导致热邪内蕴偏盛、郁久化毒，热毒外壅肌肤而发病，病位相对较浅，病情相对较轻；血毒型是由于机体蕴热偏盛，复感外界毒邪侵袭，或因性情急躁，心绪烦恼，火毒内生，或因恣食鱼腥、辛辣之品，伤及脾胃积毒，均可使毒邪深入血分，血毒外壅而发病，病位较深，病情相对较重。分别予以清热解毒的热毒汤和凉血解毒的血毒汤。热毒汤以青黛、露蜂房解毒攻毒，配以重楼、黄芩、金银花、土茯苓清热解毒，佐以凉血消肿止痒；血毒汤以羚羊角、全蝎、蜈蚣攻毒解毒，配以紫草、生地黄、土茯苓凉血化瘀，消斑解毒，佐以清热止痒。中药汽疗是在中药外洗、浴疗及熏蒸的基础上发展的新型外治中医疗法，选用对特定疾病有治疗作用的中药并组成方剂，经中药汽疗蒸发器加热后形成"药汽"，直接作用于人体皮肤表面的皮损以治疗皮肤病。中药汽疗与传统的水疗等方法相比有以下优点：中药挥发油等成分不易丢失；使血管扩张，血流增加，促进炎症的消退和吸收；有镇静、止痒止痛、帮助睡眠、消除疲劳等作用，有利于银屑病的治疗；促进新陈代谢，有利有害毒素的排泄。

笔者采用 NB – UVB 配合中药汽疗、内服的综合疗法治疗寻常性银屑病疗效显著。选用有效的中药方剂做中药汽疗，除了中药的直接作用和理疗作用外，还可以清洁皮肤、除去皮屑，有利于皮肤紫外线的吸收，使 NB – UVB 更好地发挥治疗作用。中药的辨证施治更能从根本上治疗银屑病。

第七章 传承与创新

一、刘巧教授诊治慢性湿疹临证经验介绍

慢性湿疹可发生于身体的任何部位，病程不定，易反复，经久不愈，皮损表现为肥厚粗糙，皮纹增粗严重呈苔藓样变，表面附有鳞屑、痂皮，发作时少许渗出，边界清楚，色暗红或紫色。慢性湿疹的发病率高，在国内约占皮肤科门诊的20%左右，并且有逐渐增高的趋势。

刘巧教授为博士生导师、全国第五批名老中医学术继承工作导师，在30余年的教学、科研、临床实践中治学严谨、学验俱丰，治疗疑难、顽固性皮肤病具有独特见解。对于慢性湿疹的治疗经验丰富，现将其治疗慢性湿疹的经验介绍如下。

（一）燥产生的病因病机

湿疹的发病原因很复杂，包括遗传敏感基因的不同、环境因素、感染、皮肤屏障的缺失和免疫反应等方面。中医学认为湿疹多因素体禀赋不足，饮食不节，或过食荤腥动风刺激之物，脾胃受损，风湿热邪浸淫肌肤所致，临床上以湿热内蕴、脾虚湿盛、血虚风燥论治。燥为干燥枯涩之邪，以口、鼻、咽喉、唇、舌、皮肤、大便干燥等为主要表现。导师认为"燥"在慢性湿疹中起着重要的作用。

1. 湿浊内阻化燥刘老师认为慢性湿疹因外感湿邪、湿邪内犯，湿浊困阻脾胃，胃主受纳、脾主升清功能下降，肺主宣发散布水津减少，影响水津生成及散布，肌肤失养，日久必干燥、阴亏，引起皮肤干燥粗糙，甚则肌肤甲错，表面有糠秕样脱屑，严重时见大片融合成红皮，急性发作时见小丘疹或水疱，瘙痒明显。

2. 风能胜湿化燥　刘老师认为风性燥，外风入里转化为内风，肝郁化火，耗伤阴血，日久伤津化燥，或素体阴血亏虚，肝血不足，木气太旺，金气衰少，不能制木，厥阴风木之气亢盛，木克土，风能胜湿而化燥，引起皮肤干燥、脱屑、粗糙、苔藓样变，皮损色暗，表面有抓痕、血痂，色素沉着，瘙

痒剧烈，肢体麻木等。

3. 热耗阴液为燥　湿疹早期因感受外感热邪或里热炽盛或湿浊内蕴，直接耗伤人体津液而形成"燥"证。《素问玄机原病式》中言"金本燥，能令燥者，火也"，火能伤津，热能耗气，主要表现为皮肤干燥较厚，颜色较鲜红，表面附有鳞屑，肤温偏高，瘙痒剧烈，搔抓后留有血丝痒，反减轻，疼痛明显，大便干结。

4. 寒凝化燥　湿疹迁延难愈，日久耗伤人体阳气，阳虚生寒，寒主收引，致腠理闭塞，津液不能正常输布，外不能濡养肌肤，故有肌肤干燥而无汗，皮损颜色较暗，手足不温，畏寒等表现。

5. 瘀血内阻化燥　慢性湿疹迁延难愈，久病入络，瘀阻血脉或长期的瘙痒难忍及对疾病的过分关注出现精神烦躁，郁郁寡欢，肝气郁结，气郁则运血无力，血行不畅而成瘀。瘀血内阻，新血不生，阴血不足，血不营肤而发病。皮损主要表现为皮损颜色暗，结节、苔藓样变明显，病情顽固不化。

（二）"燥"的致病特点

1. 燥性干涸，易耗伤津液，湿疹日久，阴血耗伤，则燥证更明显，燥胜则干，故皮肤干燥脱屑、皲裂，瘙痒明显。

2. 燥性坚敛，滞涩气机，瘀血内生，内阻脉络，皮肤形成结节、苔藓样变。

3. 燥邪上受，首犯肺金，耗伤肺阴，肺失宣肃，无法完成水津四布，肺主皮毛，开窍于鼻，肌肤、官窍失养而发病。诚如《证治汇补》所言"在外则皮肤皱揭，在上则咽鼻焦干，在中则水液衰少而烦渴，在下则肠胃枯槁而便难"。如特应性皮炎患者常常患有过敏性鼻炎。

4. 肺性肃杀，克伐肝气，肝失所养，疏泄失职，气机郁滞，横逆犯脾，气血生化不足，不能濡养肌肤，瘙痒难忍，患者情绪多焦虑或抑郁，饮食欠佳。

（三）辨证论治

1. 阴虚血燥型　此型主要由于外感湿邪或饮食不节，过食肥甘厚味及荤腥动风之品，损伤脾胃，肺的宣发肃降功能减弱，影响水精四布，全身脏腑、组织、官窍皆缺乏精液的滋养所致。主要表现有皮肤粗糙，甚则肌肤甲错，皮损有时见大片融合成红皮，有大量糠秕样脱屑，有时可有小丘疹或水疱，瘙痒明显，病程缠绵，日久不愈，伴口干不欲饮，纳差，五心烦热，头晕，健忘，耳鸣，夜寐不安，舌质红或淡，苔白，脉细数或沉数，多见于老年人。治以滋养肝肾肺胃之阴、润燥止痒。方用自拟滋阴润肤汤加减，处方：沙参10g，麦冬10g，桑白皮6g，扁豆10g，生地15g，丹皮10g，怀山药15g，陈皮6g，防风10g，蝉蜕6g，刺蒺藜10g，地肤子6g，石斛10g，甘草6g。刘教授分析到沙参麦冬汤出自清·吴鞠通《温病条辨》，具有清养肺胃、润燥生津之效，主治温热和燥热及肺胃阴伤之证。生地、丹皮清热凉血、滋补肝肾之阴，山药补益肺脾肾之阴，防风、蝉蜕、刺蒺藜、地肤子祛风止痒，石斛益胃生津、滋阴清热，陈皮理气健脾，甘草调和诸药。

2. 血虚风燥型　此型主要因外风入里，日久伤津化燥，由外风转化为内风或素体阴血亏虚，肝血不足，肝郁化火耗伤阴血所致，临床表现为皮肤干燥、脱屑、粗糙、苔藓样变，皮损色暗，表面有抓痕、血痂、色素沉着，瘙痒剧烈，伴头晕眼花，面白无华，口干心烦，夜寐多梦，手足麻木，女子月经色淡量少，甚至闭经，舌淡红，苔薄白，脉濡细，多见于青中年人。治以养血润燥、祛风止痒，正如清·余听鸿《诊余集》阴痒案用归脾汤治愈，案中曰"高年血虚风燥，诸公用利湿之品，利去一分湿，即伤其一分阴，湿愈利则血愈虚，血愈虚则风愈甚，其痒岂能止息？治法无奇，惟养血而已"。刘巧老师习用四物消风散加减，处方：生地15g，当归15g，赤芍10g，荆芥10g，薄荷（后下）3g，蝉蜕6g，柴胡10g，川芎10g，黄芩10g，甘草6g。生地、当归入心、肝经以滋阴养血润燥，川芎、赤芍入肝经，凉血和营，行气活血，四药合用以养血祛风、润燥止痒，体现"治风先治血，血行风自灭之意"；荆芥入血分以祛风止痒；柴胡辛苦，疏散肌表风邪；黄芩归心经，清热燥湿兼凉血；蝉蜕、薄荷祛风止痒，祛风透疹止痒且不耗阴血；甘草清热兼调和诸药。

（四）调畅情志

瘙痒给患者带来极大压力，严重影响患者的生活质量，长期治疗不及时或不彻底可导致患者精神欠佳，烦躁、抑郁等精神障碍。因此在治疗时对患者采取行为干预治疗，介绍慢性湿疹特点、诱发原因、病情转归，纠正其不良习惯，令患者减轻心理负担，调畅情志。患者情志不遂，肝气乘脾，脾湿健运湿浊内生，令病情反复难愈。因此在治疗过程中加用疏肝解郁、宁心安神药如柴胡、郁金、合欢皮、夜交藤、酸枣仁等。

（五）加减变化

体质是个体生命过程中，在先天遗传和后天获得的基础上表现出的形态结构生理机能和心理状态方面综合的相对稳定的特质，体质具有个体差异性，群类趋同性，相对稳定性和动态可变性等特点，体质决定个体对不同病因的易感性及其发病后病理变化的倾向性。刘老师认为湿疹虽形于外，必与脏腑功能失调有关，诚如《丹溪心法》所言"有诸内者，必行于诸外"。因此临证时需结合患者的个体体质差异，审因论治，随证加减。如气虚质多加用四君子汤调补后天，阴虚质多加用熟地、山药、麦冬等滋阴之品，湿热质加用栀子、黄芩、地肤子等清利湿热，气郁质加用薄荷、柴胡、合欢皮、厚朴、陈皮等，血瘀质加桃仁、红花、赤芍、丹皮等，特禀质多加用乌梅、防风、柴胡、五味子解表合里。另外，刘教授强调在治疗时根据部位不同加用引经药，如头面部皮损加白芷、川芎、菊花，上肢皮损加桑枝、丝瓜络，胁肋部皮损加柴胡、郁金，阴部皮损加龙胆草，下肢皮损加牛膝、木瓜等。具体如何调理，刘巧教授用"观其脉证，随证治之"加以概括。

（六）典型病例

李某，女，18岁，2015年2月27日初诊，主诉：全身起红斑、丘疹伴痒2年余，加重1月。颜面、后颈部、躯干、四肢散在指盖至钱币大小红斑、丘疹，皮损处糜烂渗出明显，部分表面见剥蚀面、抓痕、血痂，皮肤瘙痒剧烈，纳眠可，面白无华，口干心烦，平素月经量少，舌淡红，苔薄白，脉濡细。诊断为慢性湿疹，证属血虚风燥，治以四物消风散加减，处方：生地15g，当归15g，赤芍10g，荆芥10g，薄荷（后下）3g，蝉蜕6g，柴胡10g，川芎10g，黄芩10g，白鲜皮15g，马齿苋20g，白茅根30g，刺蒺藜15g，甘草6g。7剂，每日1剂，水煎服。3月6日复诊，症状明显好转，颜面、后颈部、躯干红斑、红色丘疹明显变暗，表面已干涸，四肢渗出明显减少，表面少许血痂。瘙痒减轻，余基本同前。守方继进，上方减白鲜皮、马齿苋，加地肤子15g，麦冬10g。3月13日复诊，药后症状明显好转，颜面、后颈部、躯干红斑变暗，丘疹较前变平、四肢渗出已干涸，表面少许痂皮，瘙痒少许，舌淡红苔薄白，脉细。上方减白茅根、蝉蜕、柴胡、赤芍、刺蒺藜，加怀山药15g，丹参10g，陈皮6g。7剂，每日1剂，水煎服。3月20日复诊颜面、后颈部、躯干、四肢散在暗红斑，表面少许痂皮、鳞屑，右小腿见两块指盖大小剥蚀面，未见新发，未见明显瘙痒，饮食可，睡眠佳，二便调，舌淡红苔薄白，脉细，上方基础上减丹参、荆芥，加栀子15g，牛膝15g，7剂后电话随访，患者皮损已基本消退，留有少量色素沉着，无瘙痒，嘱患者加强保湿，加强修复皮肤屏障功能。随访 2 月未复发。

罗某，女，56 岁，2014 年 12 月 10 日初诊，反复双手掌起红斑脱屑伴痒 6 年。患者自诉 6 年前无明显诱因出现双手掌起红斑，脱屑，严重时有少许小水疱，灼热瘙痒，夜里甚，反复发作，逐步加重，曾多次自行外搽激素药膏，搽药有效，停药很快复发。平素口干饮水不解渴，偶有手足心烦热，偶有头晕耳鸣，饮食一般，大便干结，2～3 天/次。睡眠较差，已绝经 7 年，既往月经量少，舌质红，苔白，脉沉数。诊断为慢性湿疹，证属阴虚血燥型，方用滋阴润肤汤加减，处方：沙参 10g，麦冬 10g，桑白皮 6g，生地 15g，丹皮 10g，怀山药 15g，陈皮 6g，蝉蜕 6g，刺蒺藜 10g，石斛 10g，甘草 6g，怀牛膝 10g，桑枝 6g，玉竹 10g，大黄 10g，合欢皮 15g，丝瓜络 15g。7 剂，每日 1 剂，水煎服。外用尿囊素乳膏，每日 3 次。12 月 17 日二诊，患者自诉瘙痒夜里稍有减轻，脱屑较前减少，大便日 1 剂，质偏软，遵上方减丹皮、大黄加丹参 10g 续服 7 日。12 月 24 日三诊患者诉瘙痒较前减轻，口干症状得到改善，睡眠一般，查体红斑较前变淡，表面少许鳞屑，明显较前光滑，遵上减扁豆、地肤子加赤芍 10g，续服 10 日，2015 年 1 月 4 日复诊无明显瘙痒，饮食、睡眠可，大便通畅，专科检查：双手掌红斑明显变淡变薄，表面光滑无鳞屑。治疗期间一直外用尿囊素乳膏，每日 3 次。7 剂后电话随访，患者皮损已基本消退，嘱患者继续外用尿囊素乳膏。随访 2 月未复发。

按：慢性湿疹临床多数医家多分为将血虚风燥型与阴虚血燥型归为一型，但刘教授认为二者病因病机、治法方药有所不同，须分别论治。阴虚血燥型皮损较薄，表面多鳞屑，部分有小丘疹或水疱，多见于老年人，以虚证为主。血虚风燥型皮损皮损偏硬，表面鳞屑偏少，部分表面有抓痕、血痂，多见于青中年人。另外，燥湿在一定情况下可相互转化，正如清·周学海《读医随笔》中所言"燥湿同形者，燥极似湿，湿极似燥也"。刘教授强调在湿疹治疗过程中须注重燥与湿的关系，做到燥润得宜，刚柔并济，如在在四物汤、沙参麦冬汤基础上加用地肤子、白鲜皮、黄芩以清热燥湿。诚如石寿棠在《医原》中提出"湿化为燥，燥中犹有余湿，须治湿不碍燥，如防己汤中加龟甲、决明、牡蛎、金钗石斛之类；化燥而无余湿，须化燥不动湿，如熟地炭、苁蓉、枸杞、玉竹、沙参、制首乌、胡麻之类"。最后，刘教授强调脾胃为后天之本，百病皆由脾胃生。正如李东垣《脾胃论》"百病皆由脾胃衰而生也"。若禀赋不耐，脾失健运，湿邪内生，久则湿毒伤及正气，暗耗阴血，而成慢性。再加上湿疹早期运用清热燥湿药甚多伤及脾胃，因此在治疗过程中须兼顾脾胃。刘教授多加用党参、莲子、怀山药健脾益气，鸡内金消食和胃、陈皮行气化滞。

（李丹，刘巧　原载于《中国中西医结合皮肤性病学杂志》2016年第2期）

二、刘巧教授诊疗痤疮经验

刘巧教授是研究生导师、第5批全国名老中医学术继承工作导师。临床工作30余年，对中医皮肤病诊疗经验丰富，疗效显著，现将其在痤疮方面的诊疗经验总结如下。

（一）辨病辨证思路

痤疮是一种毛囊、皮脂腺的慢性炎症性疾病，其临床表现为粉刺、丘疹、脓疱、结节、囊肿、瘢痕等，是损容性皮肤病的一种，辨病一般不难，而辨证多从以下几方面着手。

1. 辨皮损　皮疹以粉刺、红色丘疹为主的，多见于肺经郁热。痤疮患者多见于青春期男女，素体阳热偏盛，肺经郁热，肺气不清，外感风热之邪，肺主皮毛，火热熏蒸面部，迫津外出，则见粉刺，丘疹；《医宗金鉴·外科心法要诀》曰："肺风粉刺，此证由肺经血热而成。每发于面鼻，起碎疙瘩，形如黍屑，色赤肿痛，破出白粉汁，日久皆成白屑，形如黍米白屑。"皮疹以脓疱、结节为主，面部油脂分泌较多，伴口臭，便秘、溲黄或纳呆，舌红苔黄腻多责之于脾胃湿热。饮食不节，过食辛辣肥甘厚味，日久伤及脾胃，中土运化不畅，助阳生湿化热，湿热循经上蒸头面；或脾虚不运，水湿内停成痰，郁久化热，湿热阻滞肌肤，闭阻毛窍，故见上述症状；《外科正宗·肺风粉刺酒渣鼻第八十一》："又有好饮者，胃中糟粕之味，熏蒸肺脏而成。所谓有诸内，形诸外。"皮疹以囊肿、结节、瘢痕为主多病程日久，久病必瘀，痰热瘀互结搏于肌肤则迁延难愈。但无论何种类型痤疮，都有肺胃热盛的病理基础，用药上均需考虑清肺胃之热。

2. 辨部位　《素问·刺热篇》"肝热病者，左颊先赤；心热病者，颜先赤；脾热病者，鼻先赤；肺热病者，右颊先赤；肾热病者，颐先赤"。此颜面脏腑映射理论后世医家理解各有出入，刘巧教授结合面部经脉循行及临床经验，总结出面部痤疮的分布部位辨证理论，将面部痤疮的分布与脏腑和经络紧密联系起来：《灵枢·经脉》："胃足阳明之脉……沿下颌骨后下缘到大迎穴处，沿下颌角上行过耳前……""大肠手阳明之脉……其支者……入下齿中，还出夹口……"故颧颊两侧多从阳明炽热论治；肝经上出额，其支者，环唇内，皮疹多分布在唇周或前额则考虑肝经郁热；满面泛生者，多采用病因辨证，多为湿热之毒交蒸；颊、颏等横向部位发病者，多从肝论治；额、口周等纵向部位发病者，从脾胃论治，多因嗜食肥甘厚味、生冷瓜果而诱发或加重病情；皮损见于鼻翼两侧与躯干部，多归属于肺，一般病程较短；"诸痛痒疮，皆属于心"，患者自觉皮损瘙痒、疼痛，可根据辨证泻心经火热；皮损发于面下部或下颌责之于肾，与肾气盛、天癸至有关，肾气渐盛，但盛而未壮，易虚易实。

3. 辨月经 "妇人尤必问经期"。女子月经是由脏腑、经络、气血共同作用而产生，其周期性的藏泻是肾阴阳的转换与气血盈亏的变化，西医学认为月经前发生的痤疮与体内激素水平周期性变化有关，故可按月经周期辨证用药，主要立足于肝、脾、肾三脏。经前期子宫、胞脉气血满盈，阴阳气血俱盛，极易化热上扰，临床女性患者大部分月经不调，且多为月经后期，经血当下不下，瘀滞体内，则化热化火夹湿夹瘀循经攻于面部，故多见痤疮加重，此时机体雌二醇及孕酮处于下降或最低水平，用药当采取疏肝和脾、活血通络调经之法，并适当减轻寒凉之药的剂量；至行经期因势利导，使经血通畅，旧血去而新血生。经后期由于经期经血下泻，火热渐消，此时雌激素水平逐渐上升，痤疮亦有所好转，但经后子宫、胞脉相对空虚，尤以阴血不足为主，此时当注意益气血、补肝肾。

4. 三因制宜 （1）因时制宜：《素问·六元正纪大论》说："用寒远寒，用凉远凉，用温远温，用热远热……"春秋季节，气候由温渐热，海南地区湿热更盛，寒凉药物用量可稍重；秋冬季节，气候由凉变寒，阴盛阳衰，阳气内敛，寒凉药物用量宜轻；（2）因地制宜：海南地处南方，滨海傍水，温热多雨，易阳气外泄，人多皮肤色黑，肌理疏松，用药药量宜轻；（3）因人制宜：痤疮患者多为中青年男女，男性多体质强壮，用量可较常量稍重；女性患者18岁以下多病在肺胃，成年女性多病在脾胃，需注意的是25岁以上患者称为青春期后痤疮，此类患者多为肝肾阴虚；女性经期用药尤当注意，切勿寒凉太过。

（二）治法用药经验

1. 宣肺清热法 用于治疗肺经风热型痤疮，方用枇杷清肺饮加减，组成：枇杷叶、桑白皮、黄芩、赤芍、栀子、鱼腥草、野菊花、金银花、连翘、生地黄、丹皮、甘草等。其中，枇杷叶、桑白皮均归肺经，有较好的清泻肺热功效，为君药，栀子、野菊花、金银花、连翘、鱼腥草清热解毒，黄芩善清上焦湿热，生地、赤芍、丹皮凉血活血、退红，共奏清泻肺热之功。

2. 清热化湿通腑法 用于治疗脾胃湿热型痤疮，方用茵陈蒿汤加减，组成：金银花、黄芩、野菊花、生地黄、丹皮、茵陈、栀子、夏枯草、陈皮、白茅根、甘草。其中，"白茅根味甘，性凉……最善透发脏腑郁热……能入肺经以宁嗽定喘……能入胃滋阴以生津止渴……"清透肺脾胃之热效佳，夏季多用；茵陈苦寒，善清利脾胃湿热，并能改善面部油腻症状。

3. 和营化痰散结法 用于痰瘀热结型痤疮，方用桃仁二陈汤加减，组成：金银花、赤芍、生地黄、蒲公英、鸡内金、穿山甲、浙贝母、陈皮、黄芪、天花粉、甘草。《医学衷中参西录》有云："穿山甲味淡，性平，气腥而窜，其走窜之性无微不至，故能宣通脏腑，贯彻经络。透达关窍，凡血凝血聚为病皆能开之。以治疗痈，放胆用之，立见功效。""虫类药性善走窜，药力峻猛……对痰瘀胶结积久而成之顽症沉疴……常获奇效……"西医学研究发现，穿山甲水提醇沉制剂能显著增加血流量，降低外周阻力，对血管壁有直接扩张作用；其水煎液能降低血液黏度及延长凝血时间作用，并能显著抗炎，更直接地验证了穿山甲的活血散瘀功效。刘巧教授尤善用此药，对于一些久治难愈，以囊肿、瘢痕为主的聚合性痤疮多可获奇效。天花粉善通行经络，能解一切疮家热毒；与黄芪合用更能生肌排脓；鸡内金为消化积滞之要药，更为健补脾肺之妙品，脾胃健壮更能运化药力以消积。上药合用，以化瘀散结，每多效验。

4. 加减用药 以上3法为辨证论治之大要，但根据患者临床症状、体征不同而加减用药，往往能取得事半功倍效果。

（1）健脾护胃：痤疮治疗用药性多寒凉，需注意顾护胃气，可加陈皮、茯苓、怀山药、白术、厚朴、山楂等理气健脾。

（2）经期前后用药：月经前期痤疮加重并伴有急躁易怒、胸胁胀痛等，可加柴胡、香附、益母草、玫瑰花等疏肝理气、活血通络调经；月经后期加当归、女贞子、旱莲草、太子参、知母、二仙汤等益气血、补肝肾。

（3）引经药：一般来说，从肝论治，多选用白芍、柴胡等；从脾胃论治，多选用苍术、白术等药，桔梗能载药上浮，入肺经；此类药可引诸药直达病所，疗效更加明显。

（4）补益肝肾：青春期后痤疮多属肝肾阴虚，可加旱莲草、女贞子、知母、麦冬、沙参滋养肝肾，其中旱莲草和女贞子组成二至丸，善滋肾阴、降虚火，为清补之剂，临床疗效佳。

（5）随证加减：阴虚内热可加黄柏、玉竹；皮疹色红，加槐花、紫草、丹参、凌霄花凉血活血；心经有热加莲子心、竹叶、黄连、芦根；散结消肿加山慈菇、夏枯草、皂角刺；湿重加苍术、薏苡仁；热重加白花蛇舌草、芦荟；失眠加合欢皮、柏子仁、珍珠母。

（三）典型案例

患者，女，24岁，2014年5月9日就诊。主诉：面部反复起红丘疹10年余。现病史：患者10年前开始出现面部红色丘疹，有时有脓疱，时轻时重。曾于他院多处多次治疗，诊为"痤疮"，予口服"消炎药"（具体用药不详），外用药膏、面膜等，效果尚可，但停药后易反复发作，多经前加重。现症见面部起红丘疹、脓疱，皮肤油腻，大便尚可，小便黄赤，纳欠佳，眠可。专科检查：额部、颊部、鼻部、下颌密集分布粟米至绿豆大小红丘疹、粉刺，双颊为重，散在脓疱，舌质红，苔薄黄腻，脉滑细数。西医诊断：寻常痤疮。中医辨证：肺胃湿热。治法：清泻肺胃。方药：枇杷叶10g，桑白皮15g，黄芩10g，栀子10g，鱼腥草10g，野菊花15g，金银花10g，连翘10g，生地黄15g，丹皮10g，白茅根30g，女贞子10g，知母10g，陈皮6g，怀山药15g，甘草6g。水煎服，分早晚饭后温服。二诊：服上方14剂，红色丘疹明显减少，无明显脓疱，面部油腻减轻，因月经将至面部有少量新发丘疹，心中烦热，舌尖红，苔薄黄，脉细。守上方去鱼腥草、野菊花、金银花、连翘、生地黄、丹皮、白茅根、女贞子，加厚朴10g，莲子心10g，太子参10g，灯心草5g，夏枯草10g，益母草20g。后随症加竹叶、玄参、茯苓，共治疗2个月，皮损基本消失，临床治愈。随访6个月，无明显新发皮损。

临床治疗上，除药物治疗外，刘巧教授多嘱患者饮食忌烧烤、油炸、辛辣刺激类食物，多食蔬菜水果；外出尤当注意防晒；日常面部可做简单的清洁护理工作，应避免浓妆等。

（秦爽，刘巧　原载《中国中西医结合皮肤性病学杂志》2016年第1期）

三、刘巧教授治疗斑秃经验

斑秃，又名"油风"，是一种头部毛发突然发生斑块状脱落的损容性皮肤病，临床发病率高，自然病程多变，预后难以把握，不仅影响到患者的外观，更是给患者带来很大的心理负担，严重影响患者的生活质量。吾师刘巧教授是海南省名老中医，从医近30载，治疗斑秃临床经验丰富，现不揣浅陋，进行小结，介绍如下。

（一）病因病机

斑秃属于中医"油风"范畴，中医学对该病论述丰富，《外科正宗》曰："油风乃血虚不能随气荣养肌肤，故毛发根空，脱落成片，皮肤光亮，痒如虫行，此皆风热乘虚攻注而然。"刘师认为，斑秃起病乃是因患者内有肝肾之虚，外有七情内伤，阴血暗耗，发失濡养而致脱落。肝藏血，主疏泄，主升发，发为血之余，肾藏精，为先天之本，生殖发育之源，其荣在发，发为肾之外候。肝肾同源，精血相生，则发柔润光华。反之，肝虚血燥，肾精不充，发失其养，则毛发干枯易脱。此外，人处社会之中，必有喜怒忧思悲恐惊的情志变化，其变化超过一定限度，便会成为致病因素，气机不畅，血热生风，瘀滞肌肤，气血不得上输于头，发失濡养而脱落。

（二）论治特色

1. 辨证论治斑秃

肝郁血热生风，治当疏肝凉血，养阴护发。方选柴芍龙牡汤加味。柴芍龙牡汤是刘师治疗皮肤病的经验方，由《伤寒论》柴胡加龙骨牡蛎汤化裁而来，具有疏肝解郁、养阴安神之功。基本药物组成：柴胡、白芍、龙骨、牡蛎、甘草。当今社会竞争激烈，给人们带来较大的精神压力，并由此产生复杂的情绪变化。肝主谋虑，主疏泄，调畅气机，因此从肝入手论治脱发是重要的一个思路。

久病或外伤后气滞血瘀，阻滞经络，血不畅达，清窍失养，治当理气活血，开窍生发。方选桃红四物汤加味。基本药物组成：桃仁、红花、生地、当归、白芍、川芎，清代王清任《医林改错·通窍活血汤所治之症目》认为血瘀脱发当选用通窍活血汤，但刘师认为目前市面优质麝香、黄酒难寻，疗效难保，且价格昂贵，故而改用桃红四物汤活血养血，药物易得，疗效亦得到保障。

素体虚弱，劳累疲惫，精亏血虚，治当益气养血、补肝益肾、填精补髓。发为血之余，血为头发生长提供物质基础，气为头发生长提供动力。临床刘师多选用改良圣愈汤方加减：制首乌、当归、白芍、川芎、泡参、生黄芪。原方中熟地改用制首乌，养肝肾而不滋腻碍胃，又可助生发。参选泡参，即南沙参，泡参是刘师皮肤科临床喜用之品，其性甘淡而寒，其体轻虚，补气而不助火，可以止惊烦、益心肺、养脾肾。

2. 滋阴填精，其效大增

肾者，其华在发，发为肾之外侯，依赖肾阴滋养，肾阴匮乏，精不化血，血不养发，发无生长之源，发根空虚故而脱落。肝藏血，肾藏精，精血同源，精血互补，依此理论，刘师发现治疗斑秃的过程中，若在辨证的基础上加以选用二至丸、金樱子、淫羊藿、制首乌等滋阴益精的药物，将更有助于毛发的生长。

3. 开宣毛窍，畅达腠理

"清阳发腠理"，腠理为"三焦通会元真之处，为血气所注"。刘师认为腠理不开，经络阻滞，阳气不发，血气亏损，故而导致毛孔闭塞，毛囊萎缩，毛发不长。刘师喜用藤类药物治疗斑秃，取其藤类伸展之性，条达气血之功，藤主通，能通脉络，临床多选用路路通、石菖蒲、鸡血藤、夜交藤等开毛窍、畅腠理，促使毛发新生。

4. 安神解郁，调畅情志

刘师非常重视情志因素在斑秃发病及治疗中的作用。现代研究也发现，精神心理社会因素的刺激在斑秃的发病中起重要诱发作用。不良情绪可以影响人体的免疫功能，影响头皮毛发的生长。《类经》云："心为五脏六腑之大主，而总统魂魄，兼赅意志。"在辨证的基础上可酌情选用酸枣仁、柏子仁、龙齿、远志安神定志、舒缓情志。同时，刘师认为，斑秃患者心理负担沉重，因此增强患者信心，疏导患者心理也是疗效的重要保证。

5. 重视外治法

刘师临床重视外治法，善于外治法，擅长根据病情配合梅花针、局部UVB 照射等疗法。临床证明，方法易学，效果满意。

（三）典型病例

患者付某，女，39 岁，2012 年 7 月 5 日初诊。发现头发脱落 1 月余。患者一个多月前无意中发现后枕部头发呈片状脱落，约甲盖大小，自行给予姜片擦拭，但未见新发生长。饮食可，二便正常，月经无明显异常。追问病史，患者平素打点生意，早出晚归，近一月来因家中生意欠佳，急躁易怒，入睡难，易惊醒。查体见枕部 2 处毛发片状脱落，边缘整齐，类圆形，直径分别约为 2 厘米和 3 厘米，舌质红，苔薄黄，脉沉细。辨证为：肝肾亏虚。治则：

补益肝肾，养血生发。方药：制首乌 20 克，生黄芪 30 克，泡参 30 克，当归 15 克，川芎 10 克，鸡血藤 30 克，白芍 20 克，女贞子 30 克，旱莲草 15 克，石菖蒲 6 克，龙齿 20 克，侧柏叶 15 克，甘草 6 克。上方服用两周后秃发处开始有细绒毛发生长，随症加减续服一个月，新生毛发逐渐转黑变粗。大约 3 个月左右，毛发生长如常。

（四）总结

刘师认为斑秃患者临床症状虽然不一，但究其本源，多为本虚标实、虚实夹杂之证，治疗中当详查病情变化，灵活掌握辨证论治，不可拘泥于单证单方，而在斑秃的辨证中，以肝肾亏虚最为多见，因此治疗中补肝益肾调心，益气养血填精，是治疗的根本。

（赵晓广，张明，刘巧　原载《内蒙古中医药》2015 年第 11 期）

四、梅毒的预防和性伴处理

梅毒是由梅毒螺旋体引起的一种全身性慢性性传播疾病，起病隐匿，传染性强，临床表现复杂多样，可侵犯和损害全身各组织器官梅毒可通过性血液和母婴传播。近年来国内梅毒发病率呈快速增长趋势，对社会和患者身体健康均造成极大危害，因此梅毒预防显得尤为迫切和重要。本文综述了近年来梅毒预防和性伴处理方面的最新研究进展。

（一）梅毒的流行病学现状

全球梅毒感染形势严峻，预计每年有超过 10000000 例新发病例。国内自 20 世纪 80 年代梅毒死灰复燃以来，全国梅毒报告病例数明显增加，流行呈现快速上升趋势 1999 年报告病例 80406 例，年发病率为 6.50/10 万，2009 年报告病例 327433 例，年发病率为 24.66/10 万，发病率年均增长 14.3%，而中国疾病预防控制中心性病艾滋病预防控制中心全国法定传染病疫情概况显示，2014 年报告发病数居前五位的病种依次为病毒性肝炎、肺结核、梅毒、细菌性和阿米巴性痢疾、淋病，其中梅毒发病数 419091 例，发病率年均增长 2.94%。上述资料显示，近年来梅毒流行呈现爆发式增长，除此而外，我国梅毒流行的危险因素广泛存在，卖淫嫖娼、婚前和婚外性接触、男男性接触、多性伴等高危行为；宣传教育不够深入，缺乏针对性，重点人群梅毒防治知识和防范意识不高，预防干预措施覆盖面不足；部分医疗机构梅毒诊疗服务不规范，服务机制不健全，可及性不够，防治队伍能力不足。

（二）性伴感染在梅毒流行中的作用

目前，性接触传播是梅毒三种传播方式的主要形式，也是绝大多数新发梅毒病例的原因人群中，梅毒传播速率则同每一性伴传播概率平均性伴数目以及梅毒病期相关。因此，性伴感染对于梅毒流行发挥着极其重要的作用，性伴间梅毒传播概率取决于多种因素，包括性接触频率、性接触类型（例如阴道性交，或口交）梅毒患者病期、性伴易感性以及是否使用避孕套等。目前关于梅毒患者性伴发生性接触后感染率的文献资料极为有限。现有研究表明，梅毒患者性伴暴露后感染率预计在9%～64%之间，异性性接触和同性性接触之间无显著差异，且梅毒患者病期对性伴梅毒感染率并无显著影响。

（三）梅毒的预防

针对梅毒流行的危险因素，国内外均进行了有益的探索，高危人群梅毒筛查、安全套使用、自愿咨询、性伴通知与追踪、梅毒患者和性伴治疗、暴露前日常预防性治疗和心理干预等梅毒防控措施均取得一定成效，可显著降低梅毒发病率，对控制梅毒传播发挥着重要作用。

1. 高危人群梅毒筛查

对高危人群进行梅毒筛查可以确定梅毒感染患者，并阻止梅毒进一步传播 Gray 等通过对一个性活跃同性恋人群建立梅毒传播模型，从而评估不同干预措施对于降低梅毒发生的效果结果表明增加筛查频率，并对既往未进行过检测者进行检测能够降低梅毒发生率，Tuite 等的研究则认为增加梅毒筛查频率或者扩大既往未筛查人群筛查覆盖范围是降低梅毒流行最为经济有效的方法，利用计算机网络和信息提醒服务等干预措施可以有效促使临床医师对高危人群进行筛查，并增加梅毒患者的再筛查依从性。

2. 安全套使用

持续和正确使用乳胶安全套可以对梅毒传播起到保护作用，Koss 等通过系统性回顾研究评价安全套使用和梅毒感染风险相关性，结果发现其中两项研究证实持续使用安全套者可以减少新发梅毒患者。相对男用安全套而言，女用安全套的出现为梅毒防护提供了新选择考虑到女用安全套可以对阴道性交和肛交提供更多的皮肤黏膜保护，因此可能对于通过皮肤黏膜传播的梅毒和其他性传播疾病提供更大程度上的保护 French 等的研究表明，同男用安全套相比，使用女用安全套可减少包括梅毒在内四种性传播疾病的发生，而

Marseille 等研究则表明长期接触临时性伴的性工作者使用女用安全套可能是最具成本效益的防护方式。

3. 自愿咨询

自愿咨询是性传播疾病预防和控制重要措施之一，通过询问患者性行为方式、性伴和性传播疾病（STD）病史，对患者进行有关风险性行为健康教育，提供降低风险的方式和方法，从而促使患者保持良好的健康性行为，2012 年，Wu 等研究发现，同其他筛查项目相比，自愿咨询检测项目能够深入到人类免疫缺陷病毒（HIV）感染和性传播疾病高危人群中，具有更高的复诊率，通过向更多性传播疾病感染者提供检测服务，阻止和控制 HIV 及性传播疾病，提供咨询服务避免软性毒品的使用和促进安全性行为，从而将自愿咨询检测项目效能最大化。

4. 性伴通知与追踪

性伴通知与追踪是通过调查性病患者的性接触史，采用一定方法通知其性伴，建议和鼓励其到医疗机构接受必要的筛查诊断与治疗。目前主要采取三种性伴通知方法：医生通知、患者通知和约定通知（或条件通知）。国内外的研究均表明有效的性伴通知与追踪可以及早发现潜在感染者，阻断疾病的传播链，防止再感染和疾病扩散，从而控制感染在群体中的扩散，对阻断梅毒传播具有重要意义，但存在性伴通知成功率和就诊率低的困难，尤其是临时性伴和男男性行为人群（MSM）性伴通知困难。通过计算机网络和信息提醒服务进行梅毒患者性伴通知，已经成为现代梅毒流行趋势下确定梅毒新发病例以及梅毒患者性伴治疗的重要方式。

5. 梅毒患者和性伴治疗

梅毒螺旋体对青霉素治疗极为敏感，因此，对梅毒患者和性伴进行及时有效的治疗，能够终止梅毒的进一步传播，但是考虑到梅毒患者匿名性伴数量众多，因此确定梅毒患者性伴以及对其进行预防性治疗，对于卫生管理部门和医务人员来说仍然极具挑战性。

6. 暴露前日常预防性治疗

对于高危人群进行暴露前日常预防性治疗目前尚存在难以被普遍接受，但一项针对 MSM 的在线调查显示，超过 50% 的调查对象表示可能每天服用药物以降低梅毒感染风险，如果每日服用药物治疗可以降低同性恋社区梅毒感染风险，超过 75% 的调查对象愿意进行日常预防性治疗。而近来一项前瞻性研究则发现每日多西环素治疗，可以降低高危 MSM 人群梅毒感染，并具有良好的耐受性及依从性。

7. 重视心理干预

梅毒患者由于社会家庭以及疾病本身的影响，会产生不同程度的恐惧、焦虑等心理问题。重视心理干预，建立良好的医患关系，尊重患者隐私，提供心理咨询服务与预防服务，减轻患者及家属心理和精神情绪压力，使梅毒患者积极配合治疗及随访，从而有利于疾病控制。

8. 性伴处理

2010 年美国疾病预防控制中心制定的性传播疾病治疗指南对于梅毒患者（无论哪期）性伴，建议按下列规定进行临床和血清学检查，并按照推荐方案进行治疗

（1）确诊前 90 天内

一期、二期或早期潜伏梅毒患者确诊之前 90 天内的性伴，即使血清学检查结果为阴性，也可能会感染梅毒，应当接受推断性梅毒治疗。

（2）早于确诊前 90 天

早于一期、二期或早期潜伏梅毒患者确诊之前 90 天的性伴，如果无法立即做血清学检查或不能保证随访，应当接受推断性梅毒治疗。

（3）病期不明

病期不明确，但伴有高滴度非螺旋体抗体者（1：32），可以参照早期梅毒，对其性伴进行检测和处理。

（4）潜伏期

潜伏梅毒患者的长期性伴应当进行梅毒临床和血清学检查，并根据检查结果决定是否治疗。

为了判断梅毒感染患者的性伴是否有感染风险以及是否需要治疗，可以根据以下标准推算危险性行为时间范围：一期梅毒为 3 个月加症状持续时间，二期梅毒为 6 个月加症状持续时间，早期潜伏梅毒为 1 年。

（四）小结

梅毒作为发病率日益增高且对社会和患者身体健康均具有极大危害的性传播疾病，国内防控形势日益严峻，梅毒预防和性伴处理措施作为梅毒防控的重要组成部分，具有重要意义，应当受到卫生管理部门和临床医务工作者的重视。

（刘巧，吴伟伟 原载《中国医学文摘皮肤科学》2015 年月第 32 卷第 4 期）

五、刘巧教授从毒论治银屑病经验

刘巧教授是全国第 5 批名老中医，建有"刘巧全国名医工作室"。擅长中西医结合治疗皮肤病，对银屑病的治疗有独到的理论见解和临床经验。笔者有幸跟师学习，现将恩师从毒论治银屑病的经验介绍如下。

（一）银屑病的病因病机

银屑病是以浸润性红斑，上覆以多层银白色鳞屑为特征的慢性炎症性皮肤病，以四肢、头面、背部较为多见，一般具有明显的季节性和地域性。中医认为银屑病的病因病机多为外邪侵袭经络邪无出路郁而化火，导致气血内燔，外发皮肤而致；或肝气郁结化火、相火妄动引动君火，君火灼伤津血，动血耗血，日久血燥生风；或嗜食辛辣油腻，导致脾胃失和，湿痰内生，郁久化热。在治疗上将银屑病分为风热血热型、湿热蕴结型、血虚风燥型、血瘀型、火毒炽盛型、气阴不足型、寒凝血瘀型、肾虚血瘀型。

中医文献研究表明，银屑病多从内因及外因进行分类论治，外因是外邪客于肌肤，导致气血壅塞不通；内因多因脏腑气血阴阳失衡，气血运行失常，导致气机不能正常升降，津血无力濡养肌肤而成干癣。外因多为实邪，内因多为虚邪。

（二）毒邪理论的建立

刘师饱览群书，结合多年的临床经验，发现大自然中除了六淫之外尚有另一种邪气的存在——毒邪。这种毒邪不是一般概念上的中毒，也就是说，不是一般所说的接触了或者食用了某些含剧毒的物质（比如药物、重金属、有毒气体等）。刘师认为毒邪是蕴藏在普通食物、药物、动物、植物，及自然界的六气之中，它们之间是对立统一密不可分的。《说文解字》释"毒，厚也，害人之草。"清代徐延祚的《医医琐言》中提到"万病唯一毒""一毒乘三物""六淫之邪无毒不犯人""精郁则为毒""毒者无形也，物者，有形也，毒必乘其形，既乘有形，然后其证见矣"。

而这些"毒邪"作用于人体，大部分人的机体是可以耐受的，只有部分人因精神因素或气血的亏虚，导致正气不足以抗邪，毒邪入侵人体之肌肤，蕴藏于肌肤腠理之间，而致气血运行失常，营卫失和，经络阻塞，脏腑失调，毒气深沉、外发皮肤而成皮肤病。《黄帝内经·素问》："虚邪贼风，避之有时，恬淡虚无，真气从之，精神内守，病安从来。是以志闲而少欲，心安而不惧，形劳而不倦，气从以顺，各从其欲，皆得所愿。"《诸病源候论》说："漆有毒，人有禀性畏漆者，但见漆便中其毒。"又曰："若火烧漆，其毒气则厉，若人急重，亦有性自耐者，终日烧煮，竟不为害也。"由毒引起的皮肤病，只有人体在某种状态下，接触了某种物质，才会发病，所谓"人有禀性畏漆者，但见漆便中其毒。"人体在正常情况下，即使接触到某些致病物质，亦不发病，所谓"亦有性自耐者，终日烧煮，竟不为害也"。

刘师从两个方面阐述毒邪的概念：与毒有关的致病因素，不管外感还是内生，都可统称为毒邪。外因致病是指致病强烈的外感邪气；专指温病的病因，具有传染性并能引起流行、侵袭力强、易引起危重证候和局部特殊体征的致病物质，是达到一定程度的特殊温邪；近代将致病微生物统称为毒邪（如病毒、细菌、真菌等）；内因致病是邪气与体内病理产物结合所产生的新致病因素：邪气与痰浊、瘀血相搏，蕴结不解，产生新的致病物质。《金匮要略》云："经络受邪，入脏腑，为内所因也；二者，四肢九窍，血脉相传，壅塞不通，为外皮肤所中也……"毒邪与湿、热、痰、瘀、风等相搏成湿毒、热毒、痰毒、瘀毒、风热甚至血毒等。所以毒邪具有病因、病机双重含义。

从临床上看，由毒邪引起的皮肤病大致有六个特点①发病前有内服某些药物或食物史，或有某种物质的接触史，或有毒虫叮咬史，或有不洁性交史；②可潜伏一段时间而发病，具有特异性；③可局限也可泛发，往往来势较急，具有猛烈性；④常反复发作，顽固难愈，病期沉长，病位深，具有顽固性；⑤皮损以红斑、水疱、风团、糜烂等损害为特征，可伴瘙痒或疼痛或灼热，具有火热性；⑥部分具有传染性，如艾滋病、梅毒、淋病、麻风等。⑦毒邪极少单独致病，外来者，常依附六淫；内生者，常附着于痰浊、瘀血、积滞、水湿等病理产物。具有依附性。

（三）银屑病毒邪理论的病因病机

银屑病常反复发作，顽固难愈，病期沉长，病位深。其病因以热毒与血毒较为常见。热毒多因外感六淫邪气，或疫疠之气、杂气或过食辛辣油腻、烧烤油炸，或七情内伤导致热邪内蕴、郁久化热、热毒瘀积肌肤不能透达于外所致；血毒是由于机体久积蕴热，复感外界毒邪侵袭，或脾气暴躁，火毒内生，或因过食鱼腥、辛辣之品，伤及脾胃，久而化毒，均可使毒邪深入血分，血毒外壅而发病。

（四）银屑病毒邪理论辨证论治及医案举隅

刘师经过长时间的临床积累及总结将毒邪分为四种常见证型，即风毒、热毒、湿毒、血毒，刘巧教授又强调此四型虽为常见，但不可以偏概全，疾病千变万化，当尊先贤张仲景之意，观其脉证，随证治之，临床又多见于热毒证、血毒证。

1. 热毒型毒邪多集中侵袭人体卫分偏于气分阶段或气分阶段，此阶段时间较短，极其容易入营血分，较为不稳定，可泛发全身，皮损多为红色，皮肤灼热感明显，或伴有肿胀，或化脓，伴有发热、口渴饮冷等，舌质多鲜红，脉弦数或洪数。治法则以清热解毒为主，兼养津液。可用刘巧经验方清热毒胶囊（已由海南省皮肤病医院制剂中心生产，批准文号：琼药制字 Z20100004，国家发明专利受理号：201110257644.5）。主要药物为露蜂房、七叶一枝花、野菊花、紫花地丁、蒲公英、黄连、银花、黄芩等。

2. 血毒型毒邪入营血分，皮肤颜色多呈深红色斑块，上敷较多大片鳞屑，皮肤灼热，自觉瘙痒剧烈，可伴有口渴引饮或口不渴的症状，咽干唇燥，便干溲赤，舌质红绛或起芒刺，脉弦数或洪大有力。治法多以凉血解毒为主，可用刘巧经验方清血毒胶囊（已由海南省皮肤病医院生产，批准文号：琼药制字 Z20100006，国家发明专利受理号：201110257612.5）。主要药物：羚羊角、全蝎、蜈蚣、紫草、生地、栀子、黄连、赤芍、丹皮、板蓝根等。

医案举隅

患者女，43 岁，首诊：2011 年 7 月 15 日，因四肢起斑块鳞屑伴痒 1 年加重 1 周，服西药治疗时好时坏（具体药物不详），1 周前无明显诱因，患者四肢再次起暗红色斑块伴鳞屑，瘙痒剧烈，未做任何处理，遂来我院寻刘师诊治。皮肤专科情况：四肢可见散在拇指盖大至钱币大暗红色斑块，上覆较多糠秕状鳞屑，Auspitz 征阳性，双足趾甲盖呈顶针样改变。诊断为银屑病（寻常型）。患者就诊时面色潮红，并时有新发斑块。自述喜喝冷饮，饮后自觉舒畅，大便先硬后软，小便赤黄，舌质红，苔黄厚糙老，脉沉弦数，尺脉沉细略数。中医辨证：阴虚血燥，毒邪内侵血分。治法：清血中之毒，兼以滋阴养血。处方：生地 15g，丹皮 10g，玄参 15g，麦冬 10g，怀山药 15g，陈皮 6g，金银花 15g，黄芩 10g，刺蒺藜 15g，地肤子 15g，白花蛇舌草 20g，土茯苓 20g，白茅根 30g，甘草 6g。7 剂水煎分 2 次服。给予清血毒胶囊 4 粒，每日 3 次。

2011 年 7 月 22 日复诊，患者自述瘙痒症状有所缓解。无新发皮疹。斑块颜色同前，鳞屑有些减少。面色潮红，自述喜喝冷饮，饮后自觉舒畅，大便如常，小便赤黄，舌质红，苔黄厚糙老，脉沉弦数，尺脉沉细略数。在上方的基础上减去土茯苓、刺蒺藜。继续给予清血毒胶囊4粒,每天3次。

2011年8月2日复诊,患者述瘙痒症状得到明显控制,无新发皮疹,斑块颜色同前,鳞屑较前次有所减少。面色仍有潮红,仍喜冷饮,但症状较前有所缓解,舌质红,苔白厚。脉沉细弱。上方减去白花蛇舌草加入赤芍10g共服14剂,配合外用卡泊三醇软膏,1次/d。

2011年8月16日复诊,患者自述斑块明显变平,无新发皮疹,无瘙痒症状。皮肤专科情况:四肢可见散在拇指盖大至钱币大暗红色斑片,上无鳞屑,无抓痕。面色已无潮红,患者诉饭后有腹胀现象,舌质红,苔薄白略腻,脉沉细,重按无力。上方去赤芍加厚朴7剂水煎每日1剂分2次服。配合卡泊三醇软膏外用。2月后电话随访,患者诉皮损渐退,无新发皮疹,无瘙痒,所以未再前来就诊。

刘师认为,所谓血毒,即为毒邪入侵血分,暗耗阴血,血虚则内风四起,所到之处皮肤干燥剥脱。刘师又强调,清血毒之时亦需要顾护后天之本脾胃,脾胃合力运化水谷精微,化生血液,血液生则可濡养肌肤,后天之本又赖于先天之精的气化温养,因此在治疗时,应适当地加入滋肾顾护脾胃的药物顾护根本。方中:白花蛇舌草,气寒,味苦、甘,可解血中之热毒;金银花甘寒,清热,可以解诸疮、痈疽发背、无名肿毒、丹瘤、瘰疬,在此方中可解气分之毒,起到透热转气的作用;白茅根,气味甘寒,清肺胃热,清热而不伤脾,因其寒而味甘,甘可补土;黄芩,苦寒,可清热燥湿、泻火解毒,上行泻肺火,下行泻膀胱火,尤其可去肌表之热;土茯苓甘淡平,具有解毒除湿的功效;地肤子,苦寒,可以去皮肤中热;刺蒺藜,苦、辛、平,具有去肝风、止风痒的作用;生地黄,性寒,微苦微甘,善清热、凉血、化瘀血,入血分不入气分,能补肾中元气;丹皮味辛、苦、寒,无毒,能入血分,凉血之要药,热去则血凉,凉则新血生,阴气复,阴气复则火不炎,而无热生风之证;玄参色黑,味甘微苦,性凉多液,中空色白,能入肺清燥热,解毒消火;麦冬味甘,性凉,气微香,津液浓厚,色兼黄白,补脾胃;怀山药色白入肺,味甘归脾,液浓益肾,能滋润血脉、固摄气化、宁嗽定喘,与麦冬合为养脾胃,防苦寒之药败胃;陈皮辛、苦、温,此处为补胃之意,胃以通降为顺,以降为补,与山药、麦冬合而顾护脾胃,共为使药;甘草调和诸药。此方以苦寒败毒为主,兼以甘寒育阴之法,患者得到明显的疗效。

银屑病病程长,顽固难治,且容易复发,从目前的文献报道看,治疗银屑病的方法较多，有从气血论治，或从卫气营血论治，或从脏腑论治，或从皮损形态论治，但多数医家均离不开传统的辨证理论。刘师独辟蹊径阐述毒邪之理，创解毒之法，立解毒之方，为银屑病的治疗提供了新的治疗思路。

（叶峻宏　原载《中国中西医结合皮肤性病学杂志》2012 年 12 月第 6 期）

六、天然植物活性祛斑成分研究进展

天然植物活性祛斑成分是利用植物的根、茎、皮、叶、花、果等提取的活性成分作用于皮肤组织参与色素代谢，达到美白目的。目前天然植物活性祛斑成分分类有按照祛斑机制分类和按照祛斑成分进行分类，本文主要是从祛斑成分方面进行阐述。

（一）甘草提取物

甘草提取物的主要有效成分为甘草酸和黄酮类化合物。雷铁池等研究发现 18α - 甘草酸双胺盐对体外培养 B16 F10 鼠黑素瘤细胞的酪氨酸酶活性和黑素含量具有显著抑制作用，且其实验浓度对细胞增殖率无明显抑制，因此作者认为 18α - 甘草酸双胺盐可成为一种无细胞毒酪氨酸酶抑制型皮肤脱色剂。马晶波等研究甘草黄酮对体外培养的 B16 黑色素瘤细胞系细胞活力、酪氨酸酶活性及细胞内黑素含量的影响，发现甘草黄酮有较强抑制酪氨酸酶活性和黑素生成的作用，同时对黑素细胞的细胞毒性较低，是较为安全有效的美白药物。吴品茹等的研究亦证实了上述结论。

（二）芦荟提取物

芦荟提取物的主要有效成分为蒽醌类物质，包括芦荟素和芦荟苦素。李诚让等选择不同浓度的中药单体芦荟素（分别为 0.001、0.010、0.100、1.000 和 10.000mmol/L），作用于体外培养的人表皮黑素细胞，结果发现低浓度的芦荟素（0.001 ~ 0.010mmol/L）在不影响黑素细胞增殖的情况下可以显著抑制酪氨酸酶活性和黑素合成。兰海龙等构建黑素细胞与角质形成细胞直接接触的混合培养模型，观察芦荟苦素对此模型中黑素细胞酪氨酸酶活性以及黑素合成的影响，结果亦发现芦荟苦素对酪氨酸酶活性及黑素合成呈浓度依赖性抑制。

（三）黄芩苷

黄芩提取物含有丰富的黄酮类化合物，主要包括黄芩苷、黄芩素等。周敏等将体外培养黑素细胞分别经隔日长波紫外线或中波紫外线照射和（或）黄芩苷处理后，观察细胞增殖情况，并测定酪氨酸酶活性和黑素含量，结果发现黄芩苷能抑制长波紫外线和中波紫外线诱导的细胞反应，并可通过抑制酪氨酸酶减少黑素细胞黑素合成。

（四）熊果苷

熊果苷是从多种属植物中分离得到的天然活性物质，其化学名为 4 - 羟基苯 - β - D - 吡喃葡萄糖苷。丁国斌等利用碱性成纤维细胞生长因子为主要有丝分裂原建立正常人表皮黑素细胞培养系，研究熊果苷对体外培养的正常人表皮黑素细胞的作用效应，结果发现熊果苷对体外培养的正常人黑素细胞酪氨酸酶活性呈浓度依赖性抑制，可显著减少黑素生成量，且对黑素细胞活力影响很小。

（五）苦参碱

苦参提取物的主要有效成分为苦参碱，苦参碱亦广泛存在于豆科植物苦豆子和广豆根中。解士海等通过培养人表皮黑素细胞与角质形成细胞共培养体系，测定细胞活力、酪氨酸酶活性及黑素含量，结果发现氧化苦参碱对于黑素细胞及共培养细胞酪氨酸酶活性及黑素生成均有较强的剂量相关性抑制作用，提示氧化苦参碱抑制黑素合成作用主要与其抑制酪氨酸酶活性有关。

（六）川芎嗪

川芎嗪系从川芎中提取的生物碱，具有广泛的生物学效应。郭树忠等研究发现川芎嗪对体外培养的黑素细胞增殖具有抑制作用，能使细胞数明显减少，黑素合成显著下降，酪氨酸酶活性减弱，黑素小体明显减少。金颂良等研究川芎嗪对不同剂量中波紫外线（UVB）诱导正常人黑素细胞黑素合成的影响，结果发现川芎嗪不但能抑制低剂量 UVB 照射诱导的黑素细胞增殖和黑素合成，而且还能减轻高剂量 UVB 照射对黑素细胞的细胞毒作用，对黑素细胞起一定的光保护作用。

（七）肉桂酸

肉桂酸是从肉桂皮或安息香分离出的有机酸。鲁严等研究发现肉桂酸具有抑制 melan - a 小鼠黑素细胞酪氨酸酶活性及使黑素合成量减少的作用，且肉桂酸具有促进黑素细胞树突形成的作用。龚盛昭等进一步研究发现，肉桂酸对酪氨酸酶单酚酶和二酚酶活性均有良好抑制作用。肉桂酸对酪氨酸酶单酚酶的抑制效应主要表现在酶催化反应的迟滞时间明显延长，对二酚酶的抑制作用表现为非竞争性抑制类型。

（八）原花青素

原花青素（oligomers proanthocyanidins，OPC）可从葡萄籽、松树皮、大黄、山楂等植物中提取，是一种多酚类物质。Shoji 等研究发现 OPC 具有抑制 B16 鼠黑素瘤细胞黑素合成作用，对黑素合成有直接的抑制作用。而 Yamakoshi 等研究发现给豚鼠口服 OPC 可明显抑制紫外线照射区域皮肤的黑化，而对未照射区域的皮肤颜色无影响，提示 OPC 可能抑制了皮肤中波紫外线激活的黑素细胞的黑素合成和细胞增殖，而对正常状态黑素细胞的黑素合成无影响。国内学者马慧军等将 OPC 分别作用于正常培养的人表皮黑素细胞和紫外线辐射后的黑素细胞，结果发现 OPC 对体外培养的正常表皮黑素细胞的增殖和黑素合成无明显影响，但可呈浓度依赖性抑制经紫外线辐射后黑素细胞黑素合成，并减轻紫外线辐射诱导的黑素细胞增殖抑制作用，故认为天然寡聚体 OPC 对紫外线辐射的黑素细胞具有光保护作用。进一步研究认为天然寡聚体 OPC 可能通过抑制细胞内活性氧自由基的产生、减少黑素合成关键酶的表达、修复停滞于细胞分裂前期状态的细胞来发挥对黑素细胞的光保护作用。

（九）表没食子儿茶素没食子酸酯

表没食子儿茶素没食子酸酯（epigallocatechin - 3 - gallate，EGCG）是绿茶中的主要活性成分。近来，国外研究显示 EGCG 具有抑制体外酪氨酸酶和黑素瘤细胞黑素合成的作用。岳学状等观察 EGCG 对体外培养的人表皮黑素细胞的黑素合成、酪氨酸酶（tyrosinase，TYP）活性以及酪氨酸酶相关蛋白（tyrosinase related protein，TRP）- 1 和 - 2 mRNA 表达的影响，结果发现 EGCG 显著抑制黑素合成和酪氨酸酶活性，且呈浓度依赖性；EGCG 可明显抑制黑素细胞中 TYP mRNA 和 TRP - 1 mRNA 的表达，但对 TRP - 2 mRNA 的表达无明显影响，因此认为 EGCG 可抑制黑素合成和 TRP 活性，这种作用可能与 EGCG 下调 TYP 和 TRP - 1 的表达有关。

（十）鞣花酸

鞣花酸是广泛存在于各种软果、坚果等植物组织中的一种天然多酚，是没食子酸的二聚衍生物。鞣花酸在整个紫外线区域均有较强的吸收作用，通过吸收紫外线起防晒或清除自由基的作用。鞣花酸在祛斑化妆品的研究中尚不普遍，有待进一步的开发应用。

（十一）大豆异黄酮

魏振承等对不同浓度的大豆异黄酮提取物对酪氨酸酶活性的抑制率进行研究，结果表明大豆异黄酮对酪氨酸酶活性有较强的抑制作用，且随着提取物浓度的提高，其对酪氨酸酶活性的抑制率也增加。

（十二）当归多糖

沈放等研究表明当归多糖不仅对酪氨酸酶活性具有抑制作用，且对酪氨酸酶活性的抑制效果呈剂量相关，随着当归多糖量的增加其对酪氨酸酶活性的抑制效果也逐步增强。

当前，寻找开发高效且对人体无副作用或副作用小的天然植物美白祛斑制剂已成为国内外研究热点。天然植物提取物作为美白祛斑产品，具有药性稳定，药力持久，对皮肤作用温和、刺激性小、安全性高、疗效显著等优点，符合当今世界美白祛斑化妆品发展的潮流。随着对黑色素形成机制的深入认识，以及对天然植物有效美白祛斑成分的深入研究，必将开发出更多新一代美白祛斑化妆品。

（刘巧，吴伟伟　原载《实用皮肤病学杂志》2010 年 12 月第 3 卷第 4 期）

七、光动力疗法中药光敏剂研究进展

光动力疗法（photodynamic therapy，PDT）是利用光敏剂的光动力反应产生细胞毒素，作用于靶组织产生组织效应的治疗方法，与传统手术、化疗和放疗等肿瘤治疗手段相比，具有双重性选择的独特优点。

近年来广泛用于包括皮肤恶性肿瘤在内的多器官、多部位肿瘤及非癌症状的治疗，取得了一定的疗效。但目前临床常用的光敏剂成分复杂、化学结构不稳定、易受生物代谢影响，其光敏损伤的程度不易控制，影响疗效的稳定性，且化学合成药物很难克服其本身的毒副作用而使其临床应用受到一定限制。鉴于我国丰富的中药资源，部分中药具有一定光敏感特性，从中药提取物中研制高效、低毒的新型理想光敏剂正日益受到重视，国内外学者已经利用部分中药所含光敏感物质进行了光动力治疗的相关研究。现将国内外有关中药光敏剂研究进展综述如下。

（一）补骨脂素类化合物

补骨脂素类化合物是一种较早应用于临床的中药光敏药物，在植物界分布广泛，如秦皮、白芷、独活、前胡、补骨脂、蛇床子等中药都含有此类成分。研究已表明激发补骨脂素光敏反应的波长范围在 320～360nm 之间。国内赵建斌等早于 1998 年即通过选择不同辐射源照射（日光、长波紫外光、激光及钴 60 辐射）对比补骨脂素的光敏化作用在体内外对 Siso 瘤株的生长抑制作用，结果发现在体外单独用药或单辐射均不能杀伤瘤细胞，而补骨脂素＋钴60 照射可以产生较好的辐射增敏作用，从而证实补骨脂素对多种辐射有增敏作用。国外学者利用补骨脂素类化合物的光敏特性从而增强其抗肿瘤作用。

1. 醌类化合物

具有光敏活性的醌类化合物在不同植物中有着广泛的分布，包括叶连翘碱、荞麦碱、尾孢菌素等。传统中药中使用的竹黄提取物主要是利用了竹红菌中含有的光敏活性剂竹红菌素。

（1）金丝桃素

中药贯叶连翘是藤黄科金丝桃属多年生草本植物，具有清心明目、调经活血、止血生肌、解毒消炎之功效。金丝桃素是从中药贯叶连翘中提取的主要活性成分。现代药理学研究表明：金丝桃素系稠芳环类化合物，可见光区最大吸收峰值位于 550nm 和 590nm，可抑制蛋白激酶 C 和酪氨酸激酶活性，具有抗炎、抗菌、抗病毒、抗抑郁和抗肿瘤等作用。目前亦有研究发现金丝桃素在光照条件下能产生光化学反应，其杀伤病毒和肿瘤细胞的作用较无光照条件下更显著，表明金丝桃素具有光化学反应特性和光动力治疗作用。

（2）竹红菌素

由中国科学院化学研究所研制的光敏剂竹红菌素，是从中药竹黄中所提取，而竹红菌甲素（hypocrellin A，HA）和竹红菌乙素（hypocrellin B，HB）则是从竹红菌素中分离出的稠环醌类化合物，光敏活性与氧密切相关。研究表明，竹红菌素主要作用于细胞的膜结构，对胞膜、核膜、细胞器膜等均可产生光敏损伤，可造成线粒体和微粒体的光损伤，对遗传物质也可产生直接和间接的光敏损伤，从而导致 DNA 链断裂。竹红菌素的光损伤机制不仅涉及到自由基和单重态氧机制，且在光照条件下，竹红菌甲素和乙素还能够通过自身电子转移生成半醌负离子自由基和半醌正离子自由基，因而竹红菌素的光敏作用机制比较复杂。总之，竹红菌素是通过综合的多位点多机制的光敏损伤造成了细胞的死亡或凋亡。目前，竹红菌素已经在临床上被应用于包括肥厚性瘢痕和妇女外阴白色病变在内的多种皮肤病的光动力学治疗。

（三）叶绿素衍生物（chlorophyll derivatives，CPD）

叶绿素衍生物（CPD）是最近从中药蚕沙中提取的一种新型光敏剂，是一类含有戊酮环的环状四吡咯化合物，其衍生物主要是指叶绿素的核心镁原子被金属离子如钯、锌、铜、镍、钴、铁等置换，生成对光和热稳定的衍生物，同时也失去荧光。研究显示 CPD3、CPD4、CPD6 等均具有光敏化作用。国内曹罡等将不同浓度的叶绿素衍生物 4（CPD4）加入体外培养传代的人脐静脉血管内皮细胞（EC）培养液中孵育 1 小时后进行照光处理，观察不同浓度组细胞的形态变化，并测定 6 小时后培养液中乳酸脱氢酶（LDH）和 6 - 酮 2 前列环素 $F1\alpha$ 的含量，同时测各浓度组残留细胞贴壁率。结果发现随着 CPD4 浓度增大，经光照处理后各组血管内皮细胞损伤程度加重，细胞出现收缩、细胞质空泡、肿胀、脱落死亡等一系列变化。LDH 和 6 - 酮 2 前列环素 $F1\alpha$ 的含量随浓度增高而增加，残留贴壁细胞量随浓度增高而减少。因此结论认为 CPD4 诱导的光动力学疗法对 EC 具有直接杀伤作用，并有不可逆性和剂量依赖性的特点。国内张京玲等通过给昆明小鼠接种 S180 肉瘤，建立移植肿瘤模型。并将模型小鼠随机分成 CPD4 和 CPD6 中、低剂量组，血卟啉组，生理盐水对照组及未经任何治疗组。尾静脉注射给药，给药 20 分钟后以波长 670nm 激光垂直照射瘤区 20 分钟。治疗 30d 后将各组小鼠断颈处死，观察各组抑瘤率和镜下形态学差异。结果发现 CPD4 中、低剂量组的抑瘤率分别为 54.5%、97.9%；CPD6 低剂量组的抑瘤率为 46.9%；血卟啉组的抑瘤率为 55.8%，镜下观察各组形态学差异明显。因此结论认为光动力学治疗对小鼠 S180 移植肉瘤有抑制作用，该研究可为生产治疗恶性肿瘤的新药提供一定的实验依据。

（四）姜黄素

姜黄是姜科多年生草本植物的根茎，属活血类中药，具有行气破血、消积止痛、清心解郁之功效。姜黄素是从姜黄中提取的酚类色素，生活中常作为调料和食品染色剂。最近的研究证实，姜黄素在光照条件下（光敏化姜黄素）诱导细胞凋亡的作用较无光照条件下（非光敏化姜黄素）更显著，表明姜黄素具有光化学反应特性并能显著诱导细胞凋亡，是一种高效、低毒的新型光敏剂。

（五）大黄酚

大黄酚存在于自然界许多种植物中，如中药大黄等。饶静等应用电子自旋共振技术研究了由中药大黄中分离纯化的大黄酚光敏化活性，结果发现通过波长大于430nm可见光照射大黄酚（作为光敏剂）可产生半醌负离子自由基，且随着还原型辅酶的加入而增强光照大黄酚也能产生单重态氧、羟基自由基，并提示大黄酚的光敏机制包含电子转移的Ⅰ型机制和能量转移的Ⅱ型机制。因此结论认为大黄酚可能成为潜在光动力治疗微血管类疾病的光敏药物。

（六）其他中药提取物

1. 豆科中药材提取物

国内陈国钱等曾研究一种"中药豆科药材提取物"的光敏化作用，结果显示该提取物在504nm处有明显的激发峰，对艾氏腹水癌细胞有明显的光动力灭活作用，当"豆科药材"体积分数为0.50时，EAC细胞死亡率达84.45%，与空白对照组比较，差异有显著性，因此推论"豆科药材"是一种有效的中药光敏剂。

2. 忍冬藤提取物

国内姚存姗等采用高压氙灯光照系统为激发光源，以小鼠移植性肿瘤为动物模型，通过对艾氏腹水癌细胞的体外实验和对S180实体瘤的体内光动力研究，观察忍冬藤的2个提取物的光敏化作用。结果显示2个提取物对艾氏腹水癌细胞都有明显的光动力灭活作用。

因此结论认为忍冬藤中含具有应用前景的光敏剂。

3. 其他

国内廖静等检测了包括中药黄柏、苦参、黄芩、黄连、秦皮、补骨脂、紫草、前胡、白芷、泽兰、羌活、独活、山豆根在内的十三种提取液的荧光激发波长、发射波长；被823人胃癌细胞摄取后的细胞荧光强度；提取液在固定细胞和活细胞染色中荧光物质的分布、亲和部位，以及pH值对提取液染色细胞荧光强度的影响。并在此基础上，进一步选择性进行了光敏抗癌实验。结果显示固定细胞染色体各种中药都显示了强荧光，各种中药均含有一定量的荧光物质，都能在一定程度上被活细胞吸收。除黄芩、秦皮、泽兰外，其他中药均能检测出荧光的激发波长和发射波长。黄连、黄柏的发射波长最长，提示其光敏效应可能最明显，其次是紫草和苦参等。作者结论认为加强对黄连、黄柏、补骨脂、紫草、苦参、羌活等中药的重视和深入研究，从中药中寻找毒性小、疗效高的新光敏剂具有可行性。

总之，中药孕育着丰富的光敏剂成分，深入开发和探索中药所蕴含的光敏成分对开拓中药光敏剂在光动力治疗良性、恶性增殖性疾病等方面可提供广阔而巨大的前景。

（刘巧，吴伟伟　原载《实用皮肤病学杂志》2008 年 12 月第 1 卷第 4 期）

八、多发性脂囊瘤与角蛋白 17 基因 R94C 突变相关（摘要）

本论文报道多发性脂囊瘤一中国家系，其中共 4 代 10 人受累，同时研究角蛋白 17（KRT17）基因突变情况及了解基因型－表现型相关性。研究应用聚合酶链反应（PCR）扩增所有能够参与家庭成员及 100 名无关对照外周血基因组 DNA KRTl7 基因第 1 号外显子，对其产物直接测序并分析其基因突变情况。家系分析结果显示符合常染色体显性遗传模式。直接测序法显示 10 名受累患者 KRT17 基因第 1 号外显子第 280 位碱基发生 C→T 杂合突变，使第 94 位原编码的氨基酸由精氨酸变为半胱氨酸，即 R94C 的杂合突变。而该家系中 15 名正常人及 100 名无关对照未发现此突变。因此结论认为 KRT17 基因突变 R94C（c. 280C > T）为这一多发性脂囊瘤中国家系所有受累患者的致病突变。KRT17 基因的 R94C 突变可能是导致家族性多发性脂囊瘤的遗传学基础之一，并同多发性脂囊瘤临床表型密切相关。除了基因突变因素之外，可能存在其它调节因素共同作用导致家族性多发性脂囊瘤的临床表型。

（作者：刘巧，吴伟伟，陆捷洁，王萍，乔凤，英文原文原载于 Molecular Medicine Reports，2015，12（4）：5072－5076. 2015 年影响因子 1. 554）

九、KRT10 基因 p. R156H 突变导致表皮松解性角化过度型鱼鳞病严重表型的一例中国家系报告（摘要）

本论文报告表皮松解性角化过度型鱼鳞病的 1 例中国家系及基因突变研究。本表皮松解性角化过度型鱼鳞病家系谱显示为常染色体显性遗传模式。对 KRT1 和 KRT10 全部编码区域进行直接测序。检测证实先证者及其子角蛋白 10 基因存在杂合无义突变（467 位碱基由鸟嘌呤突变为腺嘌呤，即 156 位精氨酸突变为组氨酸），其他正常对照未见此突变。因此结论认 KRT10 基因突变 p. R156H（c467G > A）为这一表皮松解性角化过度型鱼鳞病中国家系所有受累患者的致病突变。通过基因检测，我们证实了两位患者患有表皮松解性角化过渡型鱼鳞病的诊断，而这也有利于对他们进行遗传学咨询。研究结果表明 KRT10 基因 p. R156H 突变造成表皮松解性角化过度型鱼鳞病一例中国家系中两位患者严重的临床表现，并且揭示本病基因型和表型关系的复杂性。

（作者：李志量，刘巧，王爱民，王洪生，李诚让　英文原文原载于 Therapeutics and Clinical Risk Management，2014，10：713–715. 2014 年影响因子 1.343）

第八章 年 谱

1962 年 2 月 8 日，生于江西省新余市渝水区。

1968 年 9 月入读江西省新余市水西合湖小学。

1974 年 9 月江西省新余市水西中学初中学习。

1976 年 9 月江西省新余市水西中学高中学习。

1978 年 9 月江西中医学院中医系中医专业学习。

1983 年 12 月江西中医学院毕业，获学士学位，留校在江西中医学院中医外科教研室暨江西中医学院附属医院（江西省中医院）中医外科（皮肤科）工作。

1986 年 9 月~1987 年 2 月在广东省中医院进修皮肤科。

1987 年 3 月在江西医学院二附院进修皮肤科。

1987 年教师节被江西中医学院授予"优秀教师"。

1987 年江西中医学院学生民意测验，被学生评为全校最受欢迎的十佳教师之一。

1988 年 5 月在江西省建医院进修微循环。

1988 年 6 月在湖北中医药大学（原湖北中医学院）参加全国首届中医药美容讲习班。

1989 年 10 月在江西中医学院参加科学研究方法学习班。

1989 年 12 月晋升为讲师。

1990 年"五·四"青年节被江西中医学院授予"优秀青年教师"。

1990 年被江西中医学院附属医院授予"先进工作者"。

1991 年 9 月独著《中西医美容与保健》由中国轻工业出版社出版。

1992 年 9 月独著《自我美容指南》由世界图书出版公司出版。

1992 年 10 月参加江西省高师培训班获合格证书。

1993 年 6 月评为主治医师。

1993 年 6 月破格晋升为副教授。

1994 年 10 月调入海南省中医院工作。

1994 年 12 月任命为海南省中医院皮肤科主任。

1995 年 8 月主编《皮肤常见病的外治》由中国轻工业出版社出版。

1995 年 9 月主持"从毒论治银屑病的临床研究"课题，获海南省自然科学基金会立项。

1995 年 10 月研制的新药"痤疮清胶囊""热毒胶囊""血毒胶囊""湿毒胶囊""交藤养真胶囊""皮毒清霜""解毒止痒酊"均由海南省中医院药厂生产并在临床使用。并作为院级课题立项。

1996 年 1 月兼任海南省中医字第一门诊部主任。

1996 年 4 月《中西医美容与保健》荣获中国科协、国家新闻出版署、广播电影电视部、中国科普作家协会颁发的"第三届全国优秀科普作品"三等奖。

1996 年 6 月升为副主任中医师。

1998 年 1 月 20 日加入中国共产党。

1998 年 9 月被海南省人民政府批准为海南省有突出贡献优秀专家。

1998 年 12 月晋升为主任中医师。

1999 年 3 月独著《中西医结合性病治疗学》由人民军医出版社出版，2001 年 2 月第二次印刷。

1999 年 12 月被广州中医药大学聘为兼职教授。

2000 年 4 月《论皮肤病的毒邪发病学说》获 1995～1998 年海南省自然科学优秀学术论文三等奖。

2000 年 7 月被海南省卫生厅直属机关委员会授予"优秀共产党员"称号。

2000 年 11 月在海口组织并主持首届中国中医皮肤性病学术会议。

2000 年 12 月被海南省中西医结合学会评为"学会先进工作者"。

2001 年 3 月独著《中西医结合皮肤病治疗学》由人民军医出版社出版。

2001 年 5 月任海南省中医院医务科科长兼皮肤科主任。

2002 年 1 月主编《常见病偏方精选》由南方出版社出版。

2002 年 4 月调入海南省皮肤性病防治中心暨海南省皮肤病医院工作。任海南省皮肤性病防治中心副主任、海南省皮肤病医院副院长。

2002 年 7 月获海南省卫生厅直属机关委员会"优秀共产党员"称号。

2003 年 1 月独著《得了皮肤病性病怎么办》由人民军医出版社出版。

2003 年 10 月被成都中医药大学聘为医学美容硕士研究生导师。

2003 年 11 月在香港参加香港艾滋病基金会主办的艾滋病护理人员培训班。

2004 年 5 月被海南医学院聘为皮肤性病学教授。

2004 年 7 月获海南省医学科研管理"先进工作者"。

2004 年 7 月获 2002～2004 年度海南省卫生厅直属机关委员会"优秀共产党员"。

2004 年 10 月主编《性病诊疗手册（彩图版）》由人民军医出版社出版。

2004 年 10 月在武汉参加中华中医药学会皮肤科分会成立大会，当选为中华中医药学会皮肤科分会常委。

2005 年 8 月在新加坡参加新加坡国际管理学院"现代医院高级管理课程"。

2006 年 3 月在美国旧金山参加全美皮肤科大会（AAD）。

2006 年 4 月在三亚组织中南地区皮肤性病学术会议并任大会秘书长。

2006 年 4 月被江西中医学院聘为中医外科学硕士研究生导师。

2006 年 7 月在马来西亚吉隆坡参加第十四届亚太地区性传播感染国际大会。

2006 年 9 月在上海参加 2006 年中国中西医结合皮肤性病学术会议，并当选为中国中西医结合学会皮肤性病专业委员会第五届专业委员会委员。

2006 年 11 月在广州参加中华中医药学会皮肤科分会第三次年会，会上主持一场专题。

2006 年 12 月在上海参加第二届中国皮肤科医师年会。在大会上专题演讲"药浴治疗皮肤病"。

2007 年 6 月在香港参加香港医院管理局、香港中西医结合学会、广东省中医院、广东省中医药学会联合主办的"中西医结合防治皮肤病学术研讨会"。会上主持一场专题。

2007 年 7 月在拉萨参加中国中西医结合学会皮肤性病专业委员会化妆品皮肤肤科研究会研讨会，在大会上作专题演讲"中草药化妆品的理论问题"。

2007 年 8 月参与广东省中医院陈达灿教授主持的"清心培土法治疗特应性湿疹的临床研究"，为十一五国家科技支撑计划课题。

2007 年 11 月在北京参加第三届中国皮肤科医师年会。在大会上专题演讲"中西医结合治疗黄褐斑"。并主持中西医结合专场任大会主席。

2007 年 11 月主持"人黑色素细胞 MC1R 和 ER 表达与色素调控机制的研究"经海南省自然科学基金会批准立项。

2007 年 11 月主持"心理治疗对银屑病患者病情转归影响的研究"为海

南省卫生厅 2007 年度科研立项课题。

2008 年 3 月在海南三亚蜈支洲岛承办中国中西医结合学会皮肤性病专业委员会化妆品研究会研讨会。

2008 年 4 月在厦门参加中国中西医结合学会"2008 全国中西医结合皮肤性病学术会议",在大会上作"中草药化妆品的理论与实践问题"特别演讲。

2008 年 4 月在北京参加国家食品药品监督管理局审评中心新药评审会。

2008 年 4 月在长沙参加中华医学会皮肤性病分会治疗学组暨中南六省皮肤性病学术研讨会,会上作"药浴在皮肤科的应用"专题报告。

2008 年 9 月当选为海南省医学会皮肤科专业委员会主任委员。

2008 年 10 王宝玺教授主持的国家科技重大专项课题"防治性病对预防艾滋病的作用研究"任海南项目组组长。

2008 年 11 月在北京参加第四届中国皮肤科医师年会,当选为中国医师协会皮肤科医师分会执行常委、资格审查委员会副主席。担任大会专题主席一场。

2009 年 3 月聘为大连大学附属新华医院兼职硕士生导师。

2009 年 3 月在北海参加中国麻风防治协会第六届全国会员代表大会暨全国麻风皮肤性病学术会议,当选为常务理事,在大会上作"药浴在皮肤科的应用"专题报告。

2009 年 6 月在天津参加中华医学会第十五全国皮肤病学术会议。当选为第十二届中华医学会皮肤性病学分会委员,并主持一个专场。

2009 年 9 月在广州参加世界中医药学会联合会皮肤科专业委员会成立大会暨首届学术研讨会。当选为第一届世界中医药学会联合会皮肤科专业委员会副会长。在会上主持专题 1 次。

2009 年 11 月在苏州参加第五届中国皮肤科医师年会。大会主持 3 场,大会演讲"名中医治疗白癜风赏析"。

2009 年 11 月 24 日被海南省卫生厅党组任命为海南省皮肤性病防治中心(海南省皮肤病医院)书记。

2010 年 1 月评为海南省医学会 2009 年度学会"先进工作者"。

2010 年 4 月在长沙参加国家中医药管理局"十五"重点专科主攻病种会议,选定为黄褐斑全国牵头单位和组长。

2010 年 4 月在郑州参加中华医学会皮肤性病学分会治疗学组暨中同六省皮肤科学术会议,任大会组委会副主席,并主持一个专题。

2010 年 4 月副主编（主编杨志波）新世纪全国高等中医药院校教材《中医皮肤性病学》由中国中医药出版社出版。

2010 年 5 月在海口承办第五届全国性传播疾病防治学术研讨会，任大会副秘书长、会务组长，晚会总策划，并主持一个专题，演讲"海南省性病防治工作经验介绍"，获大会"特别贡献奖"。

2010 年 6 月在江苏溧阳参加中国疾病预防控制中心性病控制中心召开的"性病规范化医疗服务指导意见"和"国家性病管理培训手册"编写会。

2010 年 6 月随海南省医疗参访团对台湾彰化、台南等进行医疗访问。

2010 年 8 月在南京参加《医疗机构性病规范化防治指南》编委会。

2010 年 9 月在重庆参加中华中医药学会皮肤科分会第七次学术年会。当选为中华中医药学会皮肤科分会副主任委员，会上主持专题一场，演讲"毒邪发病学说在皮肤科的应用"。

2010 年 9 月在上海参加四院（上海市皮肤病医院、海南省皮肤病医院、江西省皮肤病专科医院、大连市皮肤病医院）共同举行"第二届皮肤病专科医院管理研讨会"，会上签订了四院合作协议书，并被推荐四院合作联络秘书长。

2010 年 9 月在日本福冈参加"第一届东亚皮肤科会议"。

2010 年 10 月在海口举行海南省中西医结合学会皮肤性病专业委员会成立大会，当选为海南省中西医结合学会皮肤性病专业委员会主任委员。

2010 年 10 月中共海南省委组织部、海南省人力资源和社会保障厅、海南省科学技术厅、海南省教育厅、海南省财政厅、海南省发展和改革委员会、海省科学技术协会、海南省社会科学界联合会文件（琼人社发［2010］305号）关于公布海南省第三批"515 人才工程"第一、第二层次人选名单的通知：刘巧为第一层次人选。

2010 年 11 月 18 日 ~ 21 日在郑州参加"第六届中国皮肤科医师年会"，主持"中医特色治疗专场"，并演讲"中成药在皮肤科的应用原则"。

2010 年 12 月在广州参加国家"十一五"科技支撑课题"中药香莲系列制剂外用治疗难治性皮肤黏膜真菌病的规范化研究"中期协调会和"广东省中医院国家中医临床研究基础拓展病种—特应性皮炎研究方案论证会"。

2011 年 1 月在重庆参加"第五届川渝皮肤性病学术年会"，大会专题演讲"中成药在皮肤科的应用"。

2011 年 4 月在贵阳参加卫生部"2011 年全国麻风病防治工作年会"在会

上报告"宣传麻风出新招，防治工作见成效"。

2011 年 4 月在昆明参加"2011 年全国中西医结合皮肤性病学术会议"当选为中国中西医结合学会第六届皮肤性病专业委员会常务委员。

2011 年 5 月主编《手足癣中西医特色治疗》由人民军医出版社出版。

2011 年 5 月在张家界参加世界中医药学会联合会第二届中医皮肤科国际学术大会，大会演讲"黄褐斑的中医治疗"，主持大会一场。

2011 年 5 月在北京参加国家食品药品监督管理局化妆品审评专家培训班。

2011 年 5 月在韩国首尔参加第 22 届世界皮肤科大会（WCD）论文 EFFECTS OF INTEGRATIVE PSYCHOLOGICAL AND BEHAVIOR INTERVENTION ON THE PATIENTS WITH PSORIASIS（FP2011－02778）在会上交流。

2011 年 6 月在西安参加《中华皮肤科杂志》第十一届编辑委员会，被聘为《中华皮肤科杂志》编委。

2011 年 6 月在北京参加国家中医药管理局"不孕症等 16 个病种中医临床路径和诊疗方案修订会"，担任黧黑斑（黄褐斑）牵头人起草。

2011 年 6 月在成都参加全国麻风皮肤性病学术年会，被中国麻风防治协会评选为"全国麻风防治工作先进个人"。在会上演讲"中成药在皮肤科的应用原则"。

2011 年 7 月获中共海南省卫生厅直属机关委员会 2009～2011 年度"优秀党务工作者"。

2011 年 8 月海南省卫生厅组织专家对主持的"心理治疗对银屑病患者病情转归影响的研究"进行验收，同意结题。

2011 年 8 月在北京参加国家中医药管理局"肝癌等 9 个病种中医临床路径和诊疗方案审定会"，牵头黄褐斑入选。

2011 年 9 月在三亚承办第八次全国中医皮肤科学术年会暨新技术新进展研修班，任大会执行主席、学术组组长。主持开幕式、致闭幕词，主持专场 1 场，大会演讲三次。被大会授予最佳组织奖，授予"中华中医药学会皮肤科分会特别贡献奖"。

2011 年 11 月海南省科技厅组织专家对主持的"人黑色素细胞 MC1R 和 ER 表达与色素调控机制的研究"（海南省自然科学基金）通过验收。科技项目验收证书，琼科验字［2011］第 206 号。科技成果登记表（科技成果批准登记号：4602012J0001，海南省科技厅科技成果公告 2012 年第一期）。

2011 年 11 月在北京九华山庄参加中国医师协会皮肤科医师分会"第七届

中国皮肤科医师年会"。大会演讲"白癜风分型分类分期的中医治疗"，主持三个专场。再次当选为"中国医师协会皮肤科医师分会第三届委员会常务委员"。

2011年12月当选中共海南省卫生厅直属机关党委员会委员。

2011年12月在西安西京医院参加第四期科主任学习班暨高峰论坛，演讲"医疗机构制剂的研发"。

2012年1月获"马海德奖"。

2012年1月获海南省医学会2011年度学会"先进个人"。

2012年2月在南京参加《性传播疾病临床诊疗指南》定稿会。

2012年3月在厦门参加中国医师协会皮肤科医师分会第三届委员会2012年度执委会议，正式确定为中西医皮肤科亚专业委员会主任委员。

2012年3月在海口参加2012年国家中医药管理局重点专科协作组工作会议。作为项目负责人，海南省皮肤病医院被确定为国家中医药管理局十二五重点专科建设单位。

2012年4月在南京参加全国中西医结合皮肤性病学术会议，主持"中西医特色治疗学组专题交流"。当选为中国中西医结合学会皮肤性病专业委员会环境与职业病学组副组长、化妆品学组委员。

2012年4月海南省中西医结合学会选举为海南省中西医结合学会副会长。评选中西医结合皮肤性病专业委员会为先进专业委员会。

2012年5月12~13日在西安参加西京皮肤医院主办的"全国银屑病规范化治疗研讨班"。主讲"银屑病的中医治疗"。

2012年5月23~26日赴西沙参加皮肤病妇女儿童普查。

2012年6月海南省医学会皮肤科专业委员会换届选举暨2012年学术年会暨"色素性疾病诊疗新进展学习班"在海口召开，本人再次当选为第七届皮肤性病专业委员会主任委员。

2012年6月12日在北京参加中华医学会皮肤性病学分会第十三届委员会换届选举会，本人当选为委员。

2012年6月在北京参加第二届东亚皮肤科会议。论文 Effects of Psychological and behavior intervention on the outcome of patients with psoriasis 和 Effects of UV irradiation on estrogen receptor of Cultured Human Melanocytes in Vitro 2篇论文壁报发表。

2012年7月国家中医药管理局确定为第五批全国老中医药专家学术经验

继承工作指导老师。参加省卫生厅主办的国家第五批名老中医学术经验继承工作拜师会，刘巧为指导老师，赵晓广、张明为继承人。

2012年8月国家中医药管理局确定建设"刘巧全国名老中医药专家传承工作室"。

2012年8月国家中医药管理局关于公布"十二五"中医药重点学科建设单位的通知，海南省皮肤病医院为中医皮肤科重点学科建设单位，学科带头人：刘巧。

2012年8月获全国医药卫生系统创先争优活动指导小组"全国医药卫生系统创先争优活动指导工作先进个人"。

2012年9月被选举为中共海南省皮肤性病防治中心党委书记。

2012年9月在重庆参加中华医学会首届全国皮肤过敏与临床免疫学术会议。应邀大会演讲"湿疹中医治疗的几个问题"。

2012年9月祛斑胶囊获国家发明专利证书，发明名称：祛斑胶囊，发明人：刘巧，专利号ZL. 2011 1 0257544. 2。

2012年9月与全军皮肤科专业委员会、广州军区总医院和海南省皮肤病医院联合对海南军区琼海海防十团和三亚东帽岛官兵进行护肤护足义诊活动。

2012年9月在捷克布拉格参加第21届欧洲皮肤科年会（EADV）。

2012年9月湖南中医药大学文件"关于新增石学慧等84名同志为硕士研究生指导教师的决定"湖南中医药大学新增硕士研究生指导教师名单：中医外科学刘巧。

2012年10月清血毒胶囊获国家发明专利证书，发明名称：清血毒胶囊，发明人：刘巧，专利号ZL. 2011 1 0257612. 5。

2012年11月在武汉参加广州军区皮肤科专业委员会、广州军区武汉总医院举办的"第四届全国皮肤激光美容新进展培训班"，特邀演讲"中西医治疗痤疮利弊分析"。

2012年11月安徽医科大学疑难重症皮肤病协同创新中心聘为"严重感染性皮肤病"研究方向PI。

2012年11月在苏州参加第八届中国皮肤科医师年会，主持中西医亚专业报告专场，大会演讲"中成药在皮肤科的合理应用"。8日晚在全委会上代表中西医亚专业委员会述职演讲，10日举行中西医亚专业委员会成立会议，本人任主任委员。

2012年12月28日"刘巧全国名老中医传承工作室"挂牌，同时安徽医科大学海南皮肤病临床学院挂牌。

2012 年 12 月在广州参加"安徽医科大学皮肤病与性病学系第六届学术研讨会"，会上张学军校长颁发"安徽医科大学皮肤病与性病学临床医学硕士专业学位研究生指导教师"。

2013 年 1 月 25 日经中国人民政治协商会议海南省第五届委员会常务委员会第二十七次会议协商决定，刘巧为中国人民政治协商会议海南省第六届委员会委员。

2013 年 1 月枇杷清痤胶囊获国家发明专利证书，发明名称：枇杷清痤胶囊，发明人：刘巧，专利号 ZL. 2011 1 0257565. 4。

2013 年 2 月海南省人才资源和社会保障厅同意聘用刘巧同志任专业技术二级岗位。

2013 年 3 月主持课题"淋球菌 MtrR 基因 IR 区突变与其耐药性的相关性研究"，获海南省自然科学基金立项。

2013 年 4 月在厦门参加全国中西医结合皮肤性病学术年会。主持环境与职业病学组专场，大会演讲"天然植物活性祛斑成分研究进展"和"中西医治疗湿疹利弊分析"。当选"中国中西医结合学会皮肤性病专业委员会临床评价工作委员会委员"和"环境与职业性皮肤病学组湿疹皮炎首批基地负责人"。

2013 年 4 月首乌养真胶囊获国家发明专利证书，发明名称：首乌养真胶囊，发明人：刘巧，专利号 ZL. 2011 1 0257590. 2。

2013 年 4 月清湿毒胶囊获国家发明专利证书，发明名称：清湿毒胶囊，发明人：刘巧，专利号 ZL. 2011 1 0257640. 7。

2013 年 5 月在海口召开 2013 年海南省医师协会皮肤科医师分会成立大会，选举担任海南省医师协会皮肤科分会会长。

2013 年 5 月海南省卫生厅关于表彰 2009～2011 年海南省干部保健工作先进集体和先进个人的决定，获得"海南省干部保健工作先进个人"称号。

2013 年 5 月清热毒胶囊获国家发明专利证书，发明名称：清热毒胶囊，发明人：刘巧，专利号 ZL. 2011 1 0257644. 5。

2013 年 5 月 28 日被任命为海南省皮肤性病防治中心主任，海南省皮肤病医院院长。

2013 年 8 月被中华医学会聘为《国际皮肤性病学杂志》第二届编辑委员会委员

2013 年 8 月在西安参加中国皮肤性病学杂志高峰论坛暨编委会换届改选会。被聘任为《中国皮肤性病学杂志》第六届编辑委员会委员。

2013 年 9 月在广州参加世界中医药学会联合会第四届中医皮肤科国际学术大会暨换届选举，再次当选为世界中医药学会联合会皮肤科专业委员会副会长。大会主持并演讲"黄褐斑中医药诊疗规范解读"。

2013 年 9 月安徽医科大学 2013 年度临床医学博士生指导教师名单：皮肤性病学，海南皮肤病临床学院：刘巧；安徽医科大学 2013 年度临床医学硕士专业学位研究生指导教师名单：皮肤病性病学，海南皮肤病临床学院：刘巧。

2013 年 10 月被海南省医学会授予第四届任期内"先进个人"称号。

2013 年 10 月在长沙参加中华中医药学会皮肤科分会第十次学术交流大会，会议换届选举，当选副主任委员。大会主持二场。大会演讲"中药面膜的应用"，主持闭幕式。

2013 年 10 月在浙江大学参加"海南省卫生系统领导干部思维创新与能力提升高级研修班"学习。

2013 年 11 月在四军大西京皮肤医院全国科主任学习班演讲"从传统文化谈提高医院中高层中部管理文化素养"。

2013 年 11 月被广州中医药大学聘为中医师承博士生导师。

2013 年 11 月在广州参加第九届中国皮肤科医师年会暨首届全国美容皮肤科学大会，担任大会主席二场，大会演讲"疑难银屑病中西医配合治疗问题"。

2013 年 12 月在乌鲁木齐参加安徽医科大学皮肤病与性病学系系务会暨第七届学术研讨会。新增为安徽医科大学皮肤病与性病学系系务委员会副主任委员。

2014 年 1 月主编《中西医结合皮肤病治疗学（第二版）》由人民军医出版社出版。

2014 年 1 月获海南省医学会"先进个人"称号。

2014 年 4 月在南昌参加全国中西医结合皮肤科学术年会，在色素病学组专场演讲"黄褐斑的中医治疗"，主持环境与职业病学组专场和特色疗法专场。

2014 年 4 月主编中国医师协会皮肤科医师分会中西医皮肤科亚专业委员会培训教材《中医皮肤病诊疗学》由人民卫生出版社出版。

2014 年 4 月在西安由中华医学会皮肤性病分会主办，第四军医大学西京皮肤医院承办的"第三届全国银屑病规范治疗研讨班"。演讲"中成药治疗银屑病指导意见"。

2014年5月在南京参加中华医学会第二十次全国皮肤性病学术年会，主持"民族医药专场"，专题发言中医皮肤科专场"白癜风中医治疗思路"和银屑病学组专场三：银屑病治疗焦点讨论"中成药利与弊"。

2014年6月在北京参加第二届国医大师评审，担任评委。

2014年6月海南省中西医结合学会第五次会员代表大会换届选举，当选为新一届海南省中西医结合学会会长。

2014年9月在北京参加中华中医药学会皮肤科年会，大会特邀请"医疗机构制剂的研发及在皮肤科的应用"；主持大会一场，聘为《中医临床诊疗指南释义·皮肤疾病分册》编委。

2014年9月在广州参加第六届全国皮肤激光美容学习班暨广州军区皮肤性病专业委员会年会，大会演讲"中西医及激光巧治黄褐斑"。

2014年9月主持海南省卫生和计划生育委员会课题"控制梅毒母婴传播项目"通过专家鉴定，经审核准予结题。

2014年9月在昆明参加中华医学会皮肤性病学分会第三届过敏与自身免疫病学术会，大会演讲"中医治疗湿疹的思路"。

2014年10月在湖北黄石市中心医院参加中华中医药学会皮肤科分会和湖北省中西医结合学会举办义诊活动。

2014年11月海南省卫生计生委关于公布第四届基层卫生适宜技术推广项目的通知（琼卫科教〔2014〕45号）封脐疗法，项目负责人：刘巧，项目推广单位：海南省皮肤病医院，资助经费5.2万元。

2014年11月在北京参加第十届中国皮肤科医师年会暨全国美容皮肤科学大会，主持中医特色疗法展示专场和湿疹皮炎中医治疗专场，大会演讲"湿疹皮炎的中医治疗思路"。医师协会皮肤科分会换届选举，当选第四届委员会常务委员。

2014年12月健康报社"2014博鳌·第二届中国健康服务业品牌榜"评选活动中被评为"中国优秀科普院长"。

2014年12月在海口参加海南省医学美容行业协会成立大会。当选为海南省医学美容行业协会会长。

2014年12月在天津南开大学高端继续教育中心参加"海南省卫生计生领导干部依法行政能力提升高级研修班"。

2015 年 1 月被国务院批准为 2014 年享受政府特殊津贴人员。

2015 年 3 月在杭州参加中国医师协会皮肤科医师分会春季高峰论坛暨皮肤科医师分会第四届委员会第一次常委会，会上作中医亚专业工作汇报。并接受"中国医师协会皮肤科医师分会第四届委员会中医皮肤科亚专业委员会主任委员"聘书。同时被聘为"中国医师协会皮肤科医师分会第四届委员会皮肤美容事业发展工作委员会委员"。

2015 年 3 月中国民族医药学会经皮肤科分会理事会民主选举，当选为皮肤科分会副会长。

2015 年 4 月主持的"中药枇杷清痤胶囊临床研究"获 2015 年度海南省中药现代化专项项目立项，省财政厅下拨资金 25 万。

2015 年 5 月在西安参加第四期全国银屑病规范治疗研讨班暨第二届西安国际银屑病论坛，特邀演讲"银屑病的中医治疗现状与展望"。

2015 年 5 月在杭州参加世界中医药学会联合会第六届中医皮肤科国际学术大会，主持中医名家专场，大会演讲"毒邪发病理论及在皮肤科的实践"。

2015 年 5 月在成都参加中华医学会皮肤性病分会高级讲师团成都行，演讲"规范外用糖皮质激素类药物专家共识解读"和"中西医结合治疗湿疹皮炎类皮肤病专家共识解读"。

2015 年 6 月中国整形美容协会在长沙召开会议，被选举为中国整形美容协会第二届理事会常务理事。

2015 年 6 月被海南省总工会授予海南省五一劳动奖章。

2015 年 6 月在海口召开海南省医学会皮肤性病专业委员会换届选举会议，继续当选主任委员，海南省中西医结合学会皮肤科专业委员会换届选举会议，当选名誉主任委员。

2015 年 7 月在广西南宁参加中华医学会皮肤性病学分会治疗学组 2015 年学术会议暨第七届中南六省皮肤性病学术会议。主持会议一场，大会演讲"难治性银屑病中西医结合治疗思路"。

2015 年 7 月在西安参加陕西省中医、中西医结合皮肤科年会，演讲"中西医治疗痤疮利弊分析"。并参加中医皮肤科临床诊疗指南专家会议。

2015 年 7 月在上海参加复旦大学皮肤病临床研究院学科建设专家论证会。

2015 年 7 月在合肥参加中华医学会第 21 届皮肤性病学年会暨第 14 届中华医学会皮肤性病学分会委员会换届选举会，当选为委员，并在大会上主持"儿童用药专场"。

2015年7月在大连参加四院合作研讨会、中国整形美容协会第二届第二次理事会、美沃斯国际医学美容大会，在中医美容与抗衰老专场演讲"中药面膜在临床上应用"。

2015年8月在湖北宜昌参加中国医师协会皮肤科分会基层巡讲。

2015年9月在上海参加中华中医药学会第十二次皮肤科学术年会大会副主席，主持会议专场一场，致闭幕词。大会演讲"面对黄褐斑—中西医如何治疗"。

2015年10月在宁夏银川参加全国公立医院院长职业化培训班。

2015年10月在云南省红河州蒙自县举办中国医师协会皮肤科医师分会中西医皮肤科亚专业委员会基层巡讲—红河站，讲授"中西医治疗痤疮利弊分析"。

2015年11月4日辞去省皮肤性病防治中心（省皮肤病医院）主任（院长）职务，任省皮肤病医院名誉院长。

2015年11月10日上午在江西中医药大学创业就业导航，演讲"毒邪发病学说及其在皮肤科实践—从医之路"。下午参加校友座谈会。

2015年11月在成都参加中国医师协会皮肤科医师分会学术年会，主持中西医亚专业委员会工作会，担任"药浴治疗专场"和"银屑病中医治疗专场"大会主席，大会演讲"中药药浴治疗皮肤病专家共识解读"。主持召开"中成药治疗寻常痤疮专家共识（2016版）"研讨会。

2015年11月在广州参加中国中医药研究促进会皮肤性病分会成立大会暨2015年广东省中医中西医结合皮肤性病学术会议，当选为中国中医药研究促进会皮肤性病分会顾问，大会特别演讲"中西医治疗痤疮利弊分析"。

2015年11月28日刘巧名老中医三亚市中医院工作室挂牌仪式。

2015年12月在长沙参加中南大学湘雅医院举办的"2015年湖南省皮肤病诊疗新进展学习班暨首届五届面部皮炎诊疗新进展学习班"，大会演讲"中西医结合治疗湿疹皮炎类皮肤病专家共识解读"。

2015年12月在江西赣州参加赣州市医学会皮肤科分会和广州市医学会医学美容分会主办的学术研讨会，演讲"中西医结合治疗湿疹皮炎类皮肤病专家共识解读"。

2015年12月江西中医药大学聘为博士研究生指导教师。

2016年1月在广东清远参加广东省医学会皮肤科分会常委会议暨皮肤真菌研究热点与学术争鸣研讨会。会议演讲"手足癣的中西医诊疗"。

2016 年 1 月在广东深圳参加 2016 中国医疗整形美容行业年会，大会颁奖，获得"中国整形美容协会组织贡献奖"。

2016 年 1 月海南省总工会决定命名刘巧创新工作室为首批海南省劳模创新工作室，2 月 1 日举行挂牌仪式。

2016 年 2 月 19 日下午在合肥参加安徽医科大学银屑病治疗论坛，演讲"难治性银屑病中西医治疗思路"。20 日上午参加中华医学会皮肤性病学分会银屑病学组组长会议，下午参加中华皮肤科杂志定稿会。

2016 年 4 月在南昌参加江西中医药大学新增研究生导师（博士研究生导师）上岗培训，取得培训合格证书并颁发了博士研究生导师聘书。

2016 年 4 月在贵阳参加中国医师协会皮肤科医师分会中医亚专业基层巡讲—贵阳站暨贵州省中医中医药学会皮肤科分会 2016 年学术年会，大会演讲"手足癣的中西医诊疗"。16 日赴贵州仁怀县苍龙社区卫生院进行义诊活动。

2016 年 4 月在北京参加国家食品药品监督管理局召开的"中药仿制药基本技术要求讨论会"。

2016 年 4 月被中华全国总工会授予全国五一劳动奖章并应邀 29 日在人民大会堂参加了表彰大会。

2016 年 4 月在深圳参加"第八届全国银屑病规范诊疗学习班暨中华医学会皮肤性病分会银屑病学组换届会"，大会演讲"银屑病中成药治疗"，当选中华医学会第十四届皮肤性病学分会银屑病学组成员和中西医结合诊疗小组组长。

2016 年 5 月被海南省卫生与计划生育委员会党组任命为海南省皮肤病研究所所长。

2016 年 5 月在西安参加 2016 第九期全国皮肤科主任高峰论坛暨中国研究型医院学会皮肤科专业委员会成立大会，当选为常务委员。

2016 年 5 月 15 日应香港浸会大学中医药学院邀请，在香港浸会大学参加"浸大中医经典系列讲座之六"，演讲"银屑病的中医治疗现状与展望"。近 900 位香港注册中医师及市民参加。

2016 年 5 月在厦门参加中国医学装备协会皮肤病与皮肤美容分会成立大会，选举为第一届委员会常务委员兼中医装备组组长。

2016 年 5 月在厦门参加中华医学会第二十二次全国皮肤性病学术年会，担任"中西医结合专场 1"和"中西医结合专场 2"的大会第一主席。演讲"手足癣的中西医诊疗"。

2016 年 6 月在重庆参加中国整形美容协会皮肤美容分会工作会议，当选中医美容学组组长。

2016 年 6 月在武汉协和医院进行中华医学会皮肤性病学分会高级讲师团巡讲，演讲"痤疮的中西医诊治思路"。

2016 年 6 月在大连参加美沃斯国际医学美容大会，在中医与抗衰老与会场大会演讲"中草药化妆品的理论与实践"。

2016 年 6 月在江西鹰潭参加江西省中医药学会皮肤性学专业委员会年会暨江西省研究型医院学会中医皮肤、中医美容分会成立大会，大会演讲"银屑病的中医治疗进展"和"丹参酮在皮肤科的应用"。被聘为江西省研究型医院学会中医皮肤、中医美容分会顾问。

2016 年 6 月在南京特邀为中国医学科学院皮肤病医院演讲"痤疮的中西医治疗思路"。

2016 年 7 月在北京解放军 301 医院特邀"301 医院皮肤科名家讲坛"第六讲专题讲座，演讲"痤疮的中西医诊疗思路"。

2016 年 7 月在广东韶关参加 2016 化妆品皮肤科学研究学术会议，主持会议一场，接受聘书"中国中西医结合学会皮肤性病专业委员会化妆品学组委员"。

2016 年 7 月在新疆乌鲁木齐参加"2016 难治性皮肤病中西医临床思维及特色治疗研修班"，大会演讲"难治性银屑病的综合治疗"，并为新疆银屑病病人开展了蒲公英行动"全国银屑病健康教育公益巡讲"，演讲与互动"关于银屑病"。

2016 年 8 月在北京参加国家化妆品审评会。

当代中医皮肤科临床家丛书（第三辑） 刘巧